MINIMALLY INVASIVE
BODY SCULPTING IN ASIANS

东方微创
减脂塑身医学

主编　崔海燕

北京大学医学出版社

DONGFANG WEICHUANG JIANZHI SUSHEN YIXUE

图书在版编目（CIP）数据

东方微创减脂塑身医学 / 崔海燕主编 .—北京：北京大
学医学出版社，2022.1
ISBN 978-7-5659-2461-3

Ⅰ.①东… Ⅱ.①崔… Ⅲ.①减肥－显微外科学－美
容术 Ⅳ.① R625

中国版本图书馆 CIP 数据核字（2021）第 139694 号

东方微创减脂塑身医学

主　　编：崔海燕
出版发行：北京大学医学出版社
地　　址：（100191）北京市海淀区学院路 38 号　北京大学医学部院内
电　　话：发行部 010-82802230；图书邮购 010-82802495
网　　址：http://www.pumpress.com.cn
E－mail：booksale@bjmu.edu.cn
印　　刷：北京信彩瑞禾印刷厂
经　　销：新华书店
责任编辑：李　娜　　责任校对：靳新强　　责任印制：李　啸
开　　本：889 mm×1194 mm　1/16　印张：15.5　字数：400 千字
版　　次：2022 年 1 月第 1 版　2022 年 1 月第 1 次印刷
书　　号：ISBN 978-7-5659-2461-3
定　　价：180.00 元

未来一定属于充满激情、拥有先进价值观的理想主义践行者。

——崔海燕

编委会

邵启蕙　（同济大学附属同济医院）

宋为民　（杭州颜术医疗美容）

孙秋宁　（北京协和医院）

谭琳琳　（杭州时光整形医院）

唐蓉蓉　（上海美莱医疗美容门诊）

唐　旭　（杭州博妍美医疗美容诊所）

陶　琳　（上海时光整形医院）

王国宝　（同济大学附属同济医院）

王　杭　（四川大学华西口腔医院）

王　建　（大连新华美天医疗美容医院）

王凌鸿　（台州市立医院）

王　娜　（大连新华美天医疗美容医院）

王秀丽　（同济大学附属皮肤病医院）

吴慧玲　（浙江大学附属第一医院）

吴文育　（复旦大学附属华山医院）

邢书亮　（复旦大学附属中山医院）

徐海淞　（上海交通大学医学院附属第九人民医院）

游　捷　（上海交通大学医学院附属第九人民医院）

曾水林　（东南大学医学院）

张　军　（同济大学附属同济医院）

赵海光　（复旦大学附属华东医院）

赵　涛　（空军军医大学西京医院）

赵　伟　（上海华美整形医院）

郑　荃　（重庆郑荃丽格医疗美容）

周　峰　（同济大学附属同济医院）

主编简介

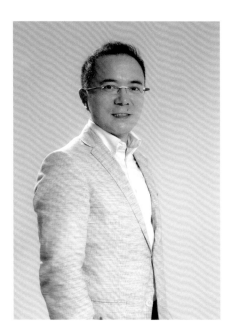

崔海燕　教授　主任医师

同济大学附属同济医院整形美容外科	创始主任
Aesthetic Surgery Journal	编委
Aesthetic Surgery Journal（中文版）	主编
国家药品监督管理局药品审批中心	审评专家
中国整形美容协会医美与艺术分会	会长
中华医学会整形外科学分会艺术人文学组	组长
中华医学会整形外科学分会微创美容学组	副组长
中华医学会整形外科学分会激光美容学组	副组长
《东方微创美容医学》三部曲	主编
Aesthetic Plastic Surgery Journal（APS）	编委
《中华整形外科杂志》	编委
《中国美容医学》杂志	常务编委
世界华裔整形外科医师协会（WAPSCD）	理事
国际整形美容暨皮肤抗衰老大师课程（IMCAS）	学术委员
东方整形美容艺术大会	主席
美沃斯国际医学美容大会	联合主席
上海宋庆龄基金会怀训整形艺术专项基金	发起人

序 言

Minimally Invasive Body Sculpting in Asians

Minimally Invasive Body Sculpting in Asians is another new textbook in plastic surgery edited by Professor Haiyan Cui, Chief of Plastic and Aesthetic Surgery of Tongji University in Shanghai, China.

This is a new textbook from Professor Cui focuses on minimally invasive body contouring procedures in Asians. This sixteen-chapter textbook is divided in two parts. The first part focuses on general principles and techniques of minimally invasive body contouring procedures, aesthetic considerations of body contouring in Asians, different anatomical parts of adipose tissues, different types of anesthesia use for minimally invasive body contouring procedures, management of complications after minimally invasive body contouring procedures, combinations of different types of skin rejuvenation procedures, and lastly the possible criteria before and after minimally invasive body contouring in Asians. The second part focuses on different minimally invasive techniques of body contouring procedures commonly used in Asians. This part includes laser lipolysis procedures, radio frequency liposculpting procedures, ultrasonic liposculpture procedures, cool liposculpture procedures, liposculpture procedures with traditional Chinese medicine, approaches and techniques for muscle enhancement and fat reduction for liposculpture, injection for liposculpture, minimally invasive liposuction technique for liposculpture, and the last, exercise and diet for liposculpture.

As one can easily find out, this new textbook is incredibly comprehensive and detail oriented, which covers the entire spectrum of minimally invasive body contouring in Asians. There is a fundamental difference in body sculpture between Asians and Caucasians since most Asians do not have high BMIs and would prefer minimally invasive procedures to improve their body shape. As a reader, you will find cutting edge principles and technique for minimally invasive body contouring procedures in Asians. The book itself is unique and is the first ever textbook like this in plastic surgery. This book would be ideally for plastic surgeons and other well-trained physicians who are interested and would like to develop their expertise in body contouring procedures in Asians. One may find that this book is comprehensive, handy, and very easy to read by many busy aesthetic plastic surgeons.

As a good friend and colleague of Professor Cui, I have witnessed his vision and the goal to improve the standards and outcomes of minimally invasive procedures for Asians. This new book itself represents his efforts to achieve those goals and eventually benefit patients in Asia.

This is the third textbook edited by Professor Cui in the last five years. As a frequent editor of textbooks in plastic surgery, like myself, I always admire Professor Cui's speed to publish such a comprehensive textbook including many new technologies in such a short period of time. This would represent another "China speed" but this time is in plastic surgery publishing. I have no doubt in my mind that the book will become a popular textbook of minimally invasive procedures of plastic surgery in China. I wish the book could be translated into English so that our international colleagues would also be able to learn from Chinese aesthetic plastic surgeons. Lastly, I wish Professor Cui's continued success in publishing plastic surgery textbooks in China.

Lee L. Q. Pu, MD, PhD, FACS

Professor of Plastic Surgery

University of California, Davis

Sacramento, California

United States

Former Associate Editor, *Plastic and Reconstructive Surgery*

Clinical Editor, *Aesthetic Surgery Journal*

Associate Editor, *Aesthetic Plastic Surgery*

Editorial Board Member, *Annals of Plastic Surgery*

Triumvirate Presidium

World Association for Plastic Surgeons of Chinese Descent

序　言

　　《东方微创减脂塑身医学》是上海同济大学附属同济医院整形美容外科主任崔海燕教授在整形外科领域的又一力作。

　　该书是崔教授一直以来深耕于东方微创形体美学系列的新作。全书分为两部分，共 16 章。第一部分主要讲述微创减脂塑身的基本原则和技术、东方人微创减脂塑身的美学考量、脂肪组织的解剖分布、微创减脂塑身治疗中各种常用麻醉方式、微创减脂塑身相关并发症的处理、联合各种不同皮肤年轻化的治疗及东方人微创减脂塑身治疗前后的标准设置。第二部分主要讲述东方人减脂塑身治疗常用的微创治疗方法，主要包括激光光纤减脂、射频减脂塑身、超声减脂塑身、冷冻减脂塑身、中医减脂塑身、微创增肌塑身方法与技术、注射药物减脂塑身、微创吸脂塑身及运动和饮食减脂塑身。

　　崔教授这本新作最醒目之处在于其涵盖面广、细节定位明确，令人叹服。该书几乎囊括了东方人微创减脂塑身的全部内容。东方人种与高加索人种在塑身方式上有着根本性的不同，主要原因在于相较于高加索人种，东方人种的低体重指数（BMI）使其更倾向于接受微创的方式来达到减脂塑身的目的。读者们将会从这本书中发现很多非常前沿的治疗原则和技术。这本书是该领域中独一无二的著作，是整形美容外科医生和有一定基础并有志于在东方人减脂塑身方面有所为的其他专科医生的理想教科书。你会发现这本书包罗万象、简明易懂，非常适合于日常繁忙的整形美容外科医生。

　　作为崔海燕教授的挚友和同仁，我有幸见证了崔教授力志改善东方人微创治疗标准及效果的愿景和目标。这本新书的问世便是崔教授矢志不移的努力的最好象征，这最终将惠及整个亚洲地区的求美人群。

　　这本书是崔海燕教授过去 5 年内编撰的第 3 部系列著作。作为一位经常编写整形外科教科书的专家，我一直以来由衷地钦佩崔教授可以在如此短的时间内出版一部涵盖各种新技术的专著。这也代表了另外一种"中国速度"，即在整形外科领域发表成果的速度。我相信《东方微创减脂塑身医学》这本书将成为中国整形外科微创治疗方面的畅销书。我也希望该书的英文版能早日面世，以便我们的国际同仁也能向中国的整形外科医师学习。最后，祝愿崔海燕教授的这本书在中国的发布能一如既往地获得成功！

蒲力群，MD, PhD, FACS

美国加州大学戴维斯医学中心整形外科教授

《整形与修复重建外科》杂志前任副主编

《美容外科杂志》临床主编

《美容整形外科》杂志副主编

《整形外科年鉴》编委会成员

世界华裔整形外科医师协会三人主席团成员

前 言

医学美容有三重境界：第一重境界是掌握基本解剖、技术和知识，了解基本产品、设备和方法——解决基本问题；第二重境界是熟练使用不同产品、设备和技术方法，有效预防和处理并发症——解决复杂问题；第三重境界是把医学美容看成是医学限制条件下的艺术创作——发掘创造求美者潜在的、个性化的生动之美。

毫无疑问，第三重境界是我们努力追寻和前进的方向。那么我们如何实现这样美好的愿望和理想呢？2007年，我提出"人体美学形象的整体设计与构建"的理念，包括术前系统化的整体设计和美学评估，围手术治疗期的心理疏导，多种治疗手段的综合运用，术后的化妆、服装、造型、礼仪训练及社会生存状态的适当介入，从而为求美者打造一个积极的、充满美感的、有生命活力的美学形象。整体设计是创造完美作品的前提和指导思想。

十多年来，我不断丰富充实这一体系，并思考如何将整体设计理念落地，如何把它变成临床实用简便的设计操作方法。在大量临床实践和教育培训过程中，2010年，我们基于东方解剖和东方审美特征，总结出适合东方人的"未来"审美设计和操作方法，受到了国内外同行的认可。继而，为了科学地承载以上理念和方法，又总结出"加、减、紧、亮、弹"五种微创美容手段。如果我们要创造一个完美的作品，首先要有整体设计的理念，其次运用"未来"审美设计评估方法及上述五种手段。那么这些理念、方法和手段的有序逻辑关系，就为我们更加自由地帮助求美者完善自我打下了坚实的基础。

随着东方经济文化的复兴和崛起，东方已成为世界瞩目的焦点。文化自信带来审美自信，如何构建东方审美设计方法和系统化解决方案，如何更好地、体系化地传播东方医学美容，如何用国际化语境讲好东方医学美容，是当今中国整形美容学界和从业者们面临的问题，也是责任。

整形美容外科从大的手术到小的手术，再到微创、无创，这是发展的必然趋势，更是未来。基于这一判断，我开始构思出版《东方微创美容医学》"三部曲"的计划。《东方注射美容医学》（2017年冬）和《东方线雕美容医学》（2019年春）相继出版。2021年冬，随着《东方微创减脂塑身医学》的正式出版，《东方微创美容医学》"三部曲"完美收官。

微创减脂塑身技术主要是根据人体美学形象整体设计原则，通过物理治疗、化学药物、中医中药、微创手术等多种微创或无创手段，达到局部减脂增肌、改善体形、紧致皮肤的目的，以实现健康、美好形象的微创美容医学方式，是微创美容的重要方法和手段。本书共16章，其中总论7章、各论9章，系统性地介绍了微创减脂塑身美容医学的理念、各种常用方法、设备和研发思路，包括激光光纤溶脂、射频溶脂、超声溶脂、冷冻溶脂、高强度聚焦电磁技术、中医中药减脂、注射溶脂、微创吸脂等。

《东方微创美容医学》"三部曲"提出了很多原创的理念、思想和方法技术。其核心内涵就是按照东方审美，遵循整体设计，运用"未来"审美设计操作系统，通过"加、减、紧、亮、弹"五种微创美容手段，去发掘创造求美者潜在的、个性化的生动之美，达到医学限制条件下艺术创作的目标，实现从技术到艺术的升华。

在此由衷感谢参与《东方微创美容医学》"三部曲"编撰的各位专家同仁及好友，感谢北京大学医学出版社，感谢我的学生们，正是大家的无私奉献使得该系列专著得以圆满完成。回首二十余载倾心微创美容，沉浸东西方医学美容交流，多少好友相伴，一起走过、一起成长，大家不懈努力，如今看到《东方微创美容医学》"三部曲"所倡导的思想、理念、方法和技术得以广泛传播和应用，甚感欣慰。

崔海燕

同济大学附属同济医院

2021 年 10 月 28 日

目 录

总 论

目　录

目 录

目 录

总　论

第 1 章

微创减脂塑身医学回顾与展望

翩若惊鸿，婉若游龙。

——曹植《洛神赋》

　　微创减脂塑身医学的概念是指：根据人体美学形象整体设计原则，通过物理治疗、化学药物、中医中药、微创手术等多种微创或无创手段，达到局部减脂增肌、改善体形、紧致皮肤的目的，以实现健康、美好形象的微创美容医学方式。

　　现阶段常用的微创减脂塑身医学美容方式包括：激光光纤溶脂、射频溶脂、超声溶脂、冷冻溶脂、高强度聚焦电磁技术、中医中药减脂、注射溶脂、微创吸脂等。

　　美容外科经过近百年的发展，已获得了长足的进步，各种美容项目如同雨后春笋般不断涌现。与脂肪有关的各种治疗技术、方法、设备、药物的研究与使用一直是美容外科的热点，占据着面部年轻化手术与治疗之外的第二大医疗美容市场，吸引着方方面面人士的关注。

　　大众对减脂塑身的关注来自于两方面的动力。一方面，随着生活条件的改善，肥胖发病率逐年增高。随着健康教育的不断普及，公众对肥胖可能诱发代谢性疾病、心血管疾病、骨运动性疾病等风险的认知不断增强，大众减脂塑身的要求越来越强烈；另一方面，在互联网时代，公众对颜值和吸引力的关注度逐渐提升，苗条、健美的身材已成为无数人的追求与渴望。

　　自 20 世纪 70 年代末吸脂手术发明以来，各种减脂技术层出不穷。从 2009 年到 2020 年，美国年吸脂手术量连续 10 年占据着美容外科手术的前 5 名。然而，吸脂手术在高效、快捷的同时也存在创伤性大、并发症多的特点，这使得临床工作者一直在寻求更加微创甚至无创的方法，尤其可适用于非显著肥胖患者，能够安全、经济、有效地完成减脂塑身，减少局部组织堆积，改善皮肤松弛。目前，主流的微创减脂塑身技术包括注射溶脂、超声溶脂、冷冻溶脂、射频溶脂、激光光纤溶脂、中医中药减脂等技术与方法，这些治疗方法均可不同程度地实现减少脂肪体积或数量的目的。

本章将围绕减脂塑身技术的发展历程、重点技术、方法及其原理进行阐述和讨论。

一、微创减脂塑身技术的主要解剖层次

减脂塑身治疗的主体是脂肪组织，我们必须对脂肪组织和脂肪细胞有完整、清晰的认识。

脂肪组织是人体重要的组织结构，是体内最大的能量储存库。出生时，脂肪约占体重的17%；进入青春期后，脂肪发生表型变异，男性脂肪重量减少到体重的10%，女性脂肪重量增加到体重的20%。此后，无论性别，脂肪重量均会适度增长。

人体脂肪组织可主要分为白色和褐色两种。白色脂肪细胞可产生瘦素，瘦素水平的高低与肥胖程度呈正比。下丘脑受胃肠道细胞信号与瘦素的反馈调节，对摄食行为进行针对性的调控。在哺乳动物，褐色脂肪细胞主要功能是调控体温，它是减肥药物治疗的重要靶目标。人体脂肪多位于皮下，皮下脂肪大量堆积可引起体形的改变，这是本书关注的重点。

浅筋膜将皮下脂肪粗略分为皮下浅层脂肪和皮下深层脂肪。

浅层脂肪紧靠皮肤，可随皮肤移动。这层脂肪易于合成、储存和分解，可随体重变化发生明显改变，属于代谢性脂肪。浅层脂肪的特点是内含大量纤维隔，脂肪组织被纤维隔分割成多边形的小叶。纤维隔上接真皮，下与浅筋膜结合，当其间包裹的脂肪细胞肥大时，会因纤维隔两端呈牢固结合状态，使脂肪组织向皮肤与浅筋膜两侧方向扩张，形成中央隆起的团状脂肪。浅层脂肪全身均有分布，厚约1 cm，膝部、胫前稍薄。肥胖时，浅层脂肪可增厚2~3倍。此层脂肪可通过皮肤夹捏测试，用于判断吸脂手术时吸脂管放置的深度。

浅筋膜是一层连续的、富有弹力纤维的纤维组织膜。

深层脂肪位于深浅筋膜之间，主要功能是储存能量。深层脂肪容易合成，但不易分解，属于静止性脂肪。深层脂肪由大脂肪球组成，其内存在斜行的、方向一致的纤维隔，该纤维隔将脂肪组织分成大块的、扁平的小叶。深层脂肪在腹部脐周区域较厚，向外过渡到腹外斜肌处逐渐变薄。深层脂肪不是全身都有，常见部位包括腹部、股骨外侧、大腿内上侧、上臂的前外与后侧、小腿后部等，其他部位少见。在人体增肥时，深层脂肪增厚比浅层脂肪更明显，有时可增厚8~10倍，因此，肥胖主要表现为深层脂肪层的增厚。了解深层脂肪的分布特点对完成高质量的吸脂手术有帮助。

吸脂手术主要是吸除深层脂肪，但在微创、无创减脂塑身治疗方面，对浅层脂肪的正确处理是改善体形、紧缩皮肤的关键。

二、传统手术概念下的减脂塑身技术

不同时代、种族、地域、家庭甚至个体在不同时间节点对形体的审美认知标准各不相同，但多数

情况下，美丽总与线条优美、轮廓清晰、身体比例适度等普适性规律联系在一起，形成一些可以被共同接受的美学标准。

19世纪前，社会的发展尚未将肥胖、形体、线条等要素与减脂手术联系在一起，只会采用饮食控制、身体锻炼等手段来改善体形。当时，手术与无菌技术也无法保证减脂塑身手术顺利实施。第二次世界大战后，经济与科技迅速发展，各种与美有关的手术和治疗逐渐由小到大、由点到面地发展起来，整形外科与美容外科也逐渐由外科领域中分化出来。美容外科的发展推动了减脂塑身手术从无到有的成长，并在市场强大需求的推动下日渐丰富、细化和丰满。

减脂塑身手术的发展大致可以分为三个阶段：第一阶段，从19世纪末到20世纪60年代，主要是采用皮肤脂肪切除来实现减少脂肪和身体塑形的目的。在此阶段，医生开始了针对脂肪的微创操作尝试。第二阶段，从20世纪70年代到90年代，其间脂肪抽吸术问世，尤其是20世纪70年代肿胀麻醉技术的发明使得脂肪抽吸术获得了更广泛的应用。第三阶段，20世纪90年代以后，大量科学技术的研究成果应用到吸脂塑身领域，市场上陆续出现了电子、超声、激光、射频等先进辅助吸脂设备，使减脂塑身技术获得了空前发展。进入21世纪，美容外科在微创、无创美容理念的推动下，陆续加入了微创、无创的现代科技元素，使减脂塑身从治疗层面升华到艺术层面，发展出面型微雕、体形微雕等治疗理念，医生在减脂塑身环节已经不是单纯的吸脂，而是通过对脂肪的加、减、紧等操作，实现对患者面型或体形美的雕塑，使传统吸脂与体形雕塑手术表现出巨大的发展潜力，散发出美的魅力。

（一）脂肪切除减脂塑身技术

早期的脂肪切除塑身手术比较直观，患者身体哪个部位存在脂肪堆积，患者有去除愿望，医生就将这个部位的皮肤连同深层脂肪一并切除。腹部、躯干、四肢容易堆积脂肪、容易松垂的部位便是这种术式的常用部位。

脂肪切除术最早见于1890年，法国医生Demars在修补腹疝时，顺带切除了部分腹壁皮肤与脂肪，发现腹部赘肉减少具有减脂塑身的效果。1899年，美国医生Kelly开始采用脐周横切口，梭形切除腹壁皮肤脂肪，实施减脂塑身手术，并将这种手术命名为腹壁脂肪切除术。此后，为了获得腹壁脂肪切除术的最佳效果，众多医生开始对手术切口设计进行改进，出现了多种不同设计思路与切口形状。直到20世纪60年代，才有学者逐渐将切口设计在下腹双侧腹股沟皱褶比较隐蔽的部位，甚至用"W"形切口设计方案，将腹股沟皱褶和阴毛等因素均考虑进去，使脂肪切除后的腹部形态更加自然。

除腹部脂肪切除外，整形外科还对身体其他部位的赘肉（包括松弛皮肤与肥厚脂肪）开展切除实践。1930年，Thorek首次实施上臂皮肤脂肪切除术；Correa-Iturraspe对切口走向进行了改进，更加注意了切口位置、方向与上肢的解剖学特点的吻合，发展出能够一次手术就能矫正上臂"蝙蝠翼（bat wing）"样皮肤松弛畸形的手术技术。1954年以后，Correa-Iturraspe又陆续开展了大腿的皮肤脂肪切除术。1977年，Vilain采用去表皮的股骨外侧真皮脂肪瓣矫正臀沟凹陷，使患者成功获得了理想的臀部轮廓，将以往单纯的脂肪切除手术提升到组织切除与组织移位相结合的高度，使脂肪切除整形术更趋完美。此后，针对躯干、四肢不同部位的脂肪堆积与皮肤松弛，各国学者设计的手术方式还有很多，这些研究明显提升了脂肪切除整形手术的美学效果。

脂肪切除减脂塑身手术的发展过程不仅是脂肪切除手术部位逐渐增多的理论与实践过程，更是手术切口在各身体部位临床实践摸索与合理规划的过程。作为美容类手术，脂肪切除减脂塑身其核心目的是在去除多余赘肉、松弛皮肤的同时，尽量减少手术切口瘢痕、降低各种并发症，特别是减少手术切口瘢痕给身体外观与功能造成的不良后果。从事减脂塑身手术的整形外科医生们一直"以最小的切口获取最大的减脂与体形改善效果"作为他们长期坚持不懈的追求。这种不懈努力为未来脂肪抽吸手术的产生与发展奠定了坚实的基础。

（二）脂肪抽吸减脂塑身技术

1. 脂肪抽吸减脂塑身技术演变　在人体脂肪切除术不断发展，各种术式日渐丰满、成熟的同时，另一种单纯针对堆积脂肪的手术方法也在悄然兴起，外科医生为此进行着各种探索，它就是脂肪抽吸术。

单纯针对脂肪实施手术的最早报道是 1921 年法国医生 Dujarrier 为一位粗腿舞蹈演员用刮匙实施了腿部脂肪刮除术，手术过程顺利，成功减少了小腿脂肪，但术后却发生了严重感染与组织坏死，最终导致患者截肢。此后，德国医生 Schrudde 采用小切口和特殊刮勺为患者颏下去脂获得成功，给多脂患者采用小切口去脂带来了希望，他将这种方法命名为"脂肪刮除术（lipexheresis）"。为改进刮勺法的不足，Goodstein 等发现采用具有锋利末端的套管代替刮匙在真皮下组织内去除脂肪，可以提高去脂效率与精细程度，但其操作相对粗暴，易造成患者手术部位的淋巴漏与皮肤坏死。直到 20 世纪 70 年代，虽经医生多方探索，均未找到理想的手术方法。

1975 年，意大利医生 Giorgio 对套管刮除脂肪的手术方法进行了改进，起初在套管的前端安装了旋转叶片或平面刀片，用于增加切取脂肪的速度，后来又将套管末端连接到负压吸引器上，以便将进入套管的脂肪快速吸出，提高脂肪移除效率。上述套管吸脂的研发、使用过程催生出脂肪抽吸的原始技术，并将脂肪切除减脂塑身推进到脂肪抽吸减脂塑身阶段。此后，瑞典医生 Kesselring 设计出具有尖头的金属管，并在吸管的末端侧缘留有长形开孔，开孔边缘内陷、锐利，这样就能将吸入的脂肪切断，随后经套管被负压吸出。这种方法使吸脂手术的效率与安全性同时获得提升。但 Kesselring 套管的内径较粗，容易产生凹凸不平、血肿、血清肿、皮肤坏死、感染等并发症。1977 年，法国医生 Illouz 对套管进行了改进，将套管尖端改为圆头，同时直径缩小到 1 cm。目前，学术界通常将 Kesselring 的尖头套管吸脂技术称为"锐性技术"，可在皮下形成一个较大的剥离层面或空腔；将 Illouz 的圆头套管吸脂技术称为"钝性技术"，在皮下形成的是皮下隧道，可以保护、保留皮肤与深层组织间的纤维联系，保护其间走行的血管和神经组织，最大限度保留皮肤血供，降低皮肤坏死的风险。

各国医生除了对吸脂手术导管的不断改进外，还对手术方法与操作标准不断优化，其中以 Illouz 医生的观点最受推崇，其基本原则是：①吸脂步骤前，应先在术区注入大量液体，使皮下组织松散、分离；②尽可能选用钝头吸脂套管；③吸脂过程中形成的皮下隧道应位于脂肪组织内的不同层次，使皮下组织形成海绵状结构；④吸脂管在脂肪组织中的抽吸运动应往复进行，避免横向运动，避免造成皮肤与深层组织的大范围离断或形成较大腔隙；⑤为保持术区皮肤弹性，尤其是保持术后运动状态下的皮肤自然外观，吸脂套管放置的位置要深，要保留 1~2 cm 的皮下浅层脂肪，这样可以避免真皮深面与肌肉组织粘连，避免术后因肌肉运动产生皮肤凹陷与畸形，同时还可保障真皮下血管网的完整性，减少皮肤坏死的发生率；⑥医生在吸脂操作时，除有目的的定向操作外，套管的开孔位置应尽可能朝向深面；⑦皮肤开孔位置应远离吸脂部位，同时尽量位于皮肤自然纹路或隐蔽部位；⑧吸脂操作规律、均匀，尽量避免动度过小的局部抽吸；⑨单次脂肪吸出量不宜过大，以免造成体液、血液的过度丢失。

2. 脂肪抽吸减脂塑身的麻醉技术演变 自脂肪切除减脂手术开展至今，减脂塑身技术发展已有百年以上的历史。在此过程中，有创与微创减脂技术的发展均与麻醉技术发展相生相伴，互为因果。早期的脂肪切除与吸脂手术通常因为手术区域大，在局部浸润麻醉条件下难以实施，全身麻醉成为这类手术的标配。

起初，在全身麻醉状态下，脂肪切除或抽吸部位不注射浸润麻药，此法操作优点是医生可在原始形态下对术区直视操作，具有定位准、手术时间短、能准确评估形态与脂肪去除量的特点；同时，这类操作创伤大、出血多，出血量可达抽吸量的40%~50%。此后，医生逐渐在术区浸润少量麻药或低张盐水，使出血减少，脂肪抽吸也更加便捷。1977年，Illouz将在脂肪抽吸区不注射浸润麻药或低张盐水的脂肪抽吸手术称为"干性吸脂"，将在脂肪抽吸区注射浸润麻药或低张盐水的脂肪抽吸手术称为"湿性吸脂"。他认为，注射浸润液到皮下深层可造成脂肪细胞间的连接断裂和细胞溶解，使脂肪组织更容易被吸出。

1984年，Hetter总结了他对吸脂手术围术期红细胞比容的测量结果，发现麻药中加入适量肾上腺素可以显著减少出血。Grazer报道再次证实，使用利多卡因和肾上腺素混合溶液进行吸脂手术可显著减少出血。在上述成果的激励下，1986年，Fodor开始在吸脂手术中大量使用肾上腺素，并将含肾上腺素的盐水注入量提升到预计脂肪吸出量的水平，出血明显减少，获得了良好的止血效果。他将这种增加局部麻醉灌注液量的湿性吸脂技术称为"超湿性吸脂"。

1987年，Jeffrey Klein将混有肾上腺素的稀释麻药行皮下脂肪层大面积注射，并将以往的全身麻醉改为局部麻醉。这种麻醉方法的出现使脂肪抽吸手术发生了革命性的飞跃。Klein将利多卡因溶液超量稀释（浓度为0.05%~0.1%），并在其中混入肾上腺素，超量浸润注射到皮下脂肪层（超出计划抽出量的2~3倍），使局部组织肿胀、变硬后再进行抽吸。Hunstad的试验显示，将0.05%的利多卡因溶液按每公斤体重35 mg注入皮下脂肪部位，测定利多卡因血药浓度低于2 μg/ml，低于3 μg/ml的安全剂量下限。大量临床实践证明，这种麻醉方式可增加局部麻醉的手术面积，减少术中出血，降低手术操作难度，减少手术并发症，是一种安全性较高的局部麻醉技术，即肿胀麻醉（tumescent anesthesia）。

局部肿胀麻醉技术一经推出，很快就获得全世界整形外科医生的响应，取代了干性、湿性吸脂以及超湿性吸脂技术，推动了脂肪抽吸技术的发展。直到今天，肿胀麻醉吸脂技术仍然是各种吸脂技术中最基本的麻醉浸润技术。

3. 脂肪抽吸减脂塑身的相关辅助技术 进入20世纪80年代，随着肿胀麻醉技术临床使用的日趋成熟，负压吸脂术成为减脂塑身手术的主要技术手段。为进一步提高吸脂手术效率、减少手术并发症，涌现出众多新技术和新方法。几十年间，围绕负压脂肪抽吸术，陆续出现了一系列专门用于吸脂手术的辅助设备，各领风骚，受到了市场追捧。其中较受青睐的设备主要有以下几类。

（1）超声辅助吸脂（ultra-assisted liposuction, UAL）：声波是一种机械振动波，可以借助气体、液体、固体等介质进行能量传播，当频率高于20 000 Hz时，人耳无法感知，称为超声。超声波在介质中传导具有很强的方向性和穿透能力，通过改变换能器形态，可获得发散、平行或聚焦的声波能量。超声波在介质内传导时，可以通过介质粒子的振动传递与消耗能量，发生机械效应、热效应和空化效应。

20世纪80年代，Scuderi和Zocchi将频率20 kHz、直径4~6 mm的实芯管状超声振荡设备应用到吸脂手术中，用于乳化脂肪和辅助吸脂。几年后，国际上又出现了频率为22.5 kHz，直径为4.0 mm和5.1 mm，具有中空管状的超声设备，可将脂肪乳化与脂肪抽吸同步完成。

超声辅助吸脂技术无论是将非聚焦点状超声声源放在体表，还是插入皮下脂肪层，均可借助超声振动产生的热效应与机械效应，利用脂肪细胞膜的低抗张能力，选择性地破碎和乳化低密度的脂肪细胞，增加吸脂手术过程的脂肪吸出量与便捷程度，减少术中出血，改善术区平整程度，减少手术并发症。手术实施过程中需要换能器的不断运动，并保持换能器移动的均匀性，以保证超声脂肪乳化的高效与均匀。振荡产生的热能还能使手术部位松弛皮肤的真皮胶原蛋白受热收缩，适度产生紧致的效果。

（2）电子辅助吸脂（electronic-assisted liposuction，EAL）：20世纪90年代中期，国际上曾出现过电子辅助吸脂设备，又称为高频电场辅助吸脂设备，可分为单极与双极两类。

单极类电子辅助吸脂设备是将2 mm针状金属吸脂套管涂覆绝缘材料，只有末端部分裸露金属。将高频电导线的一头接在吸脂套管手柄端，另一头与负极板相连，贴在患者体表某个位置。当吸脂套管经皮肤切口插入手术部位并接通高频电后，就会在吸脂套管的金属端与体表负极板间形成电场，导致脂肪温度升高，细胞膜通透性增大，细胞膜破损、甘油三酯外溢，游离甘油三酯与坏死脂肪细胞可通过吸脂套管排出体外。

双极类电子辅助吸脂设备的原理与单极类电子辅助吸脂设备类似，只是将单极的负极板换成同样具有绝缘涂覆层、远端裸露金属的中空套管。使用时，两套管均插入体内脂肪组织中，接通电源，在两个套管末端间形成电场，产生溶脂效果。两根套管中，一根用于注射肿胀液，另一根用于吸出注入的部分肿胀液与乳化的脂肪。

由于电子辅助吸脂技术所使用的吸脂套管较为细小，比较符合当今的微创、无创操作理念，适合局限的脂肪堆积治疗。该方法具有安全、创伤小、出血少的特点。同时，电极间产生的热能还会对脂肪间蛋白以及真皮深层的蛋白组织产生热作用，使蛋白收缩，因此具有紧致效果。

电子辅助吸脂技术的最大不足是电极相对细小，脂肪溶解效率低，手术时间长，对外科医生的耐心构成了考验。

（3）机械振动辅助吸脂（power-assisted liposuction，PAL）：机械振动辅助吸脂技术就是在负压吸脂的同时，辅以机械运动的能量，在人力完成粗大吸脂套管往返运动基础上增加了快速机械运动，借此提高吸脂效率，降低手术医生的操作时间和劳动强度。

机械振动辅助吸脂的手术吸脂套管与普通吸脂手术的吸脂套管没有区别，差异在于吸脂套管的手柄内放置了振动发生器，推动吸脂套管产生更加快速的往返运动，振幅在2~6 mm。振动对脂肪细胞还有一定的冲击破坏作用，提高了吸脂效率。振动发生器的驱动力既可来自气动，也可来自电动。气动装置通过正压气流驱动，吸脂套管的往复运动频率可达600次/分。电动驱动装置通过微型马达，振动频率可达200~1000次/分。吸脂套管在往复运动模式的基础上，还可单独或同时做旋转运动。

机械振动辅助吸脂在操作时，吸脂套管的往复运动频次明显快于手动吸脂，因此可以明显提高吸脂效率。吸脂套管的振动还可增加脂肪细胞的破坏、溶解作用，当达到"共振吸脂"状态时，还可减轻对血管、神经的损伤。

使用机械振动辅助吸脂装置进行吸脂操作时，由于医生的劳动强度减轻，效率明显提高，术者的操作用力会显著减少，操作更加温柔。同时，吸脂套管的往复或旋转运动使纤维类组织在被吸脂套管末端的锐缘离断前，不断处于快速拉近、松弛的重复运动状态。这种牵拉形式可显著降低牵拉对神经的刺激，减轻患者术中不适感。

（4）激光光纤辅助吸脂（laser-assisted liposuction，LAL）：自 1960 年第一台红宝石激光器发明以来，激光已成为外科手术中常用的工具之一。在吸脂手术的辅助技术中，可应用的激光设备种类最多，也最复杂。由于激光波长、组织吸收特点、输出功率高低等因素都会对脂肪的破坏产生影响，进而影响设备生产的目的与使用方法，因此激光辅助吸脂设备有多个波长、多种原理与使用方法。

采用激光进行减脂塑身治疗的设备大致可分为无创减脂塑身设备、微创减脂塑身设备与有创吸脂辅助设备。而无创减脂塑身设备还可粗略分为弱激光无创减脂设备、强激光无创减脂设备、脂肪高选择性激光无创减脂设备。这里只介绍吸脂手术中使用的激光设备。

光是电磁波的基本辐射方式之一，具有单色性好、亮度高、直线传播、功率可调等特点。生物组织吸收激光能量，可发生多种改变，产生不同的生物效应。生物效应强度会随激光性能、生物组织的结构与特点、激光作用方式、周边环境等因素的改变而发生变化。

常见的激光生物效应主要包括：①光热效应。生物组织吸收并转化照射激光的能量，产生生物组织温度升高的反应。光热效应是激光辅助吸脂手术中最常应用的组织效应类型，程度与激光照射强度或能量成正比。根据温度高低的不同，光热效应可表现为红斑（45 ℃以下）、凝固与沸腾（100 ℃及以下）、碳化（300～400 ℃）、燃烧（500 ℃以上）、汽化（千度以上）等多种病理性改变。针对脂肪组织而言，当局部温度达到 42 ℃时，脂肪细胞膜通透性增大，脂肪细胞间连接变得松散；达到 60 ℃时，脂肪细胞膜直接出现破裂、细胞溶解。在人体体表组织中，脂肪的比热容相对较低，仅相当于水比热容值的一半，这就是脂肪组织较皮肤其他组织尤其是含水量丰富的组织，更易受高、低温度影响而产生更快的温度升降的原因。临床可适度应用这一特点，提高选择性治疗的技术比重。②光机械作用。光的运动带有能量，光束照射到组织后产生的辐射压力在聚焦激光达 $200 \ g/cm^2$ 时，可推动组织内粒子运动，产生破坏组织的作用。此外，激光还有二次压强、光化学作用等多种组织效应形式。

在激光辅助吸脂手术中，通常使用光纤传输激光能量照射吸脂部位的脂肪组织。根据激光强度可实现以下几个目的：①直接溶解脂肪；②使脂肪细胞膜通透性增加，甘油三酯溢出；③使脂肪细胞间的连接松散。上述三种结果均可通过吸脂套管将破碎、松散的脂肪细胞以及溢出的甘油三酯吸出，实现减脂塑身的治疗目的。

Goldman 发现，使用 1064 nm Nd:YAG 激光经光纤传导照射脂肪组织，可在脂肪中造成隧道样结构，使脂肪细胞溶解，脂肪组织中分布的血管凝固，脂肪组织中的纤维蛋白以及真皮深层的蛋白网状结构收缩，进而产生减脂与真皮重塑的效果。Badin 使用光纤导入 980 nm 半导体激光组织内照射，观察到类似的组织改变和手术效果。

激光辅助吸脂技术在小部位应用时，完全可以抛开吸脂设备，单纯借助穿刺针保护光纤，将光纤导入皮下脂肪层，进行脂肪溶解。激光溶脂操作完成后，医生采用适度驱赶与挤压操作，将部分溶解后的脂肪从穿刺孔排出，按吸脂手术方法常规处理创面，即可获得手术部位的良好愈合和满意的手术效果。但这种操作似乎应属于微创减脂塑身的内容，写在这里是为了提示读者，在激光辅助吸脂操作中，由于光纤出光点的直径比较细小，组织内光作用部位又多局限在光纤末端的狭小范围，因此有创与微创的衔接比较紧密，通常难以完全区分。如果非要加以界定，我们不妨粗略界定，吸脂手术中应用的激光辅助吸脂技术为有创，单纯光纤导入皮下照射的为微创，仅此而已。

临床常用激光辅助吸脂手术的激光波长有 1064 nm、1320 nm 与 980 nm。选择这些波长的激光有如下原因：①波长 1064 nm 的 Nd:YAG 激光是国际上研究最充分、性能最稳定、激光输出方式最多样的固态激光器之一，根据临床需要，连续或脉冲、高频或低频等可以自由切换。② 980 nm、1064 nm、1320 nm 三个波长均对水有较强吸收，从水吸收率看，1064 nm 激光最低，1320 nm 激光最高。③ 980 nm、1064 nm 激光均对血红蛋白有强吸收，可在使用中造成脂肪组织内小血管凝固，减少出血。④三种波长激光均可通过光纤传输，实施微创手术或治疗。⑤三种波长激光均可在溶脂的同时实现皮肤紧致。⑥从光热转化效率角度看，1320 nm 激光的效率最高。

在这三种常用辅助吸脂激光的基础上，还出现过通过聚焦光束，在焦点获得高功率密度光能，诱发产生离子体（plasma）的电离现象，形成二次爆破，造成脂肪细胞团的崩解与破坏，提高脂肪溶解效率的方法。类似技术还有很多，后面相关章节会有重点描述。

总之，激光辅助吸脂技术是一类通过激光能量处理脂肪细胞的技术，由于治疗目的的不同，可以采用不同的方法，以期实现不同的使用目的。

（5）射频辅助吸脂（radiofrequency-assisted liposuction，RFAL）：电是电磁波的另外一种表现形式，具有波粒二相性，带电介质为电子，电子移动产生电流。电流流动具有频率，日常家庭用电的电流频率是 60 Hz，低于 1000 Hz 的称为低频电流；高于 10 000 Hz 的称为高频电流。而射频是以交流变化形式传输的高频电流。射频具有摆脱导体在空间传输的能力，因此又被称为射频电流。

当射频作用于人体组织时，带有电荷的组织成为导体。射频克服电阻流动，消耗能量产热；同时，组织内带电粒子在交变电场作用下也会发生剧烈运动产热。射频电流对人体组织的作用方式有多种，电热效应仅仅是最常见的一种。医生需要根据实际使用设备的具体作用方式来理解相应作用原理与临床效果关系。

20 世纪 80 年代后期，国际上开始开展射频临床应用的基础研究。1995 年，美国 Ellman 公司首先生产出用于手术的射频治疗仪。2000 年初，该公司再次开发出 Radiolase 双频射频机治疗仪，切割使用频率 4.0 MHz 的单极射频，止血使用频率 1.7 MHz 的双极射频，在手术中同时实现了切割与止血功能。与此同时，美国 Thermage 公司开始研发 ThermaCool 射频治疗仪，并在 2002 年将射频治疗技术引入到皮肤美容领域，在组织切割与非剥脱除皱方面获得成功，为射频技术通过无创或微创手段实现美容治疗目的，开辟了临床实践途径。

2009 年，Paul 等报道了新的射频辅助吸脂技术 BodyTite。2010 年，Blugerman 对该设备临床使用的安全性和有效性进行了深入研究。此后，又有作者陆续报道了该项技术的应用进展，使射频辅助吸脂设备与使用技术正式进入临床。这项技术的核心是将射频能量通过吸脂金属套管直接导入到导管头端所在脂肪位置，在吸脂手术的同时，通过金属套管将射频的热效应与负压抽吸力量结合，精准作用到手术部位。射频辅助吸脂技术能在增加吸脂效率的同时，促进脂肪组织中的纤维结构和真皮深层蛋白收缩，收紧皮肤，提高减脂塑身效果。

射频辅助吸脂技术的治疗手具大致分为三种能量输出模式。

单极负压吸脂塑形模式：将吸脂手具整体设计成体内与体外两部分，似钳状，安装在一个手柄上。

手柄前部为吸脂套管与负极导板，套管与导板均具有导电能力，只是吸脂套管的远端金属裸露点较小，负极导板的远端金属裸露点较大。当吸脂套管经切口进入体内进行传统吸脂操作时，接通射频，吸脂套管远端的裸露部位、中间夹持的脂肪和皮肤、负极导板就形成闭合电流回路。此时，套管与导板两个金属裸露部位间组织内发生电热效应，因电流能量密度不同，出现套管侧组织温度高、导板侧组织温度低的现象。温度高侧用于加热，温度低侧利于保护皮肤。由于是借助吸脂套管导入的射频电流，因此吸脂套管的直径决定了操作手具的粗细，直径通常在2~5 mm。负极导板与吸脂套管同步运动，可使射频电流在两个导电电极之间运动，精准定位电流作用的部位与方向。这种射频辅助吸脂模式的手具通常用于较大体积的吸脂、溶脂塑形操作。

单极介入溶脂塑形模式：治疗手具设计思路与单极负压吸脂塑形模式相同，但其导管是实心的，没有负压通道，因此导管直径变细，通常为1.2~1.5 mm。当介入电极导管经切口进入皮下到达欲治疗脂肪堆积部位后，接通射频，溶脂导管远端的裸露部位、中间夹持的脂肪和皮肤、负极导板就形成闭合电流回路，导管侧脂肪温度高，产生溶脂、脂肪间结缔组织与真皮胶原受热收缩的现象。射频介入溶脂模式通常用于较小部位的脂肪形态调整与塑形，实现面颈部精细操作。

双极介入溶脂塑形模式：治疗手具设计包括手柄与前端单根治疗金属杆，治疗金属杆中装有彼此绝缘的两组导线，在金属管末端裸露成两个电极。当金属杆经切口进入皮下到达欲治疗脂肪堆积部位后，接通射频，两个电极与电极间的脂肪构成电流回路，形成发热点热源。这种方法没有外部电极，使用更加灵活，除完成面部微小部位溶脂精细操作外，由于电极更细，可达0.8~1.0 mm，还可刺入眶隔脂肪，直接进行眼袋的射频介入手术治疗。

从严格意义上讲，射频辅助吸脂对应的只有第一种射频输出模式，后两种能量输出模式对应的手具与操作应该属于微创操作范畴。射频辅助吸脂、溶脂技术进入中国后，迅速得到市场追捧，崔海燕、李发成等一批专家开展了大量临床实践，获得了良好效果。

三、医学美容概念下的微创减脂塑身技术

（一）微创减脂塑身技术的基本概念与相关问题

医学美容概念下的身体塑形是伴随着吸脂手术技术发展起来的，并在此基础上得到提升，形成了有创、微创和无创三个既相互分割又相互联系的治疗板块。

前文介绍了传统手术概念下的微创减脂塑身技术，其中提到的解剖学概念、手术技术与辅助技术的发展，是医学美容概念下的微创与无创减脂塑身技术发展的基础。从外科手术定义上讲，除了传统意义的腹壁与其他部位切除整形减脂塑身，单就吸脂手术而言，其小切口、大创面的特点在临床上就具有微创手术的性质，因此从广义上讲，吸脂手术应属于微创手术的范畴。然而，我们这里所说的有创、微创、无创是具有学科特色的区分，属于狭义的划分。有创，指传统意义的吸脂手术；微创，指使用精细工具，甚至使用化学制剂注射治疗，通过刺破皮肤，进行小范围、精细操作破坏脂肪，甚至改变脂肪细胞功能，借以实现身体塑形的美容手术或治疗；无创，泛指皮肤未产生明显损伤的减脂塑身治疗。

有创减脂塑身手术在处理较大体积脂肪堆积时，具有高效、体形改变显著、相对安全等优势，但

同时也具有创伤大、疼痛、恢复期长等不足，并且可能出现感染、血肿等多种并发症。多年来，寻找有创吸脂手术的微创、无创减脂塑身替代技术，一直是医生、患者和设备厂商共同追求的目标。目前，随着科学技术的进步，市场上已经陆续出现了多种微创、无创减脂塑身手术或治疗方法，例如采用物理原理产生的无创聚焦超声减脂、激光微创与无创减脂、射频微创与无创减脂、冷冻溶脂、冲击波减脂等技术，通过化学原理产生的注射溶脂方法，以及其他诸如中医按摩针灸减脂等方面的技术。这些技术与方法在保障患者身体健康的前提下，在减少患者皮下脂肪、改善体形、缓解皮肤松弛等方面都具有或多或少的临床效果，因此在不同层面或需求的引领下，受到市场及患者的追捧。

从技术层面上讲，采用物理技术实施的微创减脂塑身技术，其大部分内容都是从吸脂塑身技术发展而来，围术期的各项内容基本一致，只是在手具的结构特点、能量源的选择、物理参数的配置以及物理能量输出的高低等方面，为适应微创操作的要求，做了相应改进与调整，因此各种吸脂塑身方法具有一脉相承的特点。读者如能将前文介绍的吸脂塑身读懂，从原理、方法上理解微创减脂的内容就会比较容易，难点仅仅是如何灵活把控微创操作的特点与实用技巧，这需要临床实际操作的经验积累。

（二）微创减脂塑身技术的相关影响因素

在医学美容领域，采用物理技术实施无创减脂塑身，是超出了整形外科范畴的新知识与实践内容，情况比较复杂，在操作与效果之间有几个重要的影响因素。

1. **皮肤**　皮肤位于物理能量源与靶器官脂肪之间，不同形式的物理能量源在穿透皮肤时都要消耗能量，这些能量会对皮肤造成损伤。如何做到皮肤无创、脂肪破坏效果最好，是围绕无创减脂塑身的设备生产方、使用方均须面对的客观现实问题。同时，经过多年的市场培育，人们逐渐认识到，塑身不单纯是减脂，皮肤的紧致也是身体有型的重要环节。因此，塑身包含减脂与紧致两方面的任务。

2. **能量源穿透皮肤的物理学特点**　不同形式的能量在穿过皮肤时，传导、吸收等物理学特性不同，不仅会影响其在皮肤的透过能力，更会因能量吸收程度的差异，产生不同程度的皮肤损伤，甚至完全限制能量穿透皮肤抵达脂肪，实现治疗的过程。因此，临床使用不同种类的治疗设备时，能量主要作用的靶组织可能会存在明显差异，这一点上医生必须学会甄别与利用。例如，聚焦超声的主要作用靶点是脂肪，射频的主要作用靶点可能是真皮；而如果在使用射频或激光进行无创减脂塑身治疗时，采用有效制冷技术，就可以使更多能量传导到脂肪组织，提高脂肪组织的破坏效果。

3. **脂肪**　无创减脂塑身的最终目的是使足够强度的物理能量作用到脂肪，实际作用的能量才能对脂肪细胞产生有效破坏，实现减脂目的。脂肪细胞具有独特的结构，脂肪细胞与能量的作用方式、强度间有多种响应方式，存在不同的量效关系。这就需要临床医生从所用设备的使用机制、方法、结果上理解无创减脂塑身，并正确使用。

4. **血脂与身体安全**　脂肪细胞破损势必伴随内容物（甘油三酯）的释放。甘油三酯释放与经淋巴回流入血的速度，直接影响血脂等多项身体化验指标的改变，从而影响身体健康。无创减脂塑身由于无法像吸脂手术般快速吸除破坏的脂肪，而是必须通过自身吸收的方式完成破坏产物的清除过程，因此从维持正常生命体征的角度考量，无创减脂塑身实现临床治疗的技术要求更高。

（三）微创减脂塑身技术的操作原理

为实现无创减脂塑身的治疗目的，国际上经过二十多年的基础研究与临床实践，目前已有几类无创减脂治疗方案与设备可供临床选择，基本操作原理可包括以下两方面。

1. 直接破坏脂肪细胞，即刻发生破损 由于物理能量在空间传导的特性存在差异，要实现直接破坏脂肪细胞的目的，目前多用超声技术。声波在空间是直线传播，通过皮肤时声阻低，易于透过皮肤将能量传导至深部组织。工程师将声波换能器设计成聚焦发生模式，使辐射出的声波在借助人体组织传导过程中，按照需要在一定深度的组织部位发生能量汇聚。虽然声波在传输过程中依然会消耗能量，但最终汇聚的声波会在焦点（焦阈）位置出现高能量点（或区），使局部组织发生机械、热、空化等多种组织效应。

直接破坏脂肪细胞类型的聚焦超声设备根据焦阈部位的能量密度以及组织效应的特点，又可粗略分为两种：一种是声波能量密度较高，达到或超过产生空化效应的阈值，使脂肪细胞间与细胞内的气体产生空化，气泡增大爆裂，释放能量，造成局部脂肪团的崩解、破坏。这类设备的代表产品是以色列的 UltraShape 与我国汇福康生产的聚焦超声无创溶脂机。另一种是声波能量密度虽不足以产生空化效应，但焦阈部位组织在组织振荡、热效应作用下，局部组织达到 70 ℃，甚至更高温度，局部组织受热发生凝固坏死，脂肪以及局部多种组织发生损伤、炎症反应、瘢痕化等一系列病理改变，以此减少脂肪组织数量与厚度。代表设备是美国的 Liposonic。

2. 通过诱发脂肪细胞发生凋亡，破坏脂肪细胞 脂肪细胞在一定温度下，经过一段时间的作用，虽未即刻发生细胞膜破裂，但细胞膜与细胞器会出现功能衰竭，发生凋亡反应，逐渐死亡，不再出现新陈代谢，实现脂肪细胞数量的减少。由于在这种细胞死亡方式下，脂肪细胞内的甘油三酯是逐渐释放的，因此很少引起血脂的大幅升高或明显波动。这类设备具有几个特点：①与直接破坏脂肪类设备相比，在治疗相同体积脂肪时，此类治疗设备在输出功率等方面的要求会降低；②对皮肤的安全性提高；③可以采用低功率、长时间模式进行治疗；④可用于治疗的能量源明显增多；⑤与直接破坏脂肪类设备相比，如果设备输出功率不变，单次治疗的组织体积可明显增大，提高治疗效率。

因为上述特点，目前国际上流行的无创减脂塑身设备多选择这种原理进行设计、生产。超声、射频、激光、冷冻等多种能量源都出现了代表性的设备。尤为重要的是，脂肪细胞膜的结构特点使其较体表其他组织细胞对高温的耐受性差。研究发现，脂肪细胞在 42~47 ℃环境持续 15 min，即可发生凋亡；在 45 ℃以上环境持续 5 min 左右，亦可发生凋亡；当环境温度达到 64 ℃时，脂肪细胞膜即刻发生破损，远低于胶原蛋白的凝固坏死温度。由此可见，利用上述特点，同时结合解剖学、物理学等必要知识，未来一定还会开发生产出更多的、临床可以安全使用的、治疗效率更高的无创减脂设备。

（四）微创减脂塑身技术的临床常用设备

1. 微创减脂塑身设备

（1）微创激光辅助吸脂、减脂塑身设备：微创激光辅助吸脂、减脂设备可粗略分为：介入式水吸收激光辅助吸脂设备、介入式脂肪高选择性吸收激光辅助吸脂设备，以及介入式强激光合并应用其他辅助技术的辅助吸脂设备。脂肪高选择性激光无论是有创还是无创设备，基本都处于临床基础研究阶段。国际上曾有一款韩国生产的波长为1410 nm的半导体激光，其采用介入式操作，毫瓦级输出，因该波长激光在脂肪高选择性吸收的同时，水吸收率亦处于相对较强水平，因此较易出现皮肤水疱等并发症，临床上鲜见应用。

激光辅助吸脂本身具有微创的性质。激光辅助吸脂技术在小部位应用时，完全可以抛开吸脂设备，单纯借助穿刺针保护光纤，将光纤导入皮下脂肪层，进行脂肪溶解。激光溶脂操作完成后，医生采用适度驱赶与挤压操作，将部分溶解后的脂肪从穿刺孔排出，按吸脂手术方法常规处理创面，即可获得手术部位的良好愈合和满意的手术效果。激光溶脂与传统吸脂手术相比具有切口小、出血少、创面小的优点，深受有面颈部等精细塑形要求的求美者追捧。

临床常用于溶脂治疗的激光波长有1064 nm、1320 nm和980 nm。此外，市场上还出现过多种与激光溶脂配套使用的辅助技术，通过与激光光纤的联合应用，借以提高溶脂效率或增加吸脂手术中游离脂肪的获取率与脂肪细胞的移植成活率。其中一项是通过聚焦光束获得高功率光以诱发等离子体的电离技术。其基本操作方式是将980 nm激光输出光纤的末端加工呈浅弧形，使其具有近似凸透镜功能的特性，当激光从光纤末端传出时，可经凸面光纤末端的弧面发生折射。光线向中央折射，在光路中心汇聚、聚焦，形成一个高功率密度的焦点。当功率超过某一阈值后，可在直接破坏脂肪细胞的同时，使组织间或组织内水瞬间汽化，后续激光能量作用于气体，造成气体分子的化学键电离，发生电光效应，释放的能量出现发光与局部爆破现象，造成脂肪细胞团的崩解与破坏。爆破产生的脂肪组织破坏力要高于同期单纯使用激光对脂肪组织的损伤作用，可以明显提高脂肪溶解的效率。此项技术面世后曾一度获得从事微创溶脂手术医生的青睐。该技术产生等离子体的核心点在激光光纤，虽然能够生产球面光纤的技术有多种，难度不大，但能够生产耐高温以及光纤末端在多次产生等离子体后仍能维持特有形态的技术却在国外，高质量光纤无法引入国内。

另一项技术同样是加工处理激光光纤输出端，使其改变激光输出的方向，具有向一侧或一定方向甚至360°环形辐射的能力。此时，由于光束的辐照面积通常会大于光纤前端的横截面，在相同输出功率下，此种激光输出方式的辐照会较前出光辐照产生的激光功率密度或能量密度低。此类技术在临床应用于激光辅助吸脂手术时，通常采用1064 nm激光，将光纤放置、固定在吸脂套管的中央，激光输出端与特殊定制的套管远端负压吸脂开孔保持一致，开孔的方向与大小决定激光辐照的空间形状，既可以是单侧，也可以是两个或三个水平状的开孔，套管远端封闭，这样就使吸脂操作中光纤远端在套管的保护下不用直接对脂肪组织进行张力性推进式操作，避免了经特殊处理的光纤末端的过多损伤。经此项技术输出的激光根据激光输出功率的高低，在负压吸脂过程中，除对脂肪组织的直接溶解外，更多的是通过照射，使脂肪组织升温，减小脂肪细胞间的连接张力，使脂肪细胞变得松散，更容易被负压吸出。由于脂肪细胞彼此间连接减弱，吸出时相互作用减小，损伤较少，这种方式吸出并收集的脂肪细胞经再注射后，具有更高的移植成活率。

总之，激光辅助吸脂技术是一类通过激光能量处理脂肪细胞的技术，由于治疗目的的不同，可以采用不同的技术，因此在临床使用中必须一一甄别技术特点，方能使用好这些设备。

（2）微创射频辅助减脂塑身设备：国际上在临床使用的微创射频辅助减脂塑身设备不多，主要是2009年面世的射频辅助吸脂机BodyTite，以及其后续改进型TiteFX。BodyTite与TiteFX都具有负压吸引套管和实心治疗手具两种治疗功能，具有治疗速度快、升温均匀的特点，非常适合微创操作。除前述利用射频加热原理外，治疗手具内预装的温度感受器可以监测治疗部位脂肪与皮肤的实时温度。当表皮温度达到43~45 ℃时，平台发射高压短脉宽脉冲电流，瞬间击穿脂肪细胞膜，造成脂肪细胞逐渐发生损伤性坏死与凋亡。这类设备目前已在临床获得较好的治疗效果。

（3）注射溶脂：注射溶脂自Rittes开始临床应用已有十几年的历史，始终褒贬不一，临床效果尚未获得证实。目前，多数研究主要是围绕以脱氧胆酸为主的溶脂复合物开展作用机制与安全有效性的论证。

目前使用最多的配方是由磷脂酰胆碱（卵磷脂）和脱氧胆酸构成的混合制剂，用于颏下、下颌缘、脂肪瘤和胸部赘肉的小范围治疗，而一些韩国医生也有腹部、大腿等部位大面积治疗的报道。注射溶脂因成本较低、操作简便，在韩国应用比较普及，而在世界其他国家并未流行。

卵磷脂或脱氧胆酸注射后，脂肪细胞溶解的机制一直存在争议。多数研究者认为，卵磷脂或脱氧胆酸可以激活激素敏感性脂肪酶和β肾上腺素，进而激发甘油三酯和脂肪酸的释放。也有研究者认为，脱氧胆酸可以破坏脂肪细胞膜的完整性。脱氧胆酸可导致脂肪细胞"胀亡"，即脂肪细胞在缺氧状态下，如梗死后组织般发生细胞极度肿胀，进而在细胞膜上形成机械性缺损，导致膜的通透性增加。缺氧导致无氧糖酵解增加，乳酸释放增多，局部pH值下降。同时，溶酶体释放水解酶，导致细胞膜进一步损伤、水解，细胞发生不可逆破坏。细胞肿胀导致的线粒体功能和ATP缺失可使细胞肿胀进一步加剧，这种反应可导致广泛的组织坏死，甚至波及皮肤。

卵磷脂是哺乳动物细胞膜的重要组成成分，从卵磷脂中能够分离出脱氧胆酸，具有溶脂或去污剂的作用。在体外细胞培养实验中，其单独或联合使用脱氧胆酸对各类细胞的细胞毒作用非常明显，对脂肪细胞、黑素细胞、骨骼肌细胞、表皮细胞、成纤维细胞都有一定杀伤作用。卵磷脂与脱氧胆酸单独或联合使用，溶脂作用不同。研究表明，皮下单独注射脱氧胆酸，或使用脱氧胆酸/卵磷脂复合物都可以引起炎性反应，但单独使用脱氧胆酸造成的炎性反应和溶脂反应更明显，卵磷脂在复合物中只起缓冲液的作用，能使脱氧胆碱的作用更舒缓，溶脂作用播散范围更大。

除脱氧胆酸类溶脂药物外，Lithera公司（美国加州）还生产一种肾上腺素能受体激动剂美沙特罗和激素类氟替卡松丙酸酯的混合物，可以选择性地作用于局部脂肪，起到局部减脂塑形的作用，用于靶向性加速脂肪细胞代谢，对局部脂肪起到非剥脱、非外科手术的减脂作用。

2. 无创减脂塑身设备

（1）无创聚焦超声减脂塑身设备：在前文，我们介绍了超声以及超声在辅助吸脂中应用的原理与特点；在微创与无创减脂塑身的基本概念单元又介绍了超声，尤其是聚焦超声在无创操作模式下，选择不同输出方式、作用强度可对脂肪细胞产生的直接破坏或凋亡反应的组织效应原理与类型。

国际上，除脂肪直接破坏类设备和利用空化效应的以色列UltraShape与我国汇福康生产的聚焦超声无创溶脂机，利用高热效应的美国LipoSonic等各种聚焦超声类设备外，更多的是无创非聚焦超声设备，如Proslimelt（Medical Care Consulting, Murten, Switzerland）、Medcontour（General Project, Florence, Italy）、Ultracontour（Medixsysteme, Nimes, France）、Novashape（UltraMed, Milton, ON, Canada）、Accent Ultra（Alma, Buffalo Grove, IL, USA）、VaserShape（Sound Surgical Technologies, Louisville, CO, USA），都宣称对脂肪细胞有效，但又都缺少文献和临床研究支持。绝大多数非聚焦超声只是热理设备，结合按摩、负压等辅助元素，用于减脂治疗。主要设备通常无法像聚焦超声那样，

在保护皮肤的前提下，利用高能直接破坏脂肪细胞，但能利用长时间加热在一定温度基础上作用于脂肪细胞，使脂肪细胞产生凋亡。目前此类设备或开展实验，或应用到临床，未来可能成为基础与临床研究的重点。

UltraShape 设备是超声无创减脂的代表性产品，第一代 UltraShape Contour I（UltraShape Ltd.）是世界上第一台商业化的高能聚焦超声系统，也是目前临床研究和文献报道最多的用于美容目的的聚焦超声减脂设备。它很好地利用了不同组织细胞的细胞膜对机械张力的抵抗差异，选择性地破坏脂肪组织。临床资料显示，UltraShape 可以有效地减少腹围和大腿围，对腹部、侧腰和大腿的脂肪堆积有很好的治疗作用。继第一代 UltraShape 系统推出后，又陆续推出了第二代、第三代，将聚焦超声与射频和负压三种能量进行了结合，提高了治疗效率与效果。

LipoSonix 系统同样属于聚焦超声，可对腰腹、大腿等部位进行无创减脂塑身治疗。但 LipoSonix 利用的原理不同于 UltraShape，不是通过高能空化效应直接破坏焦阈部位的脂肪细胞，而是通过焦阈部位的高温使脂肪细胞发生凝固性坏死。

（2）无创射频减脂塑身设备：无创射频减脂塑身技术一经问世，就在无创减脂塑身设备市场中占据着统治地位。最早的无创射频减脂塑身设备是 VelaSmooth（Syneron），2 年后，又推出了 VelaShape。后来其他设备企业纷纷推出各自的射频塑身产品，其中代表性的有 Thermage™（SoltaMedical, Hayward）、Accent（Alma Lasers）、TriPollar（Pollogen）、Freeze（Venus Concepts, Karmiel）和 TiteFX（Invasix）等。

无创射频种类繁多，主要是利用电流在流动过程中的热效应，对流程中的皮肤和脂肪产生作用。电流作为电磁波，在流动中与光具有不同的特点。一是电流流动通常要克服电阻产热（在人体应用不止一种模式），而人体组织因电解质含量不同，皮肤、脂肪、肌肉电阻值存在明显差异，脂肪的电阻值比皮肤、肌肉明显增高，因此导电性差。二是电流沿电势由高向低流动，电流的流动方向不是直线，与两个电极之间的连线和其间的电阻分布特点都有关系。因此，接受无创射频减脂塑身治疗时产生的射频能量的主要靶组织往往并不是脂肪组织，而是表面的皮肤。射频塑身治疗产生效果最明显的部位多是皮肤，即皮肤受热收缩，而非脂肪溶解。射频减脂塑身治疗对脂肪的作用主要体现在：①脂肪细胞加热，细胞膜通透性增加，甘油三酯外溢增多；②长时间升温作用，造成作用部位的脂肪细胞产生凋亡反应；③脂肪内筋膜血管丰富部位由于蛋白电阻低，导电性好，局部产热，温度升高，造成纤维血管结构周边局部出现脂肪细胞膜的直接破坏；④射频与其他能量源的联合作用（例如射频加超声），改变了单纯射频的作用效果，增加了射频的作用深度与强度，提高了脂肪破坏的程度；⑤射频特殊的发射方式产生了特殊的组织效应。例如，通过容抗机制发生与阻抗机制完全不同的产热效应与减脂效果。再如，利用电流的物理学特点，采用非接触的电场辐射方式，通过调整射频入射角度，分配射频电流在不同阻抗组织内的流动比例，利用脂肪组织中的射频产热，实现脂肪加热、甘油三酯外溢与细胞凋亡的治疗目的。

作为基础物理能量，射频是人类研究最为充分的，用于减脂塑身治疗的动力与可能性更大，市场设备种类也最丰富。无创射频减脂塑身的设备很多，经典设备有下列几种：

1）VelaSmooth 和 VelaShape 射频。2005 年，VelaSmooth 经美国 FDA 批准用于治疗身体的橘皮样症状。2007 年，其升级版 VelaShape 面世，成为世界第一台用于治疗橘皮样组织和减脂塑身的射频设备。

设备的治疗手具结合了红外光、温度感受器与负压，使皮肤基础温度升高，电阻下降，射频能量在皮肤消耗减少，更多辐射到真皮深层，甚至真皮下脂肪层，以此提高减脂方面的效力。手具内置温度感受器可准确测定表皮温度，监控射频能量输入的安全上限，最大限度提高设备的能量输出。皮肤脂肪组织经负压吸入到环形手具内，双极射频可保证电能经周边向中心区域传递更多能量，提高皮下脂肪深层接受能量以有效升温的程度，并减少散热。此外，真空和机械按摩还可加快血液和淋巴回流，对促进减少皮下脂肪体积，加速实现减脂塑身和改善橘皮样外观的目的。设备综合作用的结果是获得明显的皮肤收缩和脂肪体积减少，实现减脂塑身的即刻与长期效果。

2004 年，Sadick 和 Mulholland 进行的 35 例临床观察显示，经 VelaSmooth 治疗 8~16 次后，橘皮样组织的改善率为 40%，所有患者的治疗围径都显著缩小。2005 年，Alster 和 Tanzi 对大腿和臀部的橘皮样组织进行治疗，每两周进行一次 VelaSmooth 治疗，共治疗 3 次，改善率可达 90%。2006 年，Kulick 完成了一项 3~6 个月的随访研究，获得了 62% 和 50% 的改善结果。大量研究显示，采用 VelaShape 进行减脂塑身治疗，对患者臂部、腰部、腹部、腿部等部位的皮肤松弛、脂肪堆积、橘皮样改变均有治疗效果，获得了形态学与组织学的改变。

2）Thermage™ 和 Accent 射频。Thermage™（Solta Medical, Hayward, CA, USA）和 Accent（Alma Lasers）是两种用于减脂塑身的单极射频设备，在皮肤的紧致治疗方面有广泛应用。Thermage™ 与 Accent 的身体治疗手具没有配备负压和光学辅助能量。动物和人体组织实验显示，Thermage™ 治疗 6 个月后，橘皮样组织的改善分数可以达 30%~70%，身体围度减小，脂肪厚度降低。Accent 也有减脂、治疗橘皮样组织的确切效果。

（3）无创激光减脂塑身设备：临床有多种光学设备用于无创减脂塑身治疗，其原理与技术手段不尽相同，临床所要达到的治疗目的与结果更是差异巨大。粗略分类有如下几种：

1）弱激光无创减脂设备。2000 年，Neira 等人在实施吸脂手术前，使用低功率的激光设备对手术治疗区进行无创照射，使脂肪液化，他们发现这种操作可以明显提高脂肪的吸出效率，缩短手术操作时间，降低患者风险。他们在患者肿胀麻醉后使用波长 635 nm、最大功率 10 mW 的低功率二极管激光器，距患者 25 mm 进行扫描照射。手术中，当照射时间达到 2 min、4 min 和 6 min，积累能量达到 1.2 J/cm²、2.4 J/cm² 和 3.6 J/cm² 时，从患者脐下治疗部位切取皮下脂肪标本，显微镜下观察脂肪细胞的变化。光镜及电子显微镜观察结果显示，激光未照射时的脂肪细胞轮廓清晰，呈葡萄状形态；照射 4 min 后，脂肪细胞遭到部分破坏，细胞形态不再呈圆形，甘油三酯从细胞内流到细胞间隙中；照射 6 min 后，甘油三酯全部从细胞中流到细胞间隙，细胞萎缩，结构垮塌，脂肪组织中的毛细血管与其他结构仍保持完好。弱激光溶脂项目在国际上一直存在。近年来，美国 Erchonia 公司生产的弱激光设备将半导体激光的波长更改为 532 nm，设备的输出功率与临床效果均获得了提升。弱激光无创减脂技术的原理目前尚不十分清楚，有作者认为是光的生物刺激作用，激活了 ATP 系统导致细胞膜上出现开口，甘油三酯溢出。也有专家认为，上述变化是由于光机械作用。具体原因有待深入研究。

2）强激光无创减脂设备。2017 年，Decorato 等人介绍了采用美国赛诺秀公司生产的 1060 nm 半导体激光对皮下脂肪进行无创减脂塑身治疗的研究结果。他们将具有表面冷却装置的 1060 nm 半导体激光，用特制固定装置分别固定在 4 例受试者腹部。每个半导体激光的治疗窗大小为 90 cm²，输出功率密度为 5 W/cm²，持续照射 25 min。根据治疗部位面积的大小，4 个治疗窗既可以单独使用，也可以同时联合使用。如果治疗区域过大，还可以以 4 个治疗窗为一组，一次治疗多组使用，做到整个治疗区域全覆盖。当采用皮下脂肪温度 42~47 ℃，治疗 25 min 后，术后 6 个月时应用超声方法检测皮下脂肪厚度，平均减少 18%；应用 CT 检测平均皮下脂肪厚度，平均减少 21%。采用强激光，以大光斑、连续输出、持续照射的方法之所以能够进行无创溶脂，是因为照射组织中，细胞内与细胞间含有的大量水分子可吸收红外激光能量，使分子活动度增加，导致碰撞、摩擦生热。脂肪组织部位持续升温，改变了脂肪细胞膜的生物活性，细胞内甘油三酯溢出，进而出现细胞膜的损伤。生物组织热损伤研究表明，组织损伤与组织温度和暴露时间之间存在线性关系，温度上升（5~10 ℃）同时持续一定时间（几分钟到几小时）即可造成细胞损伤。热损伤研究还证实，42~47 ℃的温度即可显现直接杀死细胞的效果。当脂肪温度超过 43 ℃并持续 15 min 时，细胞膜脂质双分子层结构即可丧失完整性，可引发迟发的脂肪细胞坏死；当脂肪温度升高至 45 ℃并持续 5 min 时，细胞膜就会出现损伤。脂肪细胞经过大光斑强激光的持续照射后，脂肪细胞膜发生损伤，局部发生炎症反应，最终清除损伤细胞，剩余脂肪组织数量减少，达到减脂塑身的治疗目的。

近年来，强激光无创减脂塑身技术除上述采用的大光斑结合冷却装置保护皮肤并持续固定照射治疗方式外，Gasper 等使用德国 Fotono 公司生产的借助扫描器与可变方波脉冲串组合技术的脉冲 1064 nm Nd:YAG 激光，对患者的面颈、躯干、四肢脂肪堆积部位进行照射治疗，取得了较好效果。这种具有可变方波调节技术的 Nd:YAG 激光在以一定强度、频率、脉宽照射脂肪堆积部位时，根据试验模型的测量结果，可通过调节脉冲串时长与串间脉冲间隔时间时长的搭配关系，控制脂肪组织的温度范围，进而实现脂肪内甘油三酯外溢与细胞膜损伤。由于此项技术较新，具体效果尚待深入研究。

不同使用方法临床作用靶的产热特点不同，治疗结果亦不同。激光是直线传播的，红外谱段激光的吸收靶以组织内的水为主，因此激光在能量照通道上的组织内所含水分子在理论上都具有对光能的吸收能力，发生光热效应。这就提示我们，从机制上讲，皮肤尤其是真皮是产热能力最强的位置。如果激光传导的能量想要达到脂肪层，特别是脂肪深层，必须保证皮肤层的安全。在实际应用中，无一例外，使用红外谱段激光的减脂塑身设备都会配置各种方式的冷却设施。只有皮肤冷却做得确实、稳定，才能保证光能转化的热能将靶部位的温度提高到实际需要的程度，在皮肤不被烫伤的前提下转化热能并将热能扩散到更深的脂肪位置。因此，应用红外强激光减脂塑身冷却设施制冷效果越好，光能产热的温度可能会越高，热扩散的范围可能会越深。但凡事都有两个方面，皮肤制冷越差，甚至不制冷，皮肤光能转化热越高，真皮收缩塑形效果越好，脂肪接受光能作用越少，减脂效果越差；反之，皮肤塑形效果越差，脂肪尤其是真皮下浅层脂肪的减脂效果会越好。如何操作此类设备，兼顾减脂塑形与皮肤塑形两方面的效果，是未来设备生产与临床应用研究的重点。

（4）无创冷冻减脂塑身设备：对寒冷、低温可导致冻伤的关注由来已久，但对低温与减脂关系的研究却是本世纪的贡献。

1970 年，《新英格兰医学杂志》报道了 1 例婴儿因口含冰棍时间过长，导致一侧颊部发生"棒冰脂膜炎"。此后又有作者陆续报道了寒冷地区骑手大腿内侧脂肪减少的案例。大量基础研究逐渐揭开了脂肪细胞与低温间的关系。组织学研究表明，脂肪细胞在寒冷中暴露 24 h 后，真皮与皮下组织交界处的血管周围充满淋巴细胞；72 h 后，炎症反应更加明显，大量炎症细胞聚集于皮下脂肪层，伴随着脂肪细胞破裂，脂质堆积；3 天后，炎症反应更加明显，中性粒细胞、淋巴细胞、单核细胞等组织细胞聚集在脂肪细胞周围；几周后，因寒冷引发脂肪细胞溶解，而其他的组织细胞仍保持正常结构。研究发现，脂肪细胞比其他组织细胞对低温更敏感，适度降低脂肪堆积部位的温度，可以实现减脂塑身的治疗目的。

2008年，Manstein等通过动物实验研究证实，通过控制皮下组织温度，可以选择性诱发皮下脂肪组织凋亡，造成猪皮下浅层脂肪厚度减少。Zelickson等通过对猪的冷冻溶脂实验，研究了通过控制体表温度减少皮下脂肪厚度的可能性，并设计出冷冻溶脂的样机，将铜质平板探头绑定在猪皮肤上，将温度控制在 $-7 \sim -1$ ℃，每个部位治疗 $5 \sim 21$ min，治疗后 $3 \sim 5$ 个月，组织剖面观察到猪脂肪厚度减少40%，而术区皮肤未产生冻伤与遗留瘢痕。

2009年，冷冻减脂设备CoolSculpting（aesthetics, pleasanton, california, zehiq）面世。该设备采用吸入式治疗手具，采用电子冷冻原件，在温度传感器的实时控制下，使手具温度最低达到 -10 ℃，手具内吸入组织脂肪温度控制在 5 ℃左右，稳定维持 20 min。低温导致脂肪细胞内甘油三酯发生冰晶化，诱发慢性炎症反应，产生脂肪细胞凋亡，最终清除，脂肪层变薄。2012年，CoolSculpting获美国FDA批准，用于人下腹部的减脂治疗。

CoolSculpting上市后，陆续开展的临床研究表明，冷冻治疗后 $2 \sim 6$ 个月随访，卡尺检测脂肪厚度减少 $14.7\% \sim 28.5\%$，超声检测脂肪厚度减少 $10.3\% \sim 25.5\%$。随着手具种类的不断增多，治疗的部位也逐渐增多，目前已涵盖腹部、侧腰、大腿外侧、臀部、大腿内侧、膝盖内侧、手臂和脚踝等。近期，FDA批准的冷冻溶脂适应部位又增加了颏下脂肪。

国际上，韩国和欧洲等国还有多种形式的冷冻溶脂设备，主流设备之间的区别在于每种仪器的最低以及维持制冷温度不同，导致脂肪组织的维持温度存在差异。由于脂肪细胞尤其是甘油三酯对低温的敏感性，设备治疗维持温度的微小差异均会造成治疗维持时间、治疗间隔时间、治疗部位组织反应强度、治疗效果等多方面的临床变化，而治疗设备的维持温度又是设备质量与治疗效果的核心技术要素，因此企业均以核心技术为由秘不示人，这就增加了使用者甄别设备质量的难度。此外，为增加冷冻溶脂的临床效果，国际上还有多种以冷冻低温为基础治疗要素，辅以其他能量形式的设备，例如冷冻+振荡、冷冻+高温、冷冻+负压+按摩等。这些设备的临床使用效果如何还需要实践的不断检验。

（五）微创减脂塑身技术的发展展望

身体健康、形体俊美是人类解决温饱之后最大的物质需求与精神愿望之一，通过锻炼、药物、手术等方法实现上述愿望，具有广泛的市场基础与强劲的资金支持，是继面部美容之外最大的市场所在，前途无量。

从有创、微创、无创三个层面的技术特点与临床需求分析，有创吸脂手术治疗面积大，吸出脂肪量多，治疗次数少，效果明显，但创伤大，需术后恢复过程；微创减脂治疗创伤小，适用于小部位手术；无创减脂治疗根据所用方法，治疗面积可大可小，但脂肪量消除小，需要多次治疗。三类方法各有特点，互有长短。从市场和患者心理分析，患者惧怕手术，希望又快又好的心理既导致绝大部分患者热衷选择非手术的无创治疗，又迫使部分患者选择手术，以求尽快实现改善形体的需求。无创设备发展得越多越好，其市场份额与发展前景就越大。微创、无创减脂塑身技术的发展是未来方向。

微创、无创减脂塑身技术的发展首先要关注减脂药物市场的发展，安全有效的减脂药物面世，是减脂塑身市场最大的影响要素。目前，中长效的影响肠道吸收类减脂药物已经进入市场，效果有待临床的进一步评价。

单就减脂塑身技术而言，吸脂手术无论大小，以其代价与收益综合考量，目前依然是减脂塑身的金标准，占据市场的主要位置。在脂肪注射备受欢迎的今天，微创吸脂结合脂肪颗粒细胞再利用会持续受到市场追捧。同时，随着医生对无创及微创技术的掌握，以及求美者对无创和微创的需求，例如光纤、超声、射频等先进科技设备的使用会越来越多。

微创减脂塑身及其辅助技术的基本物理元素与传统吸脂具有一致性。但是，微创减脂塑身市场会随着无创减脂的持续升温而获得发展，突出的特点是各种微创手具的改进，加快了微创减脂由单纯减脂向减脂与塑形一次完成的方向发展。典型案例是射频 BodyTite 的后续微创治疗手具，将溶脂与塑形应用到眼袋手术中，实现了部分患者的微创眼袋手术愿望，此外还通过短脉冲电释放增加了脂肪细胞的破坏能力。随着材料学的发展，微创减脂塑形工具如果能够做到更细、更长、更多样、更便利，那么像微针面部除皱一样，采用类似技术，通过大量不留瘢痕的微孔，完成全身大面积的减脂塑身治疗，恐怕就不是梦想。微创减脂塑身中还有一项重要领域，即溶脂针剂的研发。由于这些针剂具有药物的属性，按正常途径上市，路途会比较漫长，求美者必须学会等待。任何对身体不安全的因素可能都会带来长期的不良后果。但是，通过药物微点注射，解决局部问题的长期开发思路是绝对正确的，临床医生要坚信技术进步的力量，不断关注这一市场的进展，一旦有成功的突破，将会潜力无限。

无创减脂塑身的技术发展是未来的主战场，市场潜力巨大。多年来，聚焦超声的基础研究结果显示出其对脂肪细胞不容置疑的破坏能力，但焦域的大小与血脂改变影响了聚焦超声，尤其是非热效应类聚焦超声在减脂方面的应用效率与使用效果。如何解决上述问题，是未来聚焦超声类设备借助多种元素研发新技术、新设备的关键所在。提高聚焦超声的使用效率可以借助相共振技术，但即刻脂肪细胞破坏后导致的血脂升高，是借助其他方法加以调和还是借助药物加速代谢，这有待深入研究揭开谜团。采用凋亡技术的激光、射频、超声、冷冻设备近年如雨后春笋般涌现，似乎找到了解决大体积治疗与血脂升高问题的钥匙。然而，虽然凋亡可以部分解决脂肪细胞破坏时产生的甘油三酯快速释放的问题，但现有能量源的治疗效率与稳定性均难以满足临床使用者与患者的愿望，技术仍有待深入研究。激光的穿透深度与皮肤保护问题是无创操作的关键；射频在利用阻抗产热的操作理念下，其穿透深度与皮肤保护同样制约着减脂塑身的效果。寻找和开发新材料、新技术或联合应用技术是未来的主要方向。在无创减脂塑身方面，未来希望开发出像冷冻溶脂技术一样的新的能量来源，尽管存在大量疑问与分歧，但可以为市场注入活力，使无创减脂塑身技术积极向前发展。

（李文志　王　娜　王　建　崔海燕）

参考文献

[1] 崔海燕, 谭琳, 汪诚, 等. 等离子光纤在面部美化年轻化中的临床应用. 中国美容整形外科杂志, 2016, 27(9): 526-528.

[2] Lancerotto L, Stecco C, Macchi V, et al. Layers of the abdominal wall: anatomical investigation of subcutaeous tissue and superficial fascia. Surg Radiol Anat, 2011, 33(10): 835-842.

[3] Stecco C, Macchi V, Porzionato A, et al. The fascia : the forgotten structure. Ital J anat Embryol, 2011, 116(3): 127-138.

[4] Mordon S, Plot E. Laser lipolysis versus traditional liposuction for fat removal. Expert Rev Med Devices, 2009, 6(6): 677-688.

[5] Garibyan L, Sipprell WH 3rd, Jalian HR, et al. Three-dimensional volumetric quantification of fat loss following cryolipolysis. Lasers Surg Med, 2014, 46(2): 75-80.

[6] Alderman AK, Collins ED, Streu R, et al. Benchmarking outcome sin plastic surgery: national complication rates for abdominoplasty and breast augmentation. Plast Reconstr Surg, 2009, 124(6): 2127-2133.

[7] 王炜. 整形外科学. 杭州：浙江科技出版社, 1999: 1178-1187.

[8] Klein JA. The tumescent technique for liposuction suegery. Am J Cosm Surg, 1987, 4: 263.

[9] Zocchi M.Ultrasonic liposculpturing. Aesthetic Plast Surg, 1992, 16(4): 287-297.

[10] Helter GP. The effect of low-dose epinephine on the hematocrit drop following lipolysis. Aesthetic Plast Surg, 1984, 8(1): 19-21.

[11] Illouz YG. Illouz's technique of body contouring by lipolysis. Clin Plast Surg, 1984, 11(3): 904-917.

[12] 李世荣, 姜世正. 除脂塑身整形外科. 成都：四川科学技术出版社, 2004: 123-285.

[13] Altshuler GB, Anderson RR, Manstein D, et al. Extended theory of selsctive photothermolysis. Lasers Surg Med, 2001, 29(5): 416-432.

[14] Anderson RR, Parrish JA. Selective Photothemolysis: precise microsurgery by selective absorption of pulsed irradiation. Science, 1983, 220(4956): 524-527.

[15] Fitzpatrick R, Geronemus R, Goldberg D, et al. Multicenter study of noninvasive radiofrequency for periobital tissue tightening. Lasers Surg Med, 2003, 33(4): 232-242.

[16] 刘普和, 刘国刚. 激光生物学作用机制. 北京：科学出版社, 1989.

[17] Manstein D, Herron GS, Sink RK, et al. Fractional photothermalysis: a new concept for cutaneous remodeling using microscopic patterns of thermal injury. Lasers Surg Med, 2004, 34(5): 426-438.

[18] Narins DJ. Narins RS. Non-surgical radiofrequency facelift. J Drugs Dermatol, 2003, 2(5): 495-500.

[19] Rostan EF. Laser treatment of photodamaged skin. Facial Plast Surg, 2005, 21(2): 99-109.

[20] 章萍. 激光医学. 河南：郑州大学出版社, 2007.

[21] 周展超. 皮肤美容激光与光子治疗. 北京：人民卫生出版社, 2009.

[22] 朱平, 吴小光. 激光与激光医学. 北京：人民军医出版社, 2011.

[23] 朱菁. 激光医学. 上海：上海科学技术出版社, 2003.

[24] 陈曦, 杜太超, 孙玉萍, 等. 冷冻溶脂新进展. 中华医学美学美容杂志, 2016, 22(4): 253-255.

[25] 傅秀军, 方勇, 姚敏. 一种减少皮下脂肪的新方法：冷冻脂肪溶解术的研究进展. 中华美容整形外科杂志, 2011, 22(2): 123-126.

[26] Manstein D, Laubach H, Watanabe K, et al. Selective cryolysis: a novel method of non-invasive fat removal. Lasers Surg Med, 2008, 40(9): 595-604.

[27] Zelickson B, Egbert BM, Preciado J, et al. Cryolipolysis for noninvasivc fat cell destruction: initial results from apig model. Dermatol Surg, 2009, 35(10): 1462-1470.

[28] Coleman SR, Saehdeva K, Egbert BM, et al. Clinical efficacy of noninvasive cryolipolysis and its effects on peripheral nerves. Aesthetic Plast Surg, 2009, 33(4): 482-488.

[29] Ingargiola MJ, Motakef S, Chung MT, et al. Cryolipolsis for fat reduction and body contouring: safety and efficacy of current treatment paradigms. Hast Reconstr Surg, 2015, 135(6): 1581-1590.

[30] Bernstein EF. Long-term efficacy follow-up on two cryolipolysis case studies: 6 and 9 years post-treatment. J Cosmet Dermatol, 2016, 15(4): 561-564.

[31] Ogawa T. Hattori R. Yamamoto T. et al. Safe use of ultrasonically activated devices based on current syudies. Expert Rev Med Devices, 2011, 8(3): 319-324.

[32] Scuderi N, Devita R, D Andrea F, et al. Safe use of ultrasonically activated devices based on current atudies. Expert Rev Med Dovices, 1987, 8(3): 319-324.

[33] Zocchi ML.Ultrasonic assisted lipoplasty. Clin Plast Surg, 1996, 23(4): 575-598.

[34] Schrudde J. Lipexheresis(liposuction) for body contouring. Clin Plast Surg, 1984, 11(3): 445-456.

[35] Hanke CW, Lee MW, Bernstein G. The safety of dermatologic liposuction surgery. Dermatol Clin, 1990, 8(3): 563-568.

[36] Rotunda AM, Suzuki H, Moy RL, et al. Detergent effects of sodium deoxycholate are a major feature of an injectable phosphatidylcholine formulation used for localized fat dissolution. Dermatol Surg, 2004, 30(7): 1001-1008.

[37] Duncan D, Rubin JP, Golitz L, et al. Refinement of techniques in injection lipolysis based on scientific studies and clinical evaluation. Clin Plast Surg, 2009, 36(2): 195-209.

[38] Majno G, Joris I. Cell death: oncosis and apoptosis. Cellular pathology. New York: Oxford University Press, 2004.

[39] Palumbo P, Melchiorre E, La Torre C, et al. Effects of phosphatidylcholine and sodium deoxycholate on human primary adipocytes and fresh human adipose tissue. Int J Immunopathol Pharmacol, 2010, 23(2): 481-489.

[40] Thuangtong R, Bentow JJ, Knopp K, et al. Tissue-selective effects of injected deoxycholate. Dermatol Surg, 2010, 36(6): 899-908.

[41] Jüncke J, Engeli S, Gorzelniak K, et al. Compounds used for 'injection lipolysis' destroy adipocytes and other cells found in adipose tissue. Obes Facts, 2009, 2(1): 36-39.

[42] wiandrowski TP, Marshman G. Subcutaneous fat necrosis of the newborn following hypothermia and complicated by pain hypercalcaemia. Australas J Dermatol, 2001, 42(3): 207-210.

[43] Diamantis S, Bastek T, Groben P, et al. Subcutaneous fat necrosis in a newborn following ieebag application for treatment of supraventricular tachycardia. J Perinatol, 2006, 26(8): 518-520.

[44] Manstein D, Laubach H, Watanabe K, et al. Selective cryolysis: a novel method of non-invasive fat removal. Laser Surg Med, 2008, 40(9): 595-604.

[45] Kilmer SL, Bums AJ, Zelickson BD. Safety and efficacy of eryolipolysis for non-invasive reduction of submental fat. Lasers Surg Med, 2016, 48(1): 3-13.

[46] Narins RS, Tope WD, Pope K, Ross EV. Overtreatment effects associated with a radiofrequency tissue-tightening device: rare, preventable, and correctable with subcision and autologous fat transfer. Dermatol Surg, 2006, 32(1): 115-124.

[47] Weiss RA. Noninvasive radio frequency for skin tightening and body contouring. Semin Cutan Med Surg, 2013, 32(1): 9-17.

[48] Franco W, Kothare A, Ronan SJ, et al. Hyperthermic injury to adipocyte cells by selective heating of subcutaneous fat with a novel radiofrequency device: feasibility studies. Lasers Surg Med, 2010, 42(5): 361-370.

[49] Sadick NS, Mulholland RS. A prospective clinical study to evaluate the efficacy and safety of cellulite treatment using the combination of optical and RF energies for subcutaneous tissue heating. J Cosmet Laser Ther, 2004, 6(4): 187-190.

[50] Alster TS, Tanzi E. Cellulite treatment using a novel combination radiofrequency, infrared light, and mechanical tissue manipulation device. J Cosmet Laser Ther, 2005, 7(2): 81-85.

[51] Wanitphakdeedecha R, Manuskiatti W. Treatment of cellulite with a bipolar radiofrequency, infrared heat, and pulsatile suction device: a pilot study. J Cosmet Dermatol, 2006, 5(4): 284-288.

[52] Sadick N, Magro C. A study evaluating the safety and efficacy of the VelaSmooth system in the treatment of cellulite. J Cosmet Laser Ther, 2007, 9(1): 15-20.

[53] Winter ML. Post-pregnancy body contouring using a combined radiofrequency, infrared light and tissue manipulation device. J Cosmet Laser Ther, 2009, 11(4): 229-235.

[54] Brightman L, Weiss E, Chapas AM, et al. Improvement in arm and post partum abdominal and flank sub cutaneous fat deposits and skin laxity using a bipolar radiofrequency, infrared, vacuumand mechanical massage device. Lasers Surg Med, 2009, 41(10): 791-798.

[55] Anolik R, Chapas AM, Brightman LA, et al. Radiofrequency devices for body shaping: a review and study of 12 patients. Semin Cutan Med Surg, 2009, 28(4): 236-243.

[56] Rubbani S. Advances in monopolar radiofrequency for the treatment of stretch marks in the arms, thighs and abdomen [abstracts]. American Society for Laser Medicine and Surgery, 2008, 370: 111.

[57] Rubbani S. The immediate effect of a new monopolar radiofrequency treatment tip on cellulite. American Society for Laser Medicine and Surgery, 2008, 369: 110.

[58] Goldberg DJ, Fazeli A, Berlin AL. Clinical, laboratory, and MRI analysis of cellulite treatment with a unipolar radiofrequency device. Dermatol Surg, 2008, 34(2): 204-209.

[59] Mulholland RF, Kriendel M. The use of bipolar radiofrequency combined with high voltage electroporation pulses for non-invasive body contouring treatment [abstract]. IMCAS Asia, Hong Kong, 2010.

[60] Wu F, Wang ZB, Chen WZ, et al. Extracorporeal high intensity focused ultrasound ablation in the treatment of 1038 patients with solid carcinomas in China: an overview. Ultrason Sonochem, 2004, 11(3-4): 149-154.

[61] Haar GT, Coussios C. High intensity focused ultrasound: physical principles and devices. Int J Hyperthermia, 2007, 23(2): 89-104.

[62] Zochhi ML.Ultrasonic assisted lipoplasty.Technical refinements and clinical evaluations.Clin Plast Surg, 1996, 23 (4): 575.

[63] Ascher B. Safety and efficacy of UltraShape contour 1 treatments to improve the appearance of body contours: multiples treatments in shorter intervals. Aesthet Surg J, 2010, 30(2): 217-224.

[64] Neira R, Arroyave J, Ramirez H, et al. Fat liquefaction: effect of low-level laser energy on adipose tissue. Plast Reconstr Surg, 2002, 110(3): 912-922.

[65] Brown SA, Rohrich RJ, Kenkel J, et al. Effect of lowlevel laser therapy on abdominal adipocytes before lipoplasty procedures. Plast Reconstr Surg, 2004, 113(6): 1796-804.

[66] Jackson R, Roche G, Butterwick KJ, et al. Low level laser-assisted liposuction: a 2004 clinical trial of its effectiveness for enhancing ease of liposuction procedures and facilitating the recover process for patients undergoing thigh, hip and stomach contouring. Am J Cosmet Surg, 2004, 21(4): 191-198.

[67] Ichikawa K, Miyasaka M, Tanaka R, et al. Histologic evaluation of the pulsed Nd: YAG laser for laser lipolysis. Laser Surg Med, 2005, 36(1): 43-46.

[68] 蔡磊 , 韩雪峰 , 靳少东 , 等 . 改良的双极射频溶脂技术在体形雕塑中的应用 . 组织工程与重建外科杂志 , 2017, 13(2): 93-95.

第**2**章

人体美学形象的整体设计与构建

巧笑倩兮，美目盼兮。

——《诗·卫风·硕人》

第1节　东西方人体审美的异同

随着人们生活水平的提高和思想观念的解放，人们对于美化、年轻化的要求也越来越高。纵观整个人体美化、年轻化的发展历程，经历了由粗放到精细，由创伤很大到微创甚至无创的过程，由单独一种手术、一种治疗方式衍进为系统化的整体设计。医学模式也已经由单纯的生物医学模式发展到生物 - 心理 - 社会医学模式。我们可以清楚地看到，面部美化、年轻化的发展和医学模式的发展是一脉相承的。这带给我们的启示是：微创美容是趋势，整体设计也是趋势，而医学模式的变化已经是定势。我们要顺应这种趋势，通过系统化的整体设计，以及"未来"的审美设计方法，在医学限制条件下创造出完美的"作品"，发掘出求美者潜在的、个性化的美。

一、医学美容的审美

所谓人体美，是指人体在形式结构、生理功能、心理过程和社会适应等方面都处于健康状态下的协调、匀称、和谐与统一，这是一种富有体型美和生命活力美感的人体。它是一种人的自然美、心灵美和社会美高度和谐统一的多层次系统。

人体美属于形式美、自然美范畴，但又有一定的社会属性。人体的自然属性来自先天的遗传，是自然美的最高形态；人体又是人类在改造客观世界，同时也是在改造自身的社会劳动实践过程中形成和演变的，体现了人的本质力量和特定时代，以及民族的审美观念、审美态度。

对于医学美容的审美，东西方因人种和地域文化的差别，审美标准是不完全一致的。就面部而言，西方人面部轮廓清晰，颧骨窄小，结构立体，层次错落有致，光影效应明显；皮肤质地粗糙，缺乏弹性。东方人面部圆满，颧骨复合体宽大，缺乏清晰轮廓和面部层次感，明暗对比不清晰；皮肤细腻，弹性良好。西方人的主要需求为面部年轻化及抗衰老，需要填充和提拉，东方人则重在填充和轮廓塑形。

无论是东方还是西方，也不管种族和文化有无差异，经典的形式美学原则是共通的，包括对称、均衡、比例（黄金分割）、协调、多样性统一、节奏和韵律。

对于美丽形象的评价，除了形式美学的原则，我们还可以从艺术性和感性的评价上归纳为以下几点：

1. **优雅的气质**　优雅的气质是一个人内在素养的外在体现，笔者把它放在审美的第一位，因为它对每个人都是公平的，每个人都可以通过学习和修炼实现，腹有诗书气自华，举手投足都会自然散发出无穷魅力。

2. **修长的身材**　修长的身材婀娜多姿、玉树临风，是造物主赐给个人的最美的礼物。目前，整形美容只能通过形体雕塑稍加改善，而不能去根本性地改变。

3. **姣好的面容**　姣好的面容给人以面若桃花、春风十里的感觉。面部是整形美容医生大有作为的部位，目前的面部美化和年轻化技术、产品、设备等已较为成熟。

4. **颀长的颈部**　颀长的颈部会让你像天鹅一样高贵。我们可以看到那些芭蕾舞演员，她们微微抬起的下巴尽显颈部的美丽，让人自信美好。

5. **丰满的胸部**　丰满挺拔的胸部是无数艺术家竞相描述的部位，无论是绘画、雕塑，还是文学等作品中都有精彩的呈现。乳房是哺乳器官，也是性器官，更是美学器官，它寄托着人类的无限遐想。目前，乳房整形美容已相当成熟，并为大众所广泛接受。

6. **灵动的腰身**　俗话说"小蛮腰"，让人首先想到那些翩翩起舞的舞蹈演员，青春活泼，富有生气；而一个粗壮肥硕的腰身，就很难展现那份灵动。

7. **浑圆的臀部**　浑圆的翘臀性感迷人，是人体美丽三围——胸、腰、臀围中的重要一围。

我们仅仅通过这些词语的描述，即使未见其人，也可以想象出斯人的美丽。当然，这些都是理想化的描述，作为整形美容外科医生，我们要不断学习，从文化艺术中提升我们的人文艺术及审美修养，以便更好地为求美者提供最为优质的服务。

笔者一直倡导，医学美容的最高境界应该是医学限制条件下的艺术创作。那么，不懂得审美的医生也很难做好医学美容。由此可见，医学美容不是我们想象的简单的减脂塑身、线雕、注射、激光或手术，这些仅仅是技术手段，是基础，如果没有审美，那么结果只能是简单的堆砌，劣质且呆板，也就失去了整形美容的意义。医学美容中包含众多的科学与技术、艺术与人文的丰富内涵。作为整形美容外科医生能够徜徉其中，实在是非常幸福且幸运的事情。

二、上、中、下面部的审美

（一）上面部的美学特征

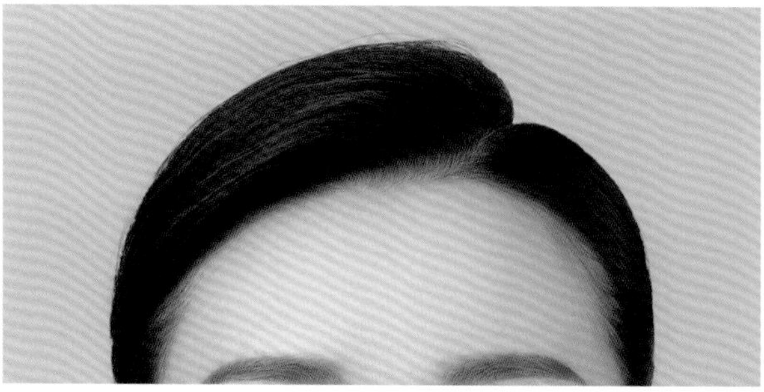

额头高度应为整个面部高度的1/3，饱满圆润，有温和的、向前突出的弧度，并柔和平稳地过渡到鼻根部，其弧度优美流畅；双颞部没有明显的凹陷；眉弓微微隆起；皮肤细腻、光亮，无明显皱纹和瘢痕（图2-1）。

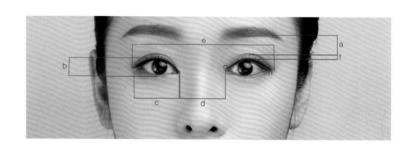

图2-1　上面部的美学特征

（二）中面部的美学特征

1. 眼的美学（图2-2）　上睑缘位于角膜的上顶点切线，但角膜上顶点不能显露巩膜。下睑缘位于角膜的下顶点切线，或中外侧略低于角膜下缘；不遮盖任何角膜部分，但角膜下顶点巩膜显露不超过1.5 mm。

图2-2　眼的美学

a：眉眼间距，平均20 mm；b：睑裂高度，平均7~12 mm，最高处位于内、中1/3交界处；c：睑裂宽度，平均25~30 mm，与眼水平线面宽比例符合"五眼"；d：内眦间距，平均30~32 mm，与睑裂宽度相似；e：外眦间距，平均90~100 mm；f：重睑宽度，平均6~8 mm；g：内眦角度，稍圆钝，角度为45°~50°，极度睁眼时可达到60°；h：外眦角度，稍锐，角度为30°~40°，极度睁眼时可达到60°。

上睑双眼皮两侧对称，弧形自然流畅，高度、深度适当，与眉毛、眼裂、脸型协调，睫毛上翘，无痕、无褶皱。下睑无外翻，无脂肪膨出，而且"眼台"轮廓明晰自然。内眼角内眦赘皮轻度遮盖（不大于1°），由上而下倾斜走向，泪阜适当暴露。外眼角无赘皮，无下垂。

瞳孔中央垂线到内外眼角的距离之比为0.9∶1.1，角膜（黑眼）与巩膜（白眼）都充分显露，而且黑白比例协调。上、下睑丰腴而不臃肿，眼窝明晰而不凹陷，皮肤紧致、有弹性，无泪沟。

眼睑无肿物、无炎症，角膜透明，巩膜蓝白色，结膜无充血、无斑块（眼部无疾病，黑眼珠明亮，白眼珠无充血、无色斑，洁白或白中带蓝）。

2. 眉毛的美学

（1）眉毛的分布和位置：眉毛包括眉头、眉梢、眉峰和眉腰。眉毛的内端称为眉头，位于内眼角正上方，在鼻翼边缘与眼角连线的延长线上，两眉头之间的距离近似于一个眼睑的宽度；眉毛的外端称为眉梢，稍倾斜向下，其末端应在同侧鼻翼与外眼角连线的延长线上，末端下缘与眉头下缘大致在同一水平线上；自眉梢起，眉毛长度的中外 1/3 交界处，眉毛位置最高，称为眉峰；眉毛的中、内 1/3 为眉腰（图 2-3）。

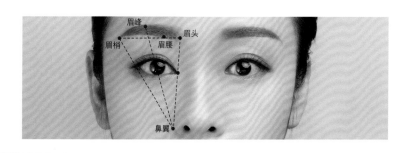

图2-3　眉毛的美学

（2）毛发的排列和长势：眉毛的自然生长规律是由一根根短毛分上、中、下三层相互交织、重叠而成。眉头部分较宽，毛发倾向外上方生长；眉梢部分较窄，毛发向外下方生长；眉腰部分中间毛发较浓密，毛发方向水平向外，其上下左右毛发相对较淡。整体上看，眉毛的颜色浓密相宜，层次有序，富于立体美感。

（3）毛发的数量和变化：眉毛属硬质短毛，密度为每平方厘米 50～130 根。面部许多表情肌与眉部可以活动的皮肤相联系，所以眉毛可被牵引活动，做出表情，如烦恼、高兴、痛苦等。两眉头之间通常是平滑无毛的眉间，但有时可能长有稀而短的毛而将两眉连接起来，这种眉俗称"连心眉"。眉毛的长短、粗细、色泽与种族、性别、年龄等多种因素有关。通常，儿童的眉毛较短而稀，成人较密而色黑；男性眉毛较粗宽而密，女性则窄而弯曲；老年男性眉毛可增长、变白，俗称"寿星眉"，而老年女性眉毛则易脱落、变稀疏。

（4）标准眉形：眉毛双侧对称，与脸型、眼形协调，眉峰高度适中。眉梢略向外上的柳叶眉是东方女性典型美的特征，给人以漂亮、秀气、温柔、自然的感觉，被认为是标准眉形。目前公认的四种娇美的眉形是：拱形眉，活泼、可爱；上升眉，雅致、时尚；长拱形眉，妩媚、典雅；锐利型眉，显示出个性美和曲线美。不同的脸型应选择不同的眉形和眼形，三者的和谐不但会起到扬长避短的作用，而且会使面部曲线显得柔和生动。

3．鼻子的美学　鼻梁直，鼻尖界限分明，拥有很好的投影和旋转效果，一个垂直的鼻唇沟角度和杏仁状的鼻孔会对容貌有极大的提升。Hinderer 线条即耳屏 - 鼻翼连线及眼外眦 - 口角连线，将面中部分为 4 个象限（图 2-4），以便我们区分设计。

中面部的美学标准主要是线条和曲线，一张年轻的、有吸引力的脸庞由一系列自由起伏的曲线所组成，没有尖锐的棱角和平坦的表面，弯曲的曲线（S 曲线）应该适用于所有平面（横向的、垂直的、倾斜的），它随着年岁的增长而消失，修复手术应着眼于恢复弯曲曲线。

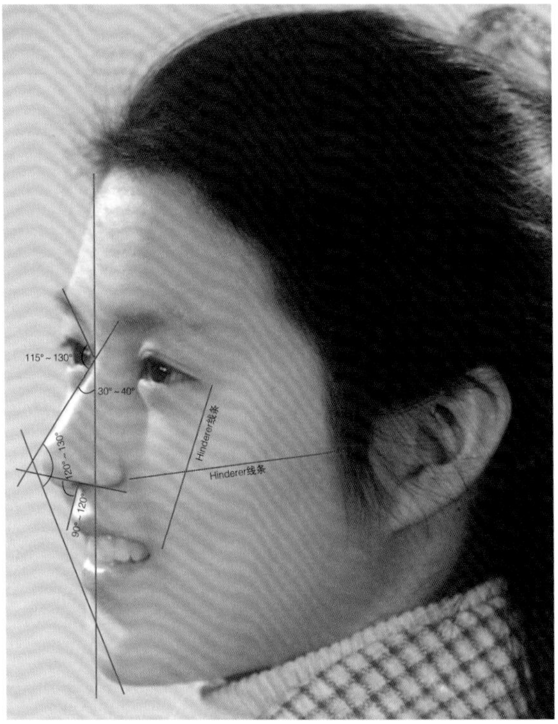

图2-4　Hinderer线条示意图及鼻部美学角度

Hinderer线条即耳屏-鼻翼连线及眼外眦-口角连线。鼻额角：鼻尖至鼻根的连线与眉间至鼻根的连线构成的夹角，为115°~130°；鼻面角：面前垂直平面与鼻背线之间的夹角，为30°~40°；鼻颏角：鼻颏线（鼻尖至颏前点的连线）与鼻背线构成的夹角，为120°~130°；鼻唇角：鼻小柱基底至鼻尖的连线与鼻小柱基底至上唇中点的连线构成的夹角，为90°~120°。

（三）下面部的美学特征

丰满的人中嵴可增加上唇至鼻基底的丰满度；丘比特之弓锐利且边界清晰；上唇的投影应在下唇前方，唇红缘清晰，唇体饱满，上唇：下唇大小>1：1.6，下唇“噘起”，位于鼻孔外侧之间，嘴唇长度由角膜内侧缘界定。面下部皮肤软组织紧致，口角外侧、下颌缘、耳垂周围皮肤软组织无松弛下垂，无“赘肉”；下颌缘线条流畅、均匀，面颈界线分明（图2-5）。

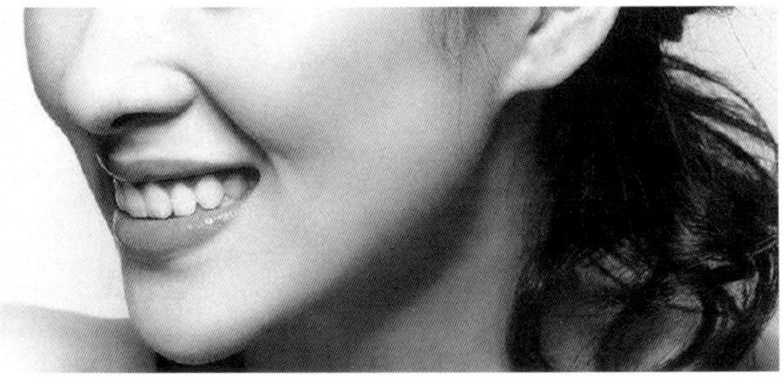

图2-5　下面部的美学特征

衰老嘴唇的特征有：容积减少（变薄）、唇线（起皱）、唇缘边界消失、人中嵴变平、丘比特之弓消失、嘴角向下。

三、颈部的审美

颈部既是联系头与躯干的重要枢纽，又是人体审美的重要部位。美丽的颈部会让人有种天鹅般的高贵。颈部由于常年暴露在外，无论外形与衰老都难以掩饰，颈部肥胖、颌颈角不清晰、双下巴、项背部臃肿会严重影响颈部的美学形象，所以颈部的审美、保护及修饰需要倍加注意。

颈部健美的标准：颈部端正而不歪斜，丰满而不臃肿，颈围与身高呈合适的比例，运动灵活、不受限制，皮肤紧张而有弹性，颌颈角和谐清晰；喉结和甲状腺也是构成颈部美的重要内容，一般说来，男性的喉结约比女性大30%左右，而且位置较低，女性的甲状腺则比男性发达丰满。

颈部美受多种因素的影响和制约，如身高、体重、胖瘦、头颅大小、躯干宽厚、颈椎形态、下颌骨形态、颏形态和位置、喉与气管形态和位置、颈部肌肉发达与健康状况、颈部皮肤色泽和弹性以及本人的气质、精神状态和情绪等。此外，还有明显的年龄和性别差异。按照传统的观点，男性的颈部是以粗壮健康为美，有力量之感；而女性的颈部应该是纤细颀长，有秀美之感。

现代人除了关注颜面部衰老以外，对颈部衰老同样关注。颈部衰老主要表现在皮肤软组织松垂、脂肪堆积、颈阔肌松弛、口角囊袋形成、下颌线不清晰等方面。按照 Rohrich 的研究，颈部衰老被分为 6 个等级（表 2-1）。

表2-1　Rohrich颈部衰老分级（2017年）

Rohrich 分级	皮肤松弛	脂肪堆积	颈阔肌条索间距（cm）	典型年龄（岁）	口角囊袋
1	几乎无	几乎无	不确定	<30	无
2	轻度	轻度	<2	不确定	不明显
3	中度	不确定	>2	>40	不明显
4	重度	重度	不确定	>50	不明显
5	重度	重度	<2	>50	存在
6	重度	重度	不确定	>50	存在

四、乳房的审美

人类关于女性乳房美的标准是不断变化的。关于女性乳房美的意识尽管受到种族、地域、文化传统和价值观的影响，但作为美的体现和美的象征，总是以丰满、匀称的乳房为美。漂亮美观、起伏有致的乳房是女性胸部曲线美最为重要的组成部分之一。丰满健美的乳房是成熟女性的标志，是女性魅力的表征。什么样的乳房才是理想的乳房呢？对于女性的乳房是否发育良好，我们一般要重点考虑以下几个因素：外形、大小、挺拔程度、位置高低、两乳房的间距大小、乳头的大小、乳晕的面积以及颜色。

乳房并非越大越好。如果乳房的大小与自己的身高、三围比例相协调，这个人的乳房就是美丽的。通常美丽的乳房具有以下特点：乳房左右对称，发育状况良好，乳房内脂肪充足、不干瘪，大、小胸肌发达，乳房总体感觉柔软、有弹性、丰满、挺拔，乳房皮肤光滑、细腻，乳头、乳晕为粉红色，颜色过深、过浅都不好。

（一）乳房与全身均衡的关系

虽然人们崇尚并赞美丰满的乳房和突出的胸部线条，但乳房过于肥大不仅破坏了其美感，也对人体的健康带来各种危害。乳房美首先表现为与全身整体均衡、协调。

1. 与身高的关系 经乳头胸围与身高之间存在一定的比例，普通型乳房的比例在 0.5~0.54。一般来说，普通的乳房经乳头胸围较身高的一半稍大一些。中国女性经乳头胸围与身高之间的比例关系大致如下：①<0.5，乳房过小；② 0.5~0.54，普通型乳房；③ 0.54~0.56，丰满而有魅力；④>0.56，乳房过大。

2. 与腰围、臀围的关系 经乳头胸围与经脐部腰围和臀围之间的比例关系大致如下：①腰围与胸围之比为 0.72~0.73。②臀围与胸围之比为 1.1。一般认为，健康女性的臀围较小，经乳头胸围稍大一些。腰围越小，越突显胸部和臀部，体现女性的形体曲线美。

3. 与肩宽的关系 女性乳房与肩部的形态和宽度有一定的关系。同样大小的乳房，溜肩女性的乳房在视觉上较实际感觉大，而耸肩女性的乳房较实际感觉为小。肩宽与经乳头胸围的比例大致为 0.4，即肩部的宽度较胸围的一半稍小一些。

乳房美是女性美的重要标志。女性的胸肌虽然较男性来说很薄弱，但要获得健美的乳房，必须有健美的胸肌作基础。女性胸肌健美的标准就是结实、柔软，并且富有弹性，在此基础上，我们再来关注女性乳房的美。

（二）黄金分割比例

1. 黄金分割比例与乳房美 黄金分割比例来源于西方几何，其等式是：黄金分割比例 r=0.618：1。而乳房美的黄金分割比例是指：锁骨连线的中点与两边乳头的连接线构成一个正三角形（图 2-6），每两边长度和除以总周长的数值在 0.6~0.7。

2. 几何度量与乳房美

（1）理想乳房型态：半球型、圆锥型、圆球型。

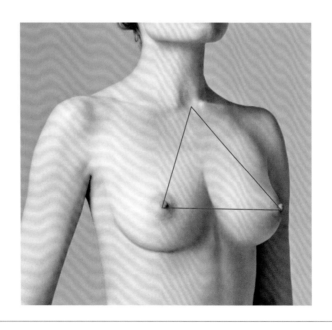

图2-6 乳房的美学特征

（2）乳房高度：8~10 cm。

（3）乳晕大小：直径 3~5 cm。

（4）乳头大小：约为乳晕直径的 1/3。

（5）乳头高度：1~2 cm。

（6）乳头间距离：约 25 cm。

（7）乳房基底面直径：10~20 cm。

（8）乳房基底面积：85~200 cm²。

（9）乳轴与胸壁夹角：约 90°。

（三）乳房的分型

根据乳房前突的长度，可将乳房型态分为五型：圆盘型、半球型、圆锥型、下垂型和圆球型。

1. **圆盘型乳房**　前突的长度（2~3 cm）小于乳房基底部周围半径。乳房稍有隆起，其型态像一个翻扣的盘子，胸围环差约 12 cm，看上去不算丰满，着衣时难见乳房形状，没有达到理想乳房美的标准。

2. **半球型乳房**　是中国女性中较为常见的一种形状，这种形状的乳房前突的长度等于乳房基底部周围半径。

3. **圆锥型乳房**　前突的长度大于乳房基底部周围半径。

4. **下垂型乳房**　前突的长度更大，呈下垂形态。

5. **圆球型乳房**　是西方女性中较为常见的形状，乳房呈圆球状，乳房前突 8 cm 左右，丰满、浑圆，乳房下胸肌发达，乳头朝外。

从医学美学与美容的角度来看，前突长度与基底部周围半径相等，像一个丰满、有弹性的半球状，乳头外向 45°，乳头、乳晕色泽粉嫩，是最美的乳房型态。中国传统的审美习惯是以圆和柔为美，圆不仅代表着中国人追求"圆满"的喜好和希望，更有着一种对事物线条的挑剔。这种对半球型乳房的情有独钟，与中国传统的审美观不无关系。

五、身体的审美

文明的发展使得身体本身也成为审美的对象。古希腊雕像中大量出现的 8 头身比例是公认的最美的身体比例（头身比 = 身高 / 头全高），亚洲人一般是 7.5 头身。最标准的身材比例为 0.618 ∶ 1，即肚脐以下的长度与全身高之比等于 0.618。亚洲女性的三围（胸、腰、臀围）平均分别是 84 cm、62 cm、86 cm。

身体美从形式结构上包含以下几个主要因素：

（1）体型：体型主要由骨骼组成以及肌肉的状态和功能决定，受遗传影响。

（2）骨骼：人体的骨骼以脊柱为轴，左右基本对称，呈现出平衡的形式美。

（3）肌肉：肌肉约占人体重量的 40%，那些发达而富有弹性的浅层肌肉是构成身体曲线美的基础。

（4）皮肤：构成皮肤美的三要素是颜色、光泽和洁净。

（5）毛发：毛发集中在头部，最易为视觉感受。毛发中最引人注目的是发型，可塑性也最强，需要与脸型和体型相协调，是彰显人体美的重要组成部分。

（6）形体：形体美主要指身体表面令人悦目的形状和优美的姿态。经常进行体育锻炼，能够增加胸、背部肌肉体积，消除腰腹间沉积的多余脂肪，使胸、臀部丰满而富于曲线美。

近现代最具代表性的定性标准由胡小明提出，他认为形体美的定性标准为：

（1）骨骼发育正常，脊柱正视垂直，侧看曲度正常。

（2）四肢长而直，关节不显得粗大而突出，肌肉均衡发达。

（3）头顶隆起，五官端正。

（4）双肩平正对称，男方女圆。

（5）胸廓饱满，正面和背面看呈"V"字形，侧面看男宽女凸。

（6）腰细而结实，圆柱形。

（7）腹部圆翘，球形上收。

（8）大腿修长而线条柔和，小腿腓部微凸。

（9）踝细，足弓高。

这些定性标准相比于古代的定性标准较全面、详细，但是其所要求达到的美却没有量化，无法根据其准确衡量一个人的形体美。

继胡小明的研究，十几年后，何学林又提出关于女性形体美的 11 条标准：

（1）骨骼发育正常，身体匀称。

（2）肌肤嫩滑，体态丰满。

（3）眼大有神，五官端正。

（4）双肩浑圆健壮，微显削。

（5）脊柱背视呈直线，侧视具有正常的体型曲线。

（6）胸廓宽厚，乳房圆隆。

（7）腰细微呈圆柱形，腹部呈扁平，标准腰围应比胸围细约 1/3。

（8）臀部鼓实，微呈上翘。

（9）下肢修长，两腿并拢时正视、侧视均无屈曲感。

（10）双臂骨肉均衡，十指修长。

（11）肤色红润晶莹，充满阳光般的健康色泽。

此定性标准跟胡小明对形体美的定性标准有异曲同工之妙。人们需要有个具体的值去衡量自己的形体美，确定自己的形体处于什么样的状态。

国内学者对肥胖问题越来越关注，常利用体重指数、腰臀比、三围等指标来进行评价。体重指数（body mass index, BMI）是体重和身高的比例，可以初步通过 BMI 的测量结果简单快速地辨别某人是否过重或者过轻。2003 年，学者们提出了中国成年人判断超重和肥胖程度的界值，建议 BMI≥24 为超重，BMI≥28 为肥胖。其中，BMI 的公制单位计算方法为：

$$BMI= 体重（kg）/ 身高（m）^2$$

而 BMI 的英制单位计算方法为：

$$BMI= 体重（lb）/ 身高（m）^2 \times 703$$

也可查阅 BMI 表，具体如表 2-2 所列。

表2-2　公制/英制BMI表

图例：□ 体重过低　▨ 健康　▨ 超重　■ 肥胖　■ 超肥胖

身高（cm） 体重 lb	100	105	110	115	120	125	130	135	140	145	150	155	160	165	170	175	180	185	190	195	200	205	210	215
kg	45.5	47.7	50.0	52.3	54.5	56.9	59.1	61.4	63.6	65.9	68.2	70.5	72.7	75.0	77.3	79.5	81.8	84.1	86.4	88.6	90.9	93.2	95.5	97.7
5'0''-152.4	19	20	21	22	23	24	25	26	27	28	29	30	31	32	33	34	35	36	37	38	39	40	41	42
5'1''-154.9	18	19	20	21	22	23	24	25	26	27	28	29	30	31	32	33	34	35	36	36	37	38	39	40
5'2''-157.4	18	19	20	21	22	22	23	24	25	26	27	28	29	30	31	32	33	33	34	35	36	37	38	39
5'3''-160.0	17	18	19	20	21	22	23	23	24	25	26	27	28	29	30	31	31	32	33	34	35	36	37	38
5'4''-162.5	17	18	18	19	20	21	22	23	24	24	25	26	27	28	29	30	30	31	32	33	34	35	36	37
5'5''-165.1	16	17	18	19	19	20	21	22	23	24	25	25	26	27	28	29	30	30	31	32	33	34	35	35
5'6''-167.6	16	16	17	18	19	20	21	21	22	23	24	25	25	26	27	28	29	29	30	31	32	33	34	34
5'7''-170.1	15	16	17	18	18	19	20	21	21	22	23	24	25	25	26	27	28	29	29	30	31	32	33	33
5'8''-172.7	15	15	16	17	18	19	19	20	21	22	22	23	24	25	25	26	27	28	28	29	30	31	32	32
5'10''-175.2	14	15	16	17	17	18	19	20	20	21	22	22	23	24	25	25	26	27	28	28	29	30	31	31
5'11''-177.8	14	15	15	16	17	18	18	19	20	20	21	22	22	23	24	25	25	26	27	28	28	29	30	30
5'12''-180.3	14	14	15	16	16	17	18	18	19	20	20	21	22	23	23	24	25	25	26	27	27	28	29	30
6'0''-182.8	13	14	14	15	16	17	17	18	19	19	20	21	21	22	23	23	24	25	25	26	27	27	28	29
6'1''-185.4	13	13	14	15	15	16	17	17	18	19	19	20	21	21	22	23	23	24	25	25	26	27	27	28
6'2''-187.9	12	13	14	14	15	16	16	17	18	18	19	19	20	21	21	22	23	23	24	25	25	26	27	27
6'3''-190.5	12	13	13	14	15	15	16	16	17	18	18	19	20	20	21	21	22	23	23	24	25	25	26	26
6'4''-193.0	12	12	13	14	14	15	15	16	17	17	18	18	19	20	20	21	21	22	23	23	24	25	25	26

腰臀比（waist-to-hip ratio, WHR）主要用来区别那些容易在腹部堆积脂肪的人群。腰臀比的计算方法是：WHR＝腰围长度（cm）/臀围长度（cm）。根据世界卫生组织的推荐标准，我国推荐将 WHR＞0.9 的男性和 WHR＞0.85 的女性定义为腹部脂肪堆积，即腹胖；中国成年男性腰围（waist circumference, WC）≥85 cm、女性腰围≥80 cm 属于中心型肥胖。这些定量标准分别从 BMI、WHR、WC 这三个指标来判定人体的肥胖程度以及某部位的肥胖程度，比定性标准更加明确。人们可以利用 BMI 来判断自己的肥胖程度，知道自己所处的肥胖等级。而一个人的形体美不美不能只看身高与体重，还要考虑三围的比例，进行综合评价。

形体美的标准比例及形体等级的制定可以遵循以下原则：

（1）形体美的评价指标全面、方便、简洁。

（2）形体等级评估自动化（即输入自己的形体指标数据就能得知自己的形体处于什么等级）。

（3）评价结果准确、符合实际。

要建立此定量标准及评估等级，首先要建立科学全面的评价形体美的指标体系，通过身高、体重、胸围、腰围、臀围提出派生指标，如 BMI、身高与胸围比、身高与腰围比、身高与臀围比、胸腰比、腰臀比等；然后通过 BMI 确定胖瘦程度，并划分等级，如超瘦、偏瘦、良、优、偏胖、一度肥胖、二度肥胖，并确定每一等级该比例值的范围；再确定每个派生指标的最优值并划分等级，如极差、差、中下、中上、良好、优秀，并确定每一等级该比例值的范围；最后建立一个综合的评价体系，利用各个派生指标综合评价女子形体（即输入自己的身高、体重和三围就能得知自己的肥胖程度及形体处于什么等级）。

随着人们形体审美意识的觉醒，不论在现实生活中，还是在艺术创作中，形体审美都受到越来越多的关注。一个健康、匀称、符合审美比例的身体总是给人愉悦的审美体验。

第 2 节　人体美学形象的整体设计与构建

一、人体医学美容整体设计与构建的概念

人体医学美容整体设计与构建的概念包括：术前系统化的整体设计和美学评估，围术期的心理疏导，多种治疗手段的综合运用，术后的化妆、服装、造型、礼仪训练及社会生存状态的适当介入，达到局部与整体、局部与局部、机体与环境、躯体与心理统一和谐的整体美，从而打造一个积极的、充满美感的、有生命活力的美学形象。

如果我们把医学美容看成是医学限制条件下的艺术创作，那么创造美就不是单纯靠一项技术、一种治疗方式就能简单实现的，而应该是系统化、整体的设计。

我们曾经做过调查，按照国际通行视觉模拟评分法（visual analogue scale, VAS）对试验组与对照组的满意度进行评价（图 2-7）：在一根 10 cm 长的直线上，左端为不满意，右端为非常满意，请美容就医者（本人评价）及其家人或朋友（周围人群）、医生或护士（专业人士）在这条直线上对其术前

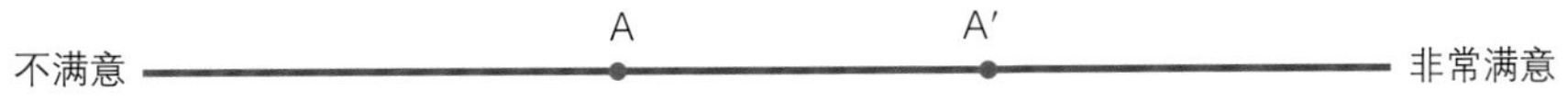

不满意 ————————————— A ———————— A' ——————————————— 非常满意

图2-7　视觉模拟评分法（VAS）

（A）、术后（A'）整体形象满意度进行标记，然后分别计算手术前、后差值，对试验组和对照组进行统计学分析，结果发现，单纯接受某种治疗的满意度远远低于按照系统化整体设计的满意度。

随着时代的发展和社会的进步，医学模式也发生了重大变革。过去的医学模式是单纯的生物医学模式，把病看好即可，而现在是生物 - 心理 - 社会医学模式，也就是说，一个手术做得再好，也只占30% 左右，还须兼顾到美容就医者精神心理、社会因素的影响，这在整形美容领域体现得尤为明显。

医学美容同样应遵循这样一个系统化整体设计的原则。我们一直在强调，技术对于医生而言是最基本的、必备的素质，但更重要的还是审美，要知道什么样是美的，怎样去审美。有些美容就医者减脂塑身后并不满意，例如本来意在消除皮肤松弛下垂，减脂塑身后，软组织堆积在外上侧，颧骨显得更宽，脸却显得臃肿，这是为什么呢？这里就有美学的问题，有设计与解剖的关系、局部与整体的关系问题。同样，医生做完一个自认为好看的鼻子，美容就医者却并不满意，这就是医生忽略了他们精神心理的真实需求。因此，提高医生的美学艺术修养及加强人文关怀精神尤其重要，正如加拿大的特鲁多医生所说："有时去治愈，常常去帮助，总是去安慰。"

在进行微创减脂塑身美容前，不能过度强调单一技术，这既不科学，效果也不理想。一定要重视人体美学形象整体设计，因为整体设计能给美容就医者带来更好的形体视觉、心理满足和社会认同度。现代医学模式强调社会、心理因素在治疗中的作用，重视美容就医者的心理状态是整形美容医生在术前、术中和术后应该倍加关注的大事。人体美学形象整体设计与构建是由医生积极主动地、系统地参与到整个医学美容的术前、术中和术后活动的始终，医患双方充分有效地沟通，既体现形式美学原理，又遵循个性化原则，多维度打造美容就医者优雅的、充满生命朝气的良好形象。

二、面部"未来"审美设计操作系统

当我们掌握面部医学美容整体设计与构建的理念，有了面部审美的意识后，我们如何去发现一种简单有效的方法，既可以把专业的医学美学内容用浅显的方式表达，让各种文化层次的美容就医者都能够很容易地听懂理解，又可以在医学美容教学中让初学者能够迅速掌握面部医学美容的要领，我们从若干次的教学培训中，总结发现"未来"这两个字作为面部审美评估的设计方法最为贴切。

在系统化整体设计理念的指导下，运用一个叫"未来"的设计方法，就可以帮助医生很好地去交流、创作。简单来说，一个人的漂亮和衰老主要就体现在"未来"两个字上。首先，沿眉弓包括太阳穴画一条横线；其次，沿"苹果肌"画一条横线，再以额、眉间、鼻、唇、颏画一条中线；再次，法令纹这"一撇一捺"，就是未来的"未"字，如果再加上泪沟这两个点，就是未来的"来"字。"未来"二字很形象地概括了面部衰老和美丽的核心内涵。一个人的漂亮与否首先看轮廓，轮廓的比例和谐了，整体看起来就比较舒服，而轮廓重要的美学点、线在"未来"两个字上都得到了体现（图 2-8）。

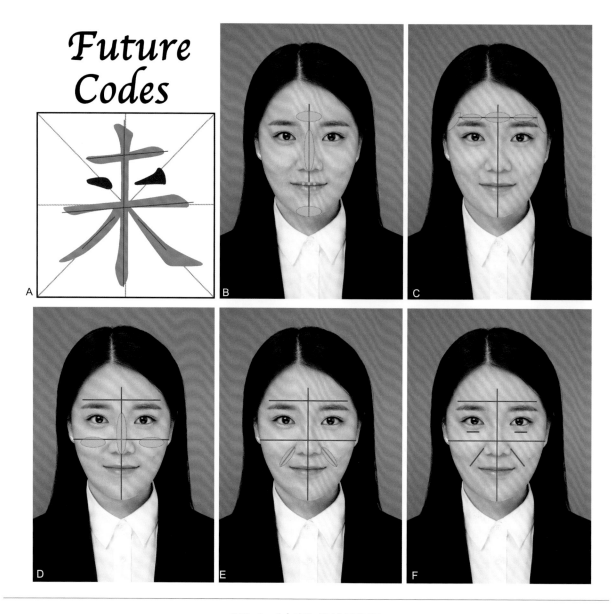

图2-8 "未来"设计示意图

衰老主要是皮肤软组织的松弛下垂，组织结构移位，皮肤皱褶出现、质地改变、容量缺失等，这些也体现在"未来"二字上。具体来看，以额、眉间、鼻、唇、颏组成的中线决定着一个人面部的立体、对称、均衡以及光影明暗，所以做好中线非常重要。眉弓和太阳穴这条横线，以及"苹果肌"这条横线，也是重要的轮廓线和衰老评判标准，眼袋的出现、法令纹和泪沟的加深更是衰老的重要表现（图2-9）。

尤其对于微创减脂塑身美容初学者而言，要善于运用"未来"的审美评估方法，在"未来"二字审美基础上，做好眼袋、颧弓、"苹果肌"、口角外侧、鼻唇沟外侧、耳垂前方和下方、下颌缘、双下巴、颈部等的减脂紧致，结果基本不会差到哪里去，而且能够达到美容就医者很高的满意程度。掌握"未来"二字，审美就有了标准和方向，一切在审美的前提下，我们医生会有一个美好的未来，医疗机构也会有一个美好的未来，美容就医者更会有一个美好的未来。

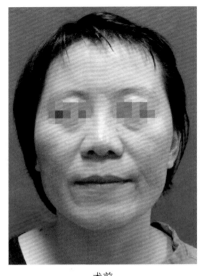 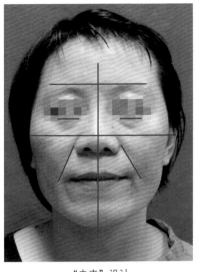 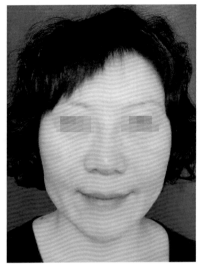

术前　　　　　　　　　　　"未来"设计　　　　　　　　　　　术后

图2-9　按照面部整体化设计理念和"未来"设计方法整体打造的作品

射频溶脂治疗鼻唇沟外侧、口角外侧、下颌缘的软组织堆积；光纤溶脂治疗眼袋；肉毒毒素除皱、瘦脸；按"未来"设计方法注射透明质酸；发型改变。

三、人体美学形象设计是帮助人们实现美丽年轻梦想的重要保障

在实际临床工作中，当掌握了系统化整体设计的理念、"未来"的设计评估及治疗方法后，作为一名整形美容医生，如何帮助美容就医者实现美丽年轻的梦想呢？以下的几条总结会对我们有所帮助：

（1）需要了解整形美容的历史演进和掌握整形美容各项技能及材料的综合运用。

（2）需要有面部审美及面部解剖基本知识。

（3）需要深入理解整形美容是精神心理需求。

（4）需要有整体设计的理念。

（5）需要"未来"设计操作方法。

在理顺以上的逻辑关系后，我们要遵循微创减脂塑身医学美容的基本原则：

（1）微创减脂塑身技术术前设计，选好设备、参数、线材，多种手段联合应用。

（2）微创减脂塑身技术主要的层次选择在皮下脂肪层。

（3）微创减脂塑身技术的主要作用是起到紧致、提升、塑形、溶脂、改善肤质。

（4）边微创操作，边压迫止血、边冷敷、边观察，边沟通交流。

（5）大轮廓要柔和，小轮廓要立体。

（6）微创减脂塑身技术与填充剂、肉毒毒素注射、线雕、各种光电设备以及其他微创方式的联合应用。

掌握了这些基本原则，通过多种手段使美容就医者的面部大轮廓柔和化、小轮廓立体化、皱纹模

糊化、鼻唇沟圆润化，从而达到一个良好的美容效果，使身体更加曲线、更加美。

目前常用微创技术的功能包括以下五个方面：

（1）加：包括注射填充剂、自体脂肪移植、假体植入手术、组织工程软骨。

（2）减：包括微创减脂塑身技术、肉毒毒素注射、注射溶脂、光纤溶脂、射频溶脂、吸脂手术。

（3）紧：包括微创减脂塑身技术、射频溶脂、光纤溶脂、肉毒毒素注射、拉皮手术。

（4）亮：包括激光、注射、化妆品。

（5）弹：包括注射、化妆品、射频溶脂、微创减脂塑身技术。

我们要综合应用以上各种微创技术手段，扬长避短，同时结合美容就医者的特征，为美容就医者创造完美的效果。

为了便于医生更好地使用以上工具，我们编了一些形象生动的"顺口溜"，有助于对以上概念的理解：

解剖是基础，技术是手段，沟通无极限，审美最关键。

审美要点：三庭五眼要记牢，黄金比例很重要，动静兼顾观细节，和谐平衡两法宝。

解决方案：整体设计一理念，"未来"二字记心间，全身加减紧亮弹，艺术创作换新颜。

四、人体美学形象整体设计有利于创造完美的医学艺术作品

从整形美容医生不断学习、成长、进步的过程来看，大致分为三个阶段：

（1）初步掌握使用各种产品、材料、设备，掌握基本解剖和基本减脂塑身方法，解决基本问题。

（2）轻松驾驭身体不同部位的减脂塑身技术，掌握系统的整体设计方法，综合运用多种治疗手段，有效预防和处理并发症。

（3）把医学美容看成是医学限制条件下的艺术创作，去发掘创造美容就医者个性化的美，打造一个积极的、充满美感的、有生命活力的美学形象，这是医学美容的最高境界。

作为整形美容医生，学无止境，我们不仅要有扎实的基础理论、基础知识、基本技术，能够解决基本的问题，更要有美学艺术修养和人文关怀精神，努力做个有温度、有情怀的整形美容医生，努力做到希波克拉底所说的：医生的艺术乃是一切艺术中最为卓越的艺术！

（崔海燕）

参考文献

[1] 崔海燕 . 东方注射美容医学 . 北京 : 北京大学医学出版社 , 2017.

[2] 崔海燕 . 东方线雕美容医学 . 北京 : 北京大学医学出版社 , 2019.

[3] Gassman AA, Pezeshk R, Scheuer JF, et al. Anatomical and clinical implications of the deep and superficial fat compartments of the neck. Plast Reconstr Surg, 2017, 140(3): 405e-414e.

[4] 胡小明 . 体育美学 . 北京 : 高等教育出版社 , 2009.

[5] 顾明远 . 教育大辞典 . 上海 : 上海教育出版社 , 1998.

[6] 戴引利 . 我国成年女子形体评估综述研究 . 运动精品 , 2015, 34(11): 72-74.

[7] 何学林 . 人体之美 . 上海 : 上海画报出版社 , 2003.

第 3 章

微创减脂塑身医学相关解剖

气质美如兰，才华馥比仙。

——曹雪芹《红楼梦十二曲·世难容》

第 1 节　脂肪组织的解剖及生理

一、脂肪组织分类

脂肪组织根据颜色、形态、分布和功能的不同，大致可分为三种类型，即黄（白）色脂肪组织（white adipose tissue, WAT）、棕色脂肪组织（brown adipose tissue, BAT）和米色脂肪组织（beige adipose tissue），也分别被称为白色脂肪、棕色脂肪和米色脂。三类脂肪组织由三类脂肪细胞组成。

（一）黄（白）色脂肪组织

黄（白）色脂肪组织由大量单泡脂肪细胞集聚而成。脂肪细胞呈圆形或多边形，细胞中央有一个大脂滴，胞质呈薄层，位于细胞周缘，包绕脂滴。黄（白）色脂肪组织主要分布在皮下组织、网膜和肠系膜等处，在成年男性一般占体重的 10%~20%，在女性比例往往更大一些，是体内最大的"能源库"，具有贮存脂肪、保持体温和参与脂肪代谢的功能，其还参与能量代谢，并具有产生热量、维持体温、缓冲保护和支持填充等作用。

（二）棕色脂肪组织

棕色脂肪组织中有丰富的毛细血管，脂肪细胞内散在许多小脂滴，线粒体大而丰富、核圆形，位于细胞中央，这种脂肪细胞称为多泡脂肪细胞。棕色脂肪组织在成人极少，新生儿及冬眠动物较多，在新生儿主要分布在肩胛间区、腋窝及颈后部等处。棕色脂肪组织的主要功能是在寒冷的刺激下，棕色脂肪细胞内的脂类分解、氧化，释放大量热能而不转变为化学能。

（三）米色脂肪组织

米色脂肪组织是存在于白色脂肪组织中却类似于棕色脂肪的一类特殊类型的脂肪，经长期寒冷暴露和肾上腺素能信号刺激（如嗜铬细胞瘤），由白色脂肪棕色化而来，呈棕色脂肪样形态，表达核心的产热基因和线粒体基因。但与棕色脂肪相比，米色脂肪具有不同的基因表达模式。米色脂肪具有双重功能，即在没有热刺激的情况下储存能量，而在合适的刺激下又能启动产热。

二、皮下脂肪组织解剖

皮下脂肪组织（subcutaneous adipose tissue，SAT）位于真皮与深筋膜、肌肉、骨骼等深部结构之间，由脂肪小叶组成，含有毛囊与汗腺，分为浅层脂肪、浅筋膜系统、深层脂肪等。皮下脂肪组织与内脏脂肪组织在形态学和功能学上均存在明显差异。

（一）浅层脂肪

浅层脂肪又称为晕层，位于浅筋膜膜样层的浅面。厚度因人而异，正常情况下厚度一般为 1 cm，肥胖者甚至可以达到 2~4 cm；其厚度也因部位而异，一般在腹部、腰部、臀部、大腿部等较厚，而在膝部、胫前部较薄。浅层脂肪中富含血管、淋巴管、神经、毛囊和汗腺，广泛分布于全身，由小的脂肪球组成，紧密地嵌在表浅筋膜纤维隔内。Klein 又将其分为顶层和套层，两层由 Camper 筋膜分隔，套层集中在脐周（图 3-1 ）。该层特点是脂肪颗粒小，均匀地被镶嵌在筋膜纤维的蜂窝间隙中。

（二）浅筋膜系统

浅筋膜系统位于真皮与深筋膜之间，主要作用是为皮肤和皮下脂肪组织提供支持，在乳房、臀部等部位，浅筋膜系统起维持形态作用，犹如立体的纤维网把皮下脂肪固定于真皮和深筋膜或肌膜之间。Markman 和 Barton 通过解剖学与 CT 研究证实，浅筋膜系统广泛存在于躯干和四肢的皮下，并将皮下脂肪分为两层，但在骨骼远端和小腿部位却不明显。Arelar 在 1989 年提出，在身体的某些部位，浅筋膜由数层纤维结缔组织组成，各层之间以一些斜行或垂直的纤维隔相连，将皮下脂肪分为若干层，随身体肥胖而增厚，为脂肪抽吸提供了一个合适的平面。浅筋膜系单层结缔组织，其中皮肤的固定点、固定线可能也是浅筋膜系统的功能表现之一。在下腹部、颈部、大腿等浅筋膜明显部位可以看到，浅筋膜将浅层小叶状脂肪与深层扁平状脂肪分隔。在无深层脂肪的部位，浅筋膜与肌膜融为一体。在上腹部、臀部、小腿等部位，浅筋膜系统则不明显（图 3-1 ）。

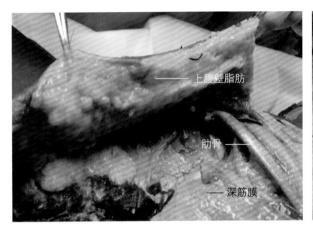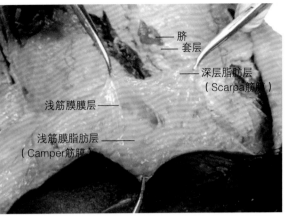

图3-1　腹壁脂肪

左：上腹壁脂肪；右：下腹壁脂肪。

（三）深层脂肪

深层脂肪也称板层，位于浅筋膜膜层的深面，仅存在于某些特定部位，主要充当皮下滑动层的角色，同时也是脂肪储蓄的"仓库"。深层脂肪中央厚，外周逐渐变薄，在其最外端，浅筋膜与深筋膜连为一体。局部脂肪蓄积一般发生于该层，不容易消除，且具有性别差异。女性局部脂肪蓄积多位于腰腹部、臀部、大转子等骨盆部位，在男性则以上腹部多见。该层特点是脂肪团块样积聚，铺垫于深筋膜之上，因此常用"膀阔腰圆"形容男性，"巨乳肥臀"形容女性。

皮下脂肪除上述结构外，还存在结构性脂肪组织，在趾（指）腹部、足跟部等处被坚韧的胶原纤维组织分隔成小房状，主要起支持保护作用，不参与新陈代谢；眶隔脂肪也属于结构性脂肪组织。

浅层与深层脂肪在体形和肥胖中有着不同的作用。全身性肥胖与浅层脂肪关系密切，体形中局部脂肪堆积与深层脂肪关系密切。过度肥胖的女性往往既有全身性肥胖，同时又有局部脂肪堆积。

三、男性和女性脂肪组织分布与衰老表现

（一）年龄相关的脂肪组织变化

与绝经前的女性相比，男性的体脂百分比较低，而且在腹部、内脏和皮下的间隔中，腰部以上往往沉积更多的脂肪组织。一般来说，脂肪组织的质量随着年龄增长而增加，这是由于长期的热量平衡、减少的体力活动和较低的基础代谢率所致。随着男性年龄的增长，腹部内脏和皮下间隔扩大，脂肪组织主要在腰以上部位增加，这是因为睾丸激素水平下降所致。男性睾丸激素水平在青春期达到峰值，在20~30岁开始每年下降1%，并在70岁后降至最低点。除睾酮合成减少外，生理上可用的睾酮、游离睾酮和与白蛋白结合的睾酮也由于类固醇激素结合球蛋白水平的增加而下降，后者能通过结合睾酮而阻止其对脂肪代谢的影响。虽然睾酮影响脂肪组织沉积的具体机制尚不清楚，但对从人体内脏脂肪

组织中获得的脂肪细胞进行的研究表明，睾酮能够促进脂肪分解并抑制脂质掺入。

女性在未绝经前，脂肪组织主要分布在臀部皮下，而非腹部。这是由于雌激素 α 受体在臀部皮下脂肪组织中表达，介导了脂蛋白脂酶活性和脂肪细胞中甘油三酯的积累。进入更年期后，女性体内的雌激素水平下降，雄激素与雌激素的比例上升。因此，脂质被重新分配到内脏脂肪组织中，并增加了罹患心血管疾病、高血压和糖尿病的风险。在绝经前患有多囊卵巢综合征的女性体内，雄激素与雌激素的比例同样是升高的。在这种情况下，脂质同样呈现明显的重新分布状态，导致腹部内脏脂肪增多，罹患心脏疾病、代谢性疾病的风险增加。

除了白色脂肪组织随年龄的变化而变化外，也有报道显示，随着年龄增加和体脂百分比的增加，棕色脂肪组织的活性同样下降，这是与衰老和肥胖相关的脂肪组织重新分布的突出表现之一。棕色脂肪组织在体内的功能主要依靠解偶联蛋白 -1（UCP-1）实现。在 UCP-1 的上调作用下，储存在棕色脂肪组织中的脂质以热量的形式释放出来，起到产热的作用。衰老和肥胖导致其功能下降的机制可能与转运因子蛋白 A3（FOXA3）有关。该蛋白随年龄增长和内脏肥胖而增加，有研究表明去除 FOXA3 可防止高脂饮食的老年小鼠肥胖和胰岛素抵抗的发生，并提高其寿命。另一个潜在的机制在于交感神经驱动的减少。正常情况下，棕色脂肪组织被交感神经系统激活并吸收，以产生热量。在 Bahler 等人的一项研究中，身材瘦弱的 50~60 岁中老年男性其交感神经活动和棕色脂肪组织的招募及活动较低。此外，年龄可能对棕色脂肪组织产生的脂肪因子造成影响。这些脂肪因子能调节前体脂肪细胞的结合、分化并促进产热。

（二）衰老使脂肪组织产生的生理学变化

脂肪组织由成熟脂肪细胞、前体脂肪细胞、间充质细胞和构成基质血管的各种细胞（包括血管内皮细胞、平滑肌细胞、成纤维细胞和几种不同类型的免疫细胞等）组成。成熟脂肪细胞在胞质内以甘油三酯的形式储存多余的热量，在能量负平衡时为机体提供能量。在体重增加的过程中，脂肪组织随着脂肪细胞数量（增生）和体积（肥大）的增加而膨胀。

衰老对人体脂肪储存能力和脂肪组织分布亦有显著影响。目前学界认为皮下脂肪库储存能力和功能的下降与前体脂肪细胞功能下降和衰老脂肪细胞积累有关。

间充质细胞是在基质血管中发现的前体细胞，可以分化为前体脂肪细胞并最终分化为成熟脂肪细胞。从老年人脂肪组织中分离出来的前体细胞，其群体功能降低，合成脂质的能力和分化为前体脂肪细胞的能力受损。此外，衰老细胞缺乏对代谢应激反应的分裂能力。其他导致脂肪细胞衰老的原因包括端粒缩短和线粒体功能障碍。

在衰老的脂肪组织中，交感神经元相关巨噬细胞中的去甲肾上腺素输入和降解增强。在这种情况下，钠依赖的去甲肾上腺素转运体和单胺氧化酶 A 的表达随着年龄的增长而增加，导致内脏脂肪细胞对去甲肾上腺素的清除增加，脂肪分解减少。这些变化与内脏脂肪组织增加、胰岛素敏感性受损以及皮下脂肪细胞数量和功能随年龄增长而下降有关。最终，脂肪组织的内分泌功能和脂肪因子的分泌受到影响。

第 2 节　面部脂肪组织

一、面部解剖及面部脂肪老化后的解剖学改变

面部解剖可分为五层结构，即皮肤、皮下组织、浅表肌腱膜系统（superficial musculoaponeurotic system，SMAS）、支持韧带及其间隙、骨膜/深筋膜。其中，支持韧带贯穿全层，是提供面部支撑力的基础。

支持韧带包括眶韧带、颧韧带、颊上颌韧带上颌部、下颌韧带。眶韧带位于额颧缝凹陷处，即眉峰上可触及的轻微凹陷处；颧韧带起源于耳屏切迹前缘 4.3 cm 处、颧弓前端下缘，嘱求美者张口后在颧弓上方可触及轻微凹陷；颊上颌韧带上颌部即鼻唇沟与鼻翼的交点，止于鼻唇沟的真皮；下颌韧带起源于下颌骨前 1/3 的下颌骨缘上 1.0 cm 骨膜，可触及轻微凹陷。面部支持韧带作为浅表肌腱和真皮在深筋膜及骨膜的锚定点，起支持、固定相应区域的皮肤及皮下组织，维持正常解剖位置的作用。随着年龄的增大、重力的作用，韧带固定作用减弱，相应的皮肤及皮下组织即出现位移。

中面部脂肪组织被 SMAS 筋膜分为浅层和深层，并以筋膜、韧带或肌肉为边界形成独立的脂肪室。中面部浅层脂肪室分为鼻唇沟脂肪室、眶下脂肪室，以及包括内侧、中间和外侧三个部分的面颊部脂肪室（图 3-2）。深层脂肪室则由颊脂肪垫、眼轮匝肌下脂肪室（内侧部和外侧部），以及内侧面颊深层脂肪室（被提口角肌分为内侧部和外侧部）组成。浅层脂肪室与深层脂肪室间相邻甚至重叠，但相互独立。

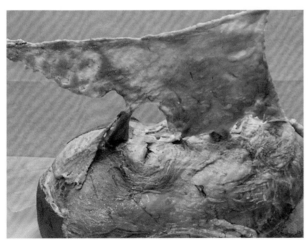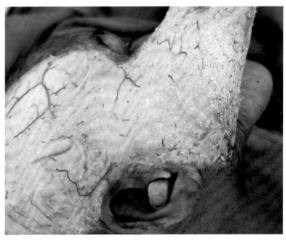

图3-2　面颊部脂肪

颧脂肪垫分内、中、外三团（图 3-3），近眶缘为内、外侧眼轮匝肌下脂肪，外侧为颊下侧隔，脂肪垫中部可见一由内眦斜向外下的致密筋膜，此筋膜将颧脂肪垫分为上、下两部。颧颊纤维脂肪垫层的上界位于下睑眼轮匝肌眶部前方，内侧界到达鼻唇沟、上唇和口角，下界到达下颌缘，外侧界为颧骨眼轮匝肌限制韧带处。颧颊纤维脂肪垫在颧颊区增厚最为明显，脂肪颗粒浅层细密而深层粗大，颗粒间为白色纤维筋膜，摘除脂肪颗粒见纤维筋膜呈现均一的多层网格形式，强韧抗拉。

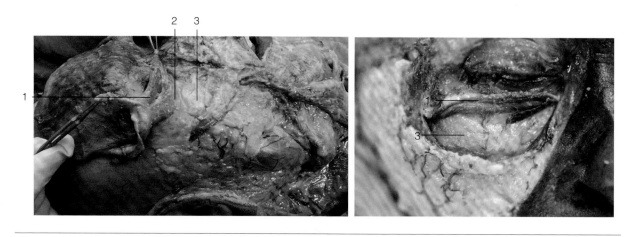

图3-3　颧前间隙（可见掀起的眼轮匝肌构成间隙的顶，其内容纳SOOF）

1. 眼轮匝肌；2. 颧前间隙；3. 眼轮匝肌下脂肪（SOOF）。

颧颊纤维脂肪垫在边缘及深面仿佛卧于或悬挂于 SMAS 中，形成"蹦床"样结构。在面神经支配下，SMAS 通过张力形成"蹦床"效应，起到维持和约束颧颊纤维脂肪垫的作用（图 3-4）。这两层结构是面部表情形成的组织学基础，共同形成面中部的正常动态面容。

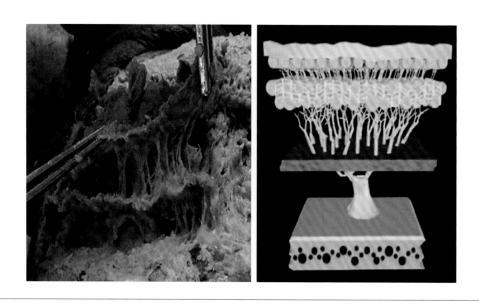

图3-4　颧颊纤维脂肪垫"蹦床"样结构

下面部脂肪同样被筋膜分隔为几个脂肪团：下颌部脂肪分为下颌下部脂肪和下颌上部脂肪（图3-5）；颏部脂肪分为颏上部脂肪和颏下部脂肪，而颏上部脂肪包括颏上部外侧脂肪、颏上部中部脂肪、颏上部内侧脂肪。

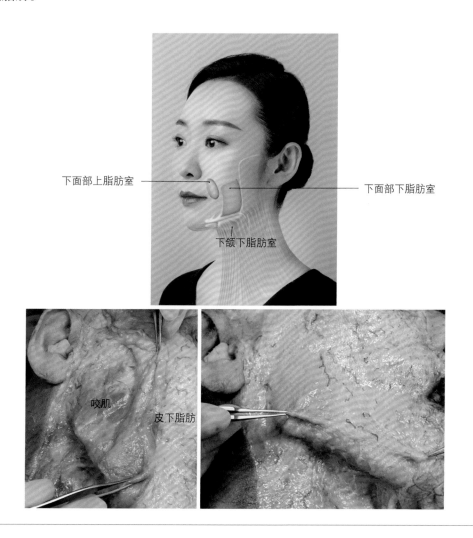

下面部上脂肪室

下面部下脂肪室

下颌下脂肪室

咬肌

皮下脂肪

图3-5　下颌部脂肪

老化是脂肪再分配的过程，表现为选择性萎缩或肥大。脂肪萎缩发生在眶周、前额、颞部、颊脂肪垫，脂肪肥大发生在颏下、下颌部、外侧鼻唇沟。中面部老化是中面部脂肪室的不均衡流失造成，表现为局部凹陷、皮肤相对过多，形成了疲倦、老化面容。中面部各种沟槽的出现与中面部脂肪室的选择性萎缩或肥大有关。

面部脂肪老化移位后形成的几个主要沟槽有：

（1）泪槽沟：随着年龄的增长，眶骨后缩，泪槽韧带及眼轮匝肌限制韧带松弛，导致眶隔脂肪疝出，眼轮匝肌下脂肪室萎缩、下移和深内侧面颊脂肪室的容量丢失及下移。

（2）颊中沟：随着年龄增大，颧弓韧带和眶颧韧带松弛，眶下脂肪室下垂，面中内侧面颊脂肪室下垂，两者之间的间隙增宽，最终形成颧下凹陷。深层脂肪如眼轮匝肌下脂肪室和深内侧面颊脂肪室萎缩，对表浅层的脂肪室支撑减少，凸显沟槽外观。

（3）鼻唇沟：鼻唇沟外上方脂肪在重力和表情肌反复运动下发生下垂移位，并在鼻唇沟外上方堆积；鼻唇沟内下方的上唇浅层脂肪随老化发生萎缩，使鼻唇沟内下方变低、变薄。面颊部的深层脂肪容量减小，上界位置下移，由梭状变成了水滴状，深层支撑减少，造成了鼻唇沟内侧的整体塌陷。

二、面部溶脂、吸脂主要解剖层次

面部脂肪抽吸的主要层次为皮下脂肪层和纤维脂肪垫层。面中部软组织层由外向内分为：皮肤层→皮下脂肪层→纤维脂肪垫层→SMAS层→肌肉层（下颌咬肌部）→骨膜层。吸脂后依靠颧颊纤维脂肪垫浅层固定韧带恢复脂肪与皮肤之间的紧密连接。颧颊纤维脂肪垫浅层固定韧带的浅面为皮肤层，其连接形式主要是"粘连方式"。在皮肤与脂肪垫间可见到白色密集的纤维条索韧带，呈片状"粘连"致密的纤维结构（图3-4）。

三、面部溶脂、吸脂相关的神经血管体表解剖标志

（一）前额中部和眉间

此区域的重要结构就是三叉神经和眼动脉的分支——眶上和滑车上神经血管束。如果将瞳孔中线作为参考点，则容易识别。

1. **眶上神经血管束**　画一条瞳孔垂线，即瞳孔中线，其与眉线的相交点距中线约2.7 cm对应的眶上切迹可确定眶上神经和血管的出口。神经穿过颅骨进入额肌下方的皱眉肌。眶上血管分为浅支和深支，与滑车上动脉和外侧颞浅动脉在中部构成血管网。

2. **滑车上神经血管束**　滑车上神经和血管位于眶上神经出口点内侧大约1 cm处。神经穿过颅骨该点出口进入皱眉肌后分为几个分支。经过颅侧的动脉与眶上动脉和对侧滑车上动脉吻合。

（二）前额颞部和侧方

1. **颞浅血管及其分支**　颞浅动脉为颈外动脉的一个分支，耳屏上、下耳前区约1 cm处可轻易触及。经过颧突后，颞浅动脉经过颞筋膜面并分为额支和顶支。该区域中分布有颞浅静脉丛。

2. **面神经颞支**　在颞筋膜上的神经处画一个三角形，三角形各点为耳屏以下0.5 cm、侧眉上方2 cm及外眦点。面神经颞支损伤会影响额肌，导致患侧眉下垂和两侧不对称。

（三）颊和鼻区

1. **内眦动脉（从口角结合处）**　内眦动脉从口角沿鼻唇沟到鼻翼蜿蜒走行，可在口角外侧1.5~2 cm和鼻翼外侧0.6~1 cm处确认。此动脉沿着这条路线在1 cm深部走行，不过情况因人而异。其还从鼻翼处经颅侧行走至鼻睑角，在此处与眼动脉的分支鼻动脉吻合。

2. **眶下神经血管束**　眶下神经血管束的出口点距眶下缘1~1.5 cm，位于瞳孔中线下方。此动脉主要为下眼睑、泪囊、上唇和鼻侧部位供血。其与面横动脉、颊动脉和面、眼动脉分支吻合。眶下神经

支配下眼睑、上唇和部分鼻前庭。

3. 鼻背动脉 此动脉自眼眶内上方顶部汇出，虽较为细小，但由于与内眦动脉存在吻合，故当注射压力过大、栓子逆行进入眼动脉时，也可能造成视网膜动脉的栓塞，导致失明的发生。

4. 面横动脉 此动脉起源于颞浅动脉下颌髁突处水平，经颧弓下方走行至脸颊。

5. 面动脉颊支 颊支起源于颞肌和翼内肌之间的上颌动脉，并斜向朝着颊肌走行。

6. 面神经颧支和颊支 这些神经可以通过绘制一个三角形区域来识别。该三角形的顶点分别在下颌角、口角、颧骨隆起的最高投影点。该三角形区域是这两个面部神经分支的活动区域，主要负责口周的运动。

（四）口周和面部下方1/3区域

1. 面动脉（向口角） 此动脉与下颌下缘相连，前行经咬肌前缘延续至口角。该动脉被颈阔肌和降口角肌覆盖。

2. 上、下唇动脉 上、下唇动脉起源于面动脉分支的口角水平，向中线走行，与对侧唇动脉吻合。它们位于肌肉层的浅面。

3. 面神经下颌缘支 在下颌口角外侧约 2 cm 处画一个直径约 2 cm 的圆，可以确认该神经支配区域。若此分支受损会造成口角不对称，微笑时最明显。此分支可牵动降下唇肌和降口角肌。

4. 颏神经 颏神经位于下颌中间、第二前磨牙下方，左右各一，分别支配左右侧下唇的感觉。

第3节　颈部脂肪组织

中面部脂肪随年龄增长逐渐下移并沉积于下颌支持韧带的后方。颧脂肪垫外侧延伸的皮下脂肪下垂，会导致咬肌、部分腮腺、颏下和下颌韧带无力将其兜住，造成下颌区域轮廓不清。脂肪的迁移造成了我们非常熟悉的"赘颊"外观，甚至许多患者的"赘颊"常低于下颌骨下缘。由于大多数面前区下部的脂肪分布在颈阔肌和浅筋膜的浅层，"赘颊"可能远低于下颌下缘，但其前缘并不会超过下颌支持韧带。在同时存在颌下腺下垂时，"赘颊"外观加重，常常被误判为皮下脂肪过剩。

随年龄增长，颈阔肌逐渐萎缩、松弛甚至裂开，造成颈阔肌束带改变。临床上常见的颈阔肌条索大多与其各自正常交叉的肌肉分离，当这些单独的条索向前突出时，就会呈现一种紧绷的外观。颈阔肌下层脂肪可以疝入颈阔肌的裂隙，造成肥厚、臃肿的外观，并使下颌颈角消失。颊部的皮下脂肪也可以下移至下颌缘下并进入颈部。实际上，伴随衰老，颈阔肌浅层的皮下脂肪会逐渐萎缩。如果脂肪堆积引起颈部角度消失，可采用面部吸脂来加深颏下区域进行改善，并且可辅助颈阔肌悬吊来重建颏颈角。即使是下颌缘至颈部区域存在轻度脂肪堆积的患者，一般在吸脂后也能获得良好效果，因为吸脂后引起的隧道效应可导致皮肤收缩，特别是年轻患者的皮肤自发回缩后，皮肤与下颌骨边缘的黏附效果会更好。

颈部两侧的颈阔肌是 SMAS 在颈部的延续，这块菲薄的扁平扇形肌肉在颈筋膜上面的部分被其自身的筋膜层所包绕。颈部浅筋膜是位于真皮和深筋膜之间并与二者相联系的一个疏松区域。浅筋膜内虽包含有数量不等的脂肪组织和颈阔肌，但很难独立成层。颈部由面神经的颈支支配，或由下颌缘支的神经分支支配其前部。在下颌部进行脂肪抽吸时要避免损伤面神经，尤其是在下颌缘支的走行区域。此区域较表浅，皮下脂肪少（图3-6）。

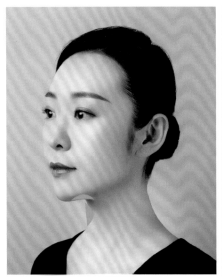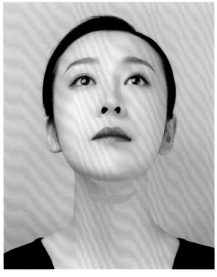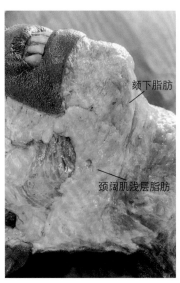

颏下脂肪

颈阔肌浅层脂肪

图3-6　颏下脂肪垫

颈部脂肪包括颏下脂肪垫和颌部脂肪垫。其中，位于颏部下方颈阔肌下的颏下脂肪垫较为致密，占颈部总脂肪量的35%。进行下颌部脂肪抽吸时，将吸脂管插入皮下和颈阔肌之间，进行扇形隧道抽吸。年龄偏大的患者在颏下区域吸脂后，可能还存在颈阔肌下脂肪堆积。为了达到更加明显的治疗效果，常常结合颏下区脂肪切除手术，对下颌、颏颈部的轮廓改善效果更加显著。

第4节　胸、腹、背部脂肪组织

一、胸部

（一）乳房相关解剖

乳房左右各一。乳腺属皮肤腺，是汗腺的变形。成年未产女性的乳房为规则的半球形，位于第3至第6肋之间的胸大肌表面。乳头位于乳房的中心，平对第4肋间隙或第5肋间隙。乳晕是围绕乳头基部的圆盘形皮肤，表面皱缩不平，含有许多直接开口于皮肤的汗腺。乳头和乳晕皮肤富含黑素细胞，因此比乳房其他处皮肤色泽更深。乳腺由乳腺叶组成，包含许多结缔组织基质中的分支导管和终末分泌小叶组成的腺体组织网。包绕乳腺小叶的结缔组织基质是致密的胶原纤维，而小叶内的则是疏松结缔组织。乳腺叶间的基质包含数量不等的脂肪组织，对青春期乳房的增大起主要作用（图3-7）。

乳房的血液供应主要来自胸外侧动脉的外侧动脉分支、胸廓内动脉穿支（第2、第3支）、肋间动脉外侧支（第3至第7支）、胸肩峰动脉、胸最上动脉等。血管多自上方两侧趋向乳头，在乳房内构成密网。

乳房的神经支配主要来自上部肋间神经的前皮支和外侧皮支以及锁骨上神经的乳房支。其中外侧皮支从胸大肌的外侧缘穿出深筋膜后分为深支和浅支。浅支在皮下组织内走行，深支在乳房后间隙内向内走行几厘米后进入乳腺，在乳腺内向前内侧方向走行。乳头、乳晕总是恒定地接受来自第4肋间神经外侧皮支的神经支配，深、浅支在接近乳晕边缘区域相互交错。

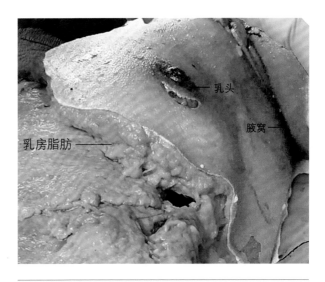

图3-7 乳房脂肪

乳房的淋巴管很丰富，在乳晕部构成淋巴管网，同时在深部腺组织间也结成网。其主要排出管汇成2~3个主干，一部分先进入腋淋巴结，再进入锁骨下淋巴结，另一部分进入胸骨旁淋巴结。还有一部分穿经肋间肌与肋间淋巴结联合导入胸纵隔后淋巴结，再汇入胸导管。

（二）乳房脂肪抽吸术

乳房脂肪抽吸术不同入路和方法抽吸的部位不同。手术入路一般包括乳晕入路和乳房下皱襞入路。乳晕入路是将吸脂管经乳晕切口插入乳房皮下和乳腺包膜之间，进行等平面、扇形隧道抽吸，涉及层次为乳腺包膜的浅层，手术中注意保护乳晕下动脉网。乳晕切口可能破坏乳晕下组织，直接造成第4肋间神经皮支的损伤。乳房下皱襞入路是抽吸乳腺后间隙中的脂肪，要避免对外侧皮支尤其是第4肋间神经外侧皮支的损伤。副乳或男性乳房脂肪抽吸层次为皮下脂肪。

二、腹部

（一）腹部相关解剖

腹部层次由浅入深依次为皮肤层、浅筋膜层、肌肉层、腹横筋膜层、腹膜上筋膜层和腹膜层。脐平面以上和以下稍有不同。脐平面以上结构单一，与胸部浅筋膜层连续。脐平面以下的浅筋膜分浅、深两层，两层之间有浅组血管神经和淋巴管通行。

腹壁的浅筋膜层由疏松结缔组织和脂肪组织构成，与身体其他部位相比，此处的脂肪较厚。在脐以下，浅筋膜分为两层。浅层为脂肪层，厚而富含脂肪，称Camper筋膜；深层称Scarpa筋膜，较致密，含弹性纤维，在中线处附着于腹白线。现代理论认为，浅筋膜脂肪在体型重塑方面起重要作用（图3-8）。

在《格氏解剖学》中对腹壁软组织进行了另一种描述，将腹壁浅筋膜分为三层：浅筋膜脂肪层、浅

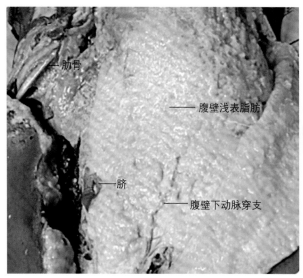
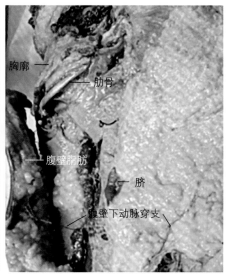

图3-8　腹部脂肪

筋膜膜层和深层脂肪层（浅筋膜脂肪层对应 Camper 筋膜，浅筋膜膜层和深层脂肪层对应 Scarpa 筋膜）。下腹部的吸脂应该在膜性层的浅面进行。

　　在腹部，脐周 3 cm 的范围有数支腹壁下动脉的脐旁穿支穿出，为相对危险区；腹部两侧脐平面以上、肋下部分常有肋间后动脉、肋下动脉的外侧皮支穿出；靠近腹股沟，有腹壁浅动脉和旋髂浅动脉穿出，均属危险区。

　　腹壁的上界为剑突和肋缘，下界为耻骨联合、腹股沟韧带及髂嵴，外界是从肋缘垂直下行至髂嵴最高点的连线。临床上常将腹壁进行分区，整形外科常采用四分法，即用通过脐的垂直线和水平线将腹壁分为左上腹、左下腹、右上腹和右下腹。

（二）腹部脂肪抽吸术

　　学术界将吸脂的程度和安全性分为 4 个分区，即可抽吸区、限制区、小心抽吸区和无限制区。腹部各主要皮支血管的穿出点及其周围区域为相对禁区，在腹部正中线的两侧，即腹直肌前鞘的纵行区域被列为腹部吸脂的相对禁区。

　　腹部是人体最大的脂肪库，其脂肪蓄积量很大。过去认为脂肪抽吸术应该优先移除深层脂肪层的脂肪，保留浅层脂肪层，以避免皮肤凹陷和轮廓不规则。但目前的观点认为，浅层脂肪层对腹部外形塑造有更大的作用。手术切口设计在脐缘，并以手术切口为中心，做腹部平面各个方向的旋转抽吸，抽吸层次为腹部深筋膜的浅层。在 Camper 筋膜层进行脂肪抽吸时需注意保护浅筋膜膜层的结缔组织结构。

三、背部

（一）背部相关解剖

1. 背上部　背上部皮肤厚而坚韧，浅筋膜厚而致密，脂肪较多，肌肉扁平宽大。正常情况下，背上部浅筋膜层较厚且均匀，可蓄积大量脂肪。两侧腋后线部分的脂肪可受重力作用而下垂，形成对称性皮肤皱襞。深筋膜浅层包裹斜方肌，属颈筋膜浅层的一部分；深层位于斜方肌的深面，称为项筋膜。在腰部的深筋膜深层称为胸腰筋膜。

背上部的肌肉分为浅、中、深三层，位于脂肪下的浅层肌为斜方肌、背阔肌、肩胛提肌和菱形肌。

斜方肌：为位于项部和背上部的三角形的阔肌，左右两侧共同形成斜方肌。斜方肌起于上项线、枕外隆凸、项韧带、第7颈椎棘突和全部胸椎的棘上韧带，向外侧止于锁骨的外侧和肩胛冈。

背阔肌：位于背的下半部，是全身最阔的肌肉。背阔肌借胸腰筋膜起自下6个胸椎和全部腰椎的棘突、骶正中嵴及其棘上韧带和髂嵴后方。止端成腱，经大圆肌下缘的前方附着于肱骨小结节。背阔肌的血液供应来源肩胛下动脉直接延续而来的胸背动脉，与来自第9~11肋间后动脉和第1~3腰动脉的背侧穿动脉相吻合。

肩胛提肌：位于项部斜方肌上部的深面，起自第1至第4颈椎横突，止于肩胛骨上角，由肩胛背神经支配。其作用是向上提肩胛骨。

菱形肌：位于背上部斜方肌的深面，起自第6至第7颈椎和第1至第4胸椎的棘突，肌纤维向外下方止于肩胛骨的脊柱缘。

背部血管主要为肩胛背动脉、颈浅动脉及其伴行静脉。斜方肌中部及上面的皮肤一起由颈浅动脉或颈横动脉浅支通过肌皮穿支供应。斜方肌的下1/3由肩胛背动脉的肌支供应。背部的副神经在斜方肌上部的前缘中、下1/3交界处进入斜方肌深面，支配斜方肌。

2. 髂腰部　髂腰部位于背部的下方，是整个背部的一部分。在临床上，髂腰部可作为单独的部位进行脂肪抽吸，也可以和腹部脂肪抽吸组合成腰腹环形脂肪抽吸术，以取得更加显著的手术效果。髂腰部皮肤较厚，移动性小，有较丰富的毛囊和皮脂腺；浅筋膜致密而厚，脂肪组织较多，借许多结缔组织纤维束与深筋膜相连。两侧腰区的浅筋膜含脂肪较多。

3. 臀部　臀区的下界为臀沟，外界为大转子到髂前上棘连线，上界为髂嵴，内侧为中线。臀区包含有大量的骨骼肌，内为一些易受损伤的血管和神经。受到骨盆和大腿肌肉的影响，臀部脂肪的水平剖面是呈弧形生长的（图3-9）。

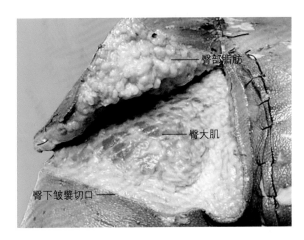

图3-9　臀部脂肪

（二）背部脂肪抽吸术

背部的脂肪组织位于较为坚硬的胸廓外。

1. 上背部脂肪抽吸术　上背部脂肪抽吸术的重点往往是在两侧，也就是与腋下交界的部分。抽吸切口设计在乳腺下缘平面与背部正中线的交汇点或以腋后线顶点上，呈扇形抽吸，抽吸层次位于背部深筋膜的浅层。肿胀液注入不均匀时容易造成误判，在肿胀液过多的部位过度抽吸，而在肿胀液较少的部位抽吸较少，待肿胀消退后，过度抽吸的部位就会出现凹陷。

2. 臀部脂肪抽吸术 臀部脂肪抽吸术的重点在于减小臀围,将松弛下垂的部分修饰上提,缩小臀围的宽度,适当调整臀部后翘的高度,减少臀上部的脂肪,使从腰到臀部的曲线圆滑流畅。

因为臀部需要承受一定重量及压力,所以需要保留厚度在 1.5 cm 以上的皮肤和皮下组织。抽吸层次为臀大肌筋膜浅层。切口设计在臀沟顶点和臀横纹处。在臀沟顶点切口,向外侧、下侧进行脂肪抽吸,减少臀部的厚度和宽度,特别适合于臀上部肥大的患者。臀横纹切口对减少臀部宽度较为方便,适合于臀下部肥大的患者。

第 5 节　四肢脂肪组织

一、上肢

女性通常在 30 岁以后,上臂围增加非常明显。上臂部的脂肪堆积多在上臂后外部,即大臂内侧腋窝下方,我们将脂肪堆积形成的两片赘肉形象地称为"蝴蝶袖"。肥胖的肩臂部脂肪可以一直延续到肘关节(图 3-10)。

上臂前侧、内侧及臂与胸廓的交界部腋窝脂肪较少,且有较大的血管神经通过。上臂是难以蓄积脂肪的部位,但是一旦蓄积了脂肪,则很难消除(图 3-11)。上臂脂肪抽吸的层次位于上臂深筋膜的浅层。

二、下肢

(一)下肢相关解剖

大腿前面的浅筋膜分为浅、深两层,分别与腹前壁的 Camper 筋膜和 Scarpa 筋膜相延续。靠近腹

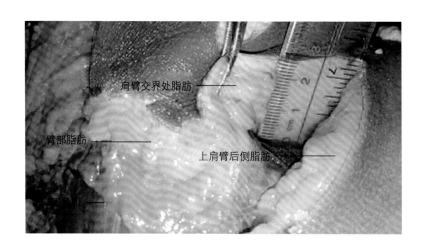

图3-10　肩臂交界处脂肪

股沟韧带处有旋髂浅动脉、阴部外浅动脉及其伴行静脉，是相对危险区。股内侧区为吸脂常见部位，血管相对较少，是相对安全区。沿缝匠肌内侧缘常有股内侧浅动脉发出（1~3支）；在髂前上棘到髌骨连线的中点常有股外侧浅动脉发出，是危险区。在股后部，沿中线有股后皮神经及其伴行动脉走行，该动脉在大腿下部与动脉的升支相吻合；大隐静脉沿大腿内侧部与股内侧皮神经伴行，在大腿中 1/3 处穿深筋膜达深层。

大腿是女性脂肪堆积的常见部位，主要蓄积于大腿外侧、大腿内上部及大腿后侧。大腿的筋膜类似于 Scarpa 筋膜，将深、浅层脂肪分隔开，并发出纤维带与深部肌肉筋膜相连。在某些区域纤维连接较为密集，浅层脂肪与深部肌肉筋膜附着，加上该区域的深层脂肪薄或缺如，而浅层脂肪及其上方真皮较薄，抽吸时易出现凹凸不平。

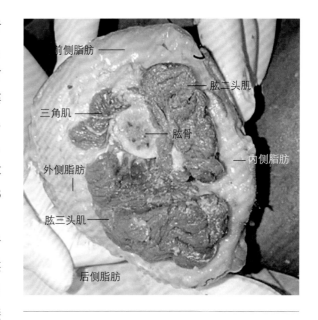

图3-11　上臂断面

大腿外侧脂肪肥大时可形成"骑士臀"（saddle bag），亦称马裤样畸形，由转子处脂肪堆积造成，在女性常见（图 3-12、3-13）。"骑士臀"可分为 4 个区域：①髂股隆起，位于最上部，是"骑士臀"主要的凸起部位，受臀部体积的影响，有一定的活动度；②大腿中部，移动度小但易受周围区域特别是髂股隆起的影响；③大腿前外部，此区域有阔筋膜，肌肉收缩可提升股外侧隆起；④大腿后部，类似脂肪组织。"骑士臀"合并腰部脂肪堆积是下肢脂肪抽吸的最佳适应证。

大腿内上侧脂肪过多时会影响行走，造成皮肤摩擦糜烂（图 3-14）。小腿部肥大常以腓肠肌肥大多见，也有部分患者表现为脂肪堆积。常规的脂肪抽吸常导致凹凸不平，可采用激光溶脂等技术达到小腿减脂塑形的目的。

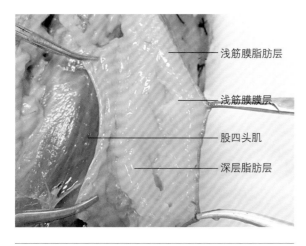

图3-12　大腿外侧脂肪

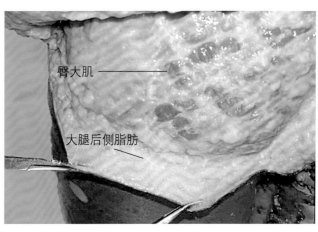

图3-13　大腿后侧脂肪

（二）下肢脂肪抽吸术

腿部脂肪抽吸时，进针部位应选择在凸出部位的外缘。一般选择两处，上下各一，可以互补。深、浅两层脂肪均要抽吸，形成薄的皮肤脂肪层。抽吸时要根据大腿的轮廓改变方向，与皮肤平行，可采用带有一定弧度的抽吸针管。外侧轮廓应平整，内侧可略呈弧形，主要抽吸大腿近心端的脂肪。术后需常规穿弹力服。

为了减小抽吸脂肪时的创伤并避免抽吸部位凹凸不平，常借助超声辅助吸脂、激光溶脂吸脂、水动力吸脂、振动吸脂以及手术后小范围的溶脂等，与传统吸脂方法相比各有特点。振动吸脂因操作省力、抽吸均匀而被较为广泛地接受，激光溶脂吸脂由于可辅助收紧皮肤而被越来越多的医生选择。

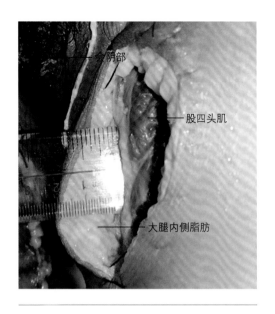

会阴部

股四头肌

大腿内侧脂肪

图3-14　大腿内侧脂肪

1. 大腿外侧　患者仰卧或侧卧，侧卧时应注意股骨大转子对大腿外侧形态的影响。Klein 推荐使用中线坐垫，使患者侧卧时下肢位于解剖位，此时大腿外侧形态与解剖站立位时相同，大转子对大腿外侧形态的影响最小。"骑士臀"畸形要尽量抽吸皮下脂肪，使皮肤脂肪层变薄，手术后皮肤回缩效果好。手术后固定要稳妥，皮肤不能移动，应避免损伤阔筋膜，以防肌肉疝出，与皮肤粘连，导致手术后行走疼痛及跛行。

2. 大腿内侧　大腿内侧近腹股沟韧带处感觉敏感，接近腹股沟韧带时会有轻微的痛感。注射肿胀液要充分，抽吸层次不可过深以免损伤血管。腹股沟下方不要遗留脂肪，以免形成条索状隆起，但要注意保护腹股沟韧带。

3. 大腿前侧　大腿前侧是较为困难的抽吸部位，其皮下脂肪组织菲薄，无深层脂肪，易形成凹凸不平，抽吸时应谨慎。

4. 大腿后侧　大腿后侧皮下脂肪主要蓄积于靠近臀下皱襞的区域，进针部位选择在外侧，可与大腿外侧一起抽吸。

5. 小腿后侧　小腿后侧皮下脂肪主要蓄积在腘窝部，进针部位选择在后侧。

（三）注意事项

（1）四肢为圆柱形结构，抽吸时应注意针管的走行方向，避免造成不平整及末端损伤。

（2）大腿粘着区域谨慎抽吸，以免形成凹凸不平和深部组织损伤。

（3）大腿的形态随其位置的改变而变化。平卧时消除了重力的影响，臀部的皮肤脂肪层不再下垂，而侧卧时股骨大转子内旋可导致假性凸起，应加以注意，避免过度抽吸形成局部凹陷。

（4）大腿外侧应保留 1~2 cm 的皮下脂肪，抽吸后外形才能光滑平整，不易造成凹凸不平。

（5）大腿内侧为性敏感区，不宜过度抽吸，应保留 1 cm 厚的皮下脂肪。

（四）大腿内外侧注射溶脂

可分别注射赛雷斯和赛雷弗，以在大腿内外侧局部减脂并收紧皮肤。大腿内侧采用脂肪中层注射技术，选择 30 G 注射针头和 1 ml 注射器，绷紧注射部位皮肤，垂直进针到皮下 2~4 mm，进针后回抽，无回血方可注射，针点间距相隔 1 cm，持续推入针内容物，一般单侧用量为一次 5~10 ml。大腿外侧采用脂肪中层注射技术和脂肪下层注射技术，选择 27 G 注射针头和 5 ml 注射器，提拉注射部位皮肤与肌肉分离，垂直进针到皮下 2~4 mm，进针后回抽，无回血方可注射，针点间距相隔 1 cm，持续推入针内容物，一般单侧用量为一次 5~10 ml。

（王　杭　齐向东　曾水林　赵　伟　杨　杨）

参考文献

[1] Birbrair A, Zhang T, Wang ZM, et al. Role of pericytes in skeletal muscle regeneration and fat accumulation. Stem Cells and Dev, 2013, 22 (16): 2298-2314.

[2] Robert P. Fat: fighting the obesity epidemic. Oxford: Oxford University Press, 2001.

[3] 沈显生 . 生命科学概论 . 北京 : 科学出版社 , 2007.

[4] Mancuso P, Bouchard B. The impact of aging on adipose function and adipokine synthesis. Front Endocrinol(Lausanne), 2019, 5(11), 10: 137.

[5] Frank AP, de Souza Santos R, Palmer BF, et al. Determinants of body fat distribution in humans may provide insight about obesity-related health risks. J Lipid Res, 2019, 60(10): 1710-1719.

[6] Siervo M, Lara J, Celis-Morales C, et al. Age-related changes in basal substrate oxidation and visceral adiposity and their association with metabolic syndrome. Eur J Nutr, 2016, 55(4): 1755-1767.

[7] Tchernof A, Brochu D, Maltais-Payette I, et al. Androgens and the regulation of adiposity and body fat distribution in humans. Compr Physiol, 2018, 8(4): 1253-1290.

[8] Seidell JC, Pérusse L, Després J-P, et al. Waist and hip circumferences have independent and opposite effects on cardiovascular disease risk factors: the Quebec Family Study. Am J Clin Nutr, 2001, 74(3): 315-321.

[9] Moreau KL. Intersection between gonadal function and vascular aging in women. J Appl Physiol, 2018, 125(6): 1881-1887.

[10] Douchi T, Yoshimitsu N, Nagata Y. Relationships among serum testosterone levels, body fat and muscle mass distribution in women with polycystic ovary syndrome. Endocr J, 2001, 48(6): 685-689.

[11] Yoneshiro T, Aita S, Matsushita M, et al. Age-related decrease in cold-activated brown adipose tissue and accumulation of body fat in healthy humans. Obesity, 2011, 19(9): 1755-1760.

[12] Bahler L, Verberne HJ, Admiraal WM, et al. Differences in sympathetic nervous stimulation of brown adipose tissue between the young and old, and the lean and obese. J Nucl Med, 2016, 57(3): 372-377.

[13] Cawthorn WP, Scheller EL, Learman BS, et al. Bone marrow adipose tissue is an endocrine organ that contributes to increased circulating adiponectin during caloric restriction. Cell Metabol, 2014, 20(2): 368-375.

[14] Ley CJ, Lees B, Stevenson JC. Sex- and menopause-associated changes in body-fat distribution. Am J Clin Nutr, 1992, 55(5): 950-954.

[15] Cypess AM, Lehman S, Williams G, et al. Identification and importance of brown adipose tissue in adult humans. N Engl J Med, 2009, 360(15): 1509-1517.

[16] Ma X, Xu L, Gavrilova O, Mueller E. Role of forkhead box protein A3 in age-associated metabolic decline. Proc Natl Acad Sci, 2014, 111(39): 14289-14294.

[17] Villarroya F, Cereijo R, Villarroya J, et al. Brown adipose tissue as a secretory organ. Nat Rev Endocrinol, 2017, 13(1): 26-35.

[18] Deiuliis J, Shah Z, Shah N, et al. Visceral adipose inflammation in obesity is associated with critical alterations in T regulatory cell numbers. PLoS ONE, 2011, 6(1): e16376.

[19] Ouchi N, Parker JL, Lugus JJ, et al. Adipokines in inflammation and metabolic disease. Nat Rev Immunol, 2011, 11(2): 85-97.

[20] Schafer MJ, White TA, Evans G, et al. Exercise prevents diet-induced cellular senescence in adipose tissue. Diabetes, 2016, 65(6): 1606-1615.

第 4 章

微创减脂塑身医学麻醉及护理

玲珑云髻生花样，飘飘风袖蔷薇香。

——白居易《简简吟》

第 1 节　麻醉基础知识与麻醉前评估

一、麻醉基础知识

　　整形美容医师掌握良好的减痛或无痛技术，会使治疗过程更加舒适，吸引更多的求美者。相反，如果没有好的麻醉手段，即使手术技艺再精湛，诊疗过程也会大打折扣。这就涉及美容手术的疼痛控制问题，主要手段就是麻醉。"麻醉"（anesthesia）一词来源于希腊文，原意是感觉丧失，指应用药物或其他方法来消除手术时的疼痛。1846 年，Morton 在美国麻省总医院公开演示了乙醚麻醉并获得成功，拉开了现代麻醉学的序幕。麻醉首先解决的是术中、术后镇痛问题，疼痛不仅影响手术操作，而且会引起如神经反射、生命器官功能、内分泌和体液平衡代谢的变化。根据麻醉作用部位和所用药物的不同，可将临床麻醉方法大体分为如下几类，见表 4-1。

表4-1　临床麻醉方法分类

全身麻醉	椎管内麻醉	局部麻醉
吸入全身麻醉	蛛网膜下腔阻滞麻醉（腰麻）	区域阻滞麻醉
静脉全身麻醉	硬脊膜外阻滞麻醉	局部浸润麻醉
静吸复合麻醉	腰 - 硬联合阻滞麻醉	表面麻醉
	骶管阻滞麻醉	神经阻滞麻醉

微创减脂塑身强调微创，其要在"微"，其妙在"塑"，即在"微"小创伤、身体承受最低限度的影响下，通过手术、注射或其他方法达到"塑"身的效果。其优点是恢复快，对机体影响小，软硬件配备完善的诊所或者小型医院完全能够开展，这对于目前快节奏生活的消费者无疑是较好的选择。因为"微"创，其需要的麻醉方法也要相对简单、安全。在微创减脂塑身中，最常应用的麻醉方式包括局部麻醉、肿胀麻醉和短时静脉麻醉等。对于较大手术所用的全身插管麻醉内容，本章不做详细介绍。

二、麻醉前评估

手术不论大小，都可能使受术者的机体处于应急状态。麻醉的风险与手术大小并非完全一致，局部麻醉方法不当致使受术者死亡的案例也有报道。虽然微创减脂所用的麻醉方法创伤小、风险低，但为了提高麻醉的安全性，麻醉前应该仔细询问受术者既往史、麻醉史、吸烟史、药物过敏史及药物治疗情况，平时体力活动及目前的变化。重点检查受术者生命体征，心、肺及呼吸道，对其耐受麻醉的能力做出全面评估。微创减脂的受术者多为青中年，表面看似健康，无明显重大或慢性病史，所以这方面的准备工作很容易被忽视。少数情况下，受术者术中可能出现严重并发症而处于危险境地。此时，如未在术前充分准备，医护人员易手忙脚乱而陷入被动局面。

第 2 节　局部麻醉

局部麻醉（local anesthesia）是指在患者神志清醒状态下，将局麻药应用于身体局部，使机体某一部分感觉神经传导功能暂时被阻断，而运动神经传导保持完好或同时有程度不等的阻滞状态。常见的局部麻醉有表面麻醉、局部浸润麻醉、区域阻滞麻醉、神经阻滞麻醉四类。整形美容外科医师在吸脂术中应用的肿胀麻醉实际上也是一种局部麻醉技术。

一、表面麻醉

将渗透作用强的局麻药与局部皮肤、黏膜接触，使其通过皮肤黏膜阻滞浅表神经末梢所产生的无痛状态，称为表面麻醉（topical anesthesia）。其可应用于肉毒毒素注射、面部填充及非剥脱性激光治疗等，可有效减少患者的疼痛和不适。表面麻醉药有几种制剂可供选择，其中低溶混合麻醉剂（恩纳霜，EMLA，为利多卡因和盐酸丙胺卡因混合制剂）应用较广，严密包敷 60 min，可使该药发挥最佳效果。S-Caine 贴片内含可溶性利多卡因和丁卡因的混合乳剂，可缩短起效时间，20 min 内即可达到较好效果。

二、局部浸润麻醉

局部浸润麻醉（local infiltration anesthesia）是将麻醉药物注射到皮下或者周围神经干附近而发挥麻醉作用。临床上常用的局部注射麻醉药物一般分为两大类，即氨基酰胺类或氨基酸酯类。前者如利多卡因、布比卡因、左旋布比卡因及罗哌卡因等，后者如普鲁卡因、丁卡因等。血管收缩剂肾上腺素的加入会延长麻醉时间，增强麻醉效果。相关药物的药代动力学在此不再赘述，可参考相关药理学文献。普鲁卡因容易引起过敏，现已较少使用。

（一）局部浸润麻醉常用药物

目前常用的局部注射麻醉药有如下几种。

1. **利多卡因（赛罗卡因，lidocaine，xylocaine）**　是中等效能和时效的局麻药，由 Lofgren 于 1942 提出，并于 1947 年应用于临床。由于其组织弥散性能和黏膜穿透力良好，毒性低，至今仍被广泛应用。成人一次限量表面麻醉为 100 mg，局部浸润麻醉和神经阻滞麻醉为 400 mg。反复应用可出现耐药性。

2. **布比卡因（丁吡卡因，bupivacaine，marcaine）**　是一种强效和长时效局麻药，常用于神经阻滞麻醉。成人一次限量为 150 mg，使用时注意其心脏毒性，误入血管可能会引起心脏骤停。左旋布比卡因药理性能与其相似，但其心脏毒性弱于布比卡因。

3. **罗哌卡因（ropivacaine）**　是一种新的酰胺类局麻药，其作用强度和药代动力学与布比卡因类似，但其心脏毒性低。成人一次限量为 150 mg。

（二）局部浸润麻醉操作技巧

局部浸润麻醉是整形外科尤其是微整形操作时最为常用的麻醉方法。麻醉药物根据需要注入皮内、皮下或者两者兼具。加入肾上腺素会提升麻醉效果，延长作用时间并减少出血。如果手术面积较大，可以加入生理盐水按比例稀释。头面部神经末梢丰富、痛觉明显，麻药中加入少许碳酸氢钠溶液会减轻患者的疼痛感。

其操作技巧也与普通外科局部麻醉有所不同。手术区域消毒后，麻醉穿刺点尽量避开较大的血管投影位置。用左手拇、示两指轻轻绷紧注射部位，右手持注射器针头与皮肤呈 30° 角刺入皮内，注入少许麻药形成皮丘样，然后一边缓慢进针推药，一边回抽确认是否刺入血管。操作过程中跟患者间断沟通以缓解其紧张情绪。如果注射器有明显回血，则可能刺入或刺破较大血管，此时建议退出针头轻压注射部位以防形成血肿，注射应另选合适位置进行。局麻结束后，用纱布轻轻压迫麻醉区域数分钟，等待麻药发挥作用。避免搓揉麻醉区域，否则易引起局部血肿、淤青。

第3节　肿胀麻醉

肿胀麻醉又称肿胀局部麻醉（tumescent local anesthesia, TLA），是指麻醉药液在一定的压力下通过细的注射管注射入皮下，对局部皮肤及皮下脂肪组织起到麻醉作用的方法。本质上，肿胀麻醉仍属于局部麻醉，但由于其在整形美容外科手术尤其在微创减脂塑身手术中的特殊地位，在此单独列为一节进行阐述。

"tumesence"一词源于拉丁语"tumscere"（肿胀），意指麻醉区域典型的肿硬外观。麻醉区域皮肤由于肿胀液的压力及肿胀液所含肾上腺素的缩血管作用而变得发白。

肿胀麻醉使得吸脂技术的发展更进一步，原来必须在全麻下进行的手术也可以在良好监护及受术者清醒状态下进行。这不仅缘于肿胀麻醉的麻醉止痛效果，也缘于麻醉药液与术区组织及全身之间的协同效应。这在一定程度上解放了施术者，也部分减轻了受术者的经济负担。

最初吸脂手术时未使用肿胀液，手术部位的出血量可占吸出物的45%。后来，医师们在实践中逐渐总结经验，提出了肿胀麻醉的方案，并日趋完善。1987年1月，美国皮肤科医生 Klein 在 *American Journal of Cosmetic Surgery*（《美国美容外科杂志》）上发表了"脂肪抽吸中的肿胀技术"的相关文章，由此业内公认 Klein 医生为肿胀麻醉技术的先驱。因为肿胀液配方里包含了一定量的肾上腺素和利多卡因，所以不仅可快速膨胀手术层次，利于安全剥离，也有止血及止痛的作用。

在吸脂手术中，有干性、湿性、超湿性与肿胀浸润四个不同的吸脂类型。这种分类主要是基于肿胀液注入量与抽出液体量的体积比。干性吸脂技术基本不使用肿胀液；湿性吸脂技术要在每个吸脂区域使用 200~300 ml 肿胀液；超湿性吸脂技术是按预估吸脂量等量注射肿胀液；肿胀浸润技术即由 Klein 提出，在大范围注射肿胀液后，手术部位会出现明显的组织膨胀，注射肿胀液量与吸脂预估量可达 3∶1。

肿胀麻醉后，应等待 30 min 以待肿胀液中的麻醉剂和血管收缩药充分融合并产生效果。大量使用肿胀液时应警惕水中毒和局麻药中毒风险。水中毒会出现呼吸困难；而局麻药中毒早期可有多语、好动等兴奋表现，随后可出现头晕、眼花、耳鸣、视物模糊、舌头发麻等表现。如果条件允许，可联合肿胀麻醉和超声引导下神经阻滞（腹横筋膜阻滞、髂筋膜阻滞、臂丛神经阻滞）完成腹部、大腿、手臂等大面积吸脂，以减少肿胀液局部麻醉药物用量，既可达到完美的镇痛效果又相对安全。

不同医师根据其临床经验往往有不同的肿胀液配方，但所有的配方基本都含有肾上腺素和利多卡因。肾上腺素的缩血管作用和利多卡因的止痛作用能给患者带来较好的术中、术后体验，减少出血及术后疼痛。曾有使用布比卡因的报道，但由于其对心脏的潜在影响，为谨慎起见不建议应用。

一、肿胀液常用配方（表4-2~表4-4）

表4-2　肿胀液Klein配方

肿胀液配方	含量
标准生理盐水	1000 ml
1% 利多卡因	50 ml
1∶1000 肾上腺素	1 ml
8.4% 碳酸氢钠	12.5 ml

表4-3　肿胀液Hunstad配方

肿胀液配方	含量
乳酸钠林格液	38~40 ℃，1000 ml
1% 利多卡因	50 ml
1∶1000 肾上腺素	1 ml

表4-4　肿胀液UT Southwestern 配方

肿胀液配方	含量
乳酸钠林格液	21 ℃，1000 ml
若抽出量＜5000 ml，1% 利多卡因	30 ml
若抽出量＞5000 ml，1% 利多卡因	15 ml
1∶1000 肾上腺素	1 ml

二、肿胀麻醉操作技巧

肿胀麻醉前，应该拍摄至少两个角度的术前照片。在受术者站立位状态下，施术者用标线笔预先标出需要进行脂肪抽吸的区域。因施术者跟受术者审美观念及关注点有时会略有不同，故需与受术者积极沟通并达成一致。

受术者摆好体位后，先建立一路静脉输液管道，以便术中出现意外情况时快速输液用。标准消毒铺巾后，在选定的抽吸点先皮下注射局麻药至皮丘样隆起，大号注射器针头或 11 号尖刀片做 2 mm 辅助小切口，通过该小切口缓慢插入多孔注射套管。为了让一次注射尽量覆盖更大面积，建议选用跟抽吸区域匹配的、足够长的注射套管。机械压力注射有手控和脚控注射两种模式选择，以便根据施术者喜好和注射情况随时停止和调整。

注射方式主要有两种。①手动注射：采用 20 ml 或 50 ml 注射器针筒，前端匹配合适注射套管注射药液。手动注射适用于小范围的肿胀麻醉，例如微整形的面部脂肪充填等。范围较大的脂肪抽吸并不适用。②机械注射：注射套管连接机械泵加压装置，可以精细调控注射压力、药液注射速度、注射量等，并有应急暂停装置。

注射是从注射点开始以扇形方式展开。在辅助注射小切口（见前述）缓慢插入多孔注射套管，可以选用顶端略尖的套管，这样可以减少注射的疼痛感。注射时，施术者左手轻轻按压注射套管头端部位感知肿胀麻醉的程度，套管与抽吸区表面呈 30°~45° 刺入，在脂肪抽吸的深层平面扇形展开，注射套管基本与术区表面平行。动作要缓慢轻柔，不可角度过大或用力过猛，否则有肿胀麻醉套管刺入胸腔或腹腔的危险。肿胀麻醉先注射术区麻醉层面的深层（如腹部，先注射药液至 Camper 筋膜以下），这时左手可以抓捏皮肤及提起浅表脂肪并感知深层注射的抽吸套管头端；否则如先注射皮下，表面肿胀引起的压力使得深层注射及套管较难以感知。在左手的感知下，注射套管出液孔位置也缓慢沿着预定注射路径移动，尽量使注射区药液由深及浅，均匀肿胀，直至皮肤呈现苍白橘皮样变。避免毫无规律地"东一榔头、西一棒槌"乱戳注射，致使抽吸区域不均匀。

在注射药液的过程中，如果受术者没有镇静，处于清醒状态，施术者可与其简短交流。这既能体现医生的人文关怀，更能确保受术者身体处于正常状态。如果受术者处于镇静或者全麻状态，施术者及巡回护士需要时刻注意生命体征的监护情况。为了发挥肿胀麻醉的最佳效果，注射麻醉药液后等待 15~45 min，以便麻醉药物跟组织充分作用而发挥效用，其间压住注射针孔以防止药液外溢。脂肪抽吸前，建议再补充注射少量肿胀液。如果肿胀液已经用完，可以用生理盐水代替，以便达到最佳效果。

三、肿胀麻醉的优缺点

（一）优点

（1）可行大面积手术区域的彻底麻醉。

（2）减少出血及血肿形成。

（3）延长麻醉效果，术后疼痛较轻。

（4）麻醉药液具有抗菌效果。

（5）麻醉药液与皮下脂肪组织充分反应有利于吸出脂肪组织。

（6）清醒状态下，受术者在术中能按照施术者要求调整体位（多范围抽吸）。

（7）受术者术后能够即刻活动，有利于预防静脉血栓形成。

（二）缺点

（1）麻醉药液浸润及发挥作用需要一段时间。

（2）肿胀麻醉使抽吸的程度较难评估。

（3）由于没有镇静，精神紧张或者心理脆弱的受术者可能感到恐惧。

（4）镇痛效果有时不完全，需要联合静脉麻醉或神经阻滞麻醉。

（5）有局麻药中毒和水中毒等风险。

（6）在操作过程中需要特殊的处理措施，如谈话诱导或"话疗"（talk therapy）。

第4节　神经阻滞麻醉

神经阻滞麻醉（nerve blocking anesthesia）即将局麻药注射到主神经干分布的特殊区域，从而有效地使该神经去极化，并使该神经所支配的感觉区域达到无痛的效果。严格意义上讲，神经阻滞麻醉也属于局部麻醉的范畴。由于许多神经都有对应的动静脉伴行，为了防止药物注入血管，施术者或麻醉医师需对细微解剖熟练掌握，且操作务必轻柔，注射前务必回抽。在局麻药物中加入肾上腺素可以延长其作用时间。

一、神经阻滞麻醉的特点

神经阻滞麻醉与局部浸润麻醉相比，两者各有特点：局部浸润麻醉主要是通过将局部麻醉药液注射到远离神经主干到外周神经分布区，其优点是不需要特殊的技术，只要选择好神经分布的区域就可以完成，而血管收缩药物可以起到很好的局部止血作用；其缺点是使注射部位和周围部位因肿胀而变形，影响术中观测和评估。神经阻滞麻醉可以使该神经支配的大片区域达到无痛的效果，并且不会影响或歪曲手术部位的组织结构。应当注意的是，一些神经阻滞麻醉需要局部浸润麻醉的辅助才能达到理想的止痛效果。

二、微创减脂塑身手术中常用的神经阻滞麻醉方法

神经阻滞麻醉主要应用于头面部整形美容外科手术中，熟悉神经解剖位置是麻醉成功的关键。微创减脂塑身手术中常用的神经阻滞麻醉方法包括：

1. **眶上神经阻滞**　眶上神经由眶上切迹（或孔）穿出，距离眉间正中线约27 mm（图4-1）。大多数受术者的眶上神经容易触及。眶上神经由切迹穿出后分布于皱眉肌，它的分支向中间和侧面延伸，其中侧面分支支配前额的侧面，而中间支支配头皮部。眶上神经阻滞时首先按住眶上切迹，即旁开眉间正中线约27 mm，将1~2 ml麻醉药液注射到该处。

2. **滑车上/下神经阻滞**　滑车上神经位于距离眉间正中线约17 mm的孔内，它主要支配前额中部区域的皮肤感觉。滑车下神经位于滑车下孔内，主要支配中上部眼睑、眼角、鼻中部的皮肤感觉。

在这一区域行神经阻滞注射时务必小心。用非优势手按住眼眶边缘以确保针尖在眶骨边缘之外，在麻醉时首先确定滑车上神经位于旁开眉部正中线17 mm处，然后将1~2 ml局部麻醉药注射到该处；

滑车下神经阻滞的方法是在眼眶与鼻骨的交界处注射 1~2 ml 局部麻醉药。注射时务必回抽以确定没有穿入伴行血管。

3.**眶下神经阻滞** 眶下神经的支配区域包括同侧的鼻侧部、颊部、眼睑下方和上唇部。眶下神经阻滞是上唇和鼻唇沟处以及鼻部整形时常用的麻醉方法。眶下神经分布于眶骨边缘沿瞳孔中线下方 4~7 mm 处的眶下神经孔（图 4-1）。眶下神经在出眶之前是下牙槽神经，所以部分受术者眶下神经阻滞时可能表现为前牙和前牙龈同时麻醉。

眶下神经阻滞有两个入路：一个入路是口腔内入路，首先在尖牙窝（在尖牙和第一前磨牙之间）口腔前庭沟黏膜处表面麻醉，数分钟后将唇部提起，用 1 个 12.7 mm 长的 30 号针头向上以 45° 角朝眶下神经孔方向刺入前庭沟，将 2~4 ml 麻醉药液边回抽边注入。另一个入路是经皮入路，这种方式更容易实施。用 12.7 mm 长针头对准眶下神经孔垂直进针，边回抽边推注，注射 2~4 ml 麻醉药液。为避免刺入眶内，一定注意用另一只手按压眶缘，体会到注射端隆起。

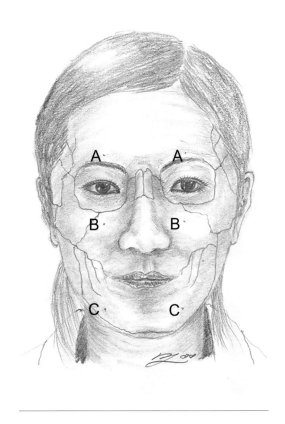

图 4-1 眶上神经孔（A）、眶下神经孔（B）及颏孔（C）的体表投影基本在同一垂线

4.**颏神经阻滞** 颏神经发自下颌骨第二前磨牙根部到颏孔处，约位于牙龈线下方 11 mm 处（图 4-1）。虽然此孔经常有解剖变异，但一般情况下将 2~4 ml 局麻药液注射至牙龈线下方 10 mm 处或第二磨牙牙冠顶部以下 15 mm 处，都可以获得满意的麻醉效果。颏神经阻滞后可以麻醉同侧下唇肌颏唇皱襞外方，部分受术者此处有解剖变异，颏前部和部分颊部也会出现麻木感觉。

此外，颞面神经颞支阻滞也有报道，分别阻滞眼眶侧面、颧骨以上到颞骨融合线区域及外眦至颧弓连线以下区域，但临床上并不常用。

第 5 节 静脉麻醉及药物

静脉麻醉（intravenous anesthesia）是经静脉将麻醉药注射入体内，通过血液循环作用于中枢神经系统而产生全身麻醉作用。静脉麻醉的优点为诱导快，对呼吸道无刺激，无环境污染。静脉麻醉需要有良好的心电监护设施及有经验的麻醉医师操作。常用的静脉麻醉药有以下几种。

1.**丙泊酚（异丙酚，普鲁泊福，propofol）** 丙泊酚具有镇静、催眠作用，有轻微镇痛作用；起效快，静脉注射 1.5~2 mg/kg 后 30~40 s，受术者即入睡；维持时间仅为 3~10 min，停药后苏醒快且完全；可降低脑血流量、颅内压和脑代谢率，对心血管系统有明显的抑制作用。丙泊酚主要用于全麻的诱导及维持，近年来由于其起效快、苏醒快而完全的特点，广泛用于内镜检查及人工流产等手术或操作的麻醉。短小且无需患者配合的整形美容外科手术可考虑使用该药镇静，以增加受术者的舒适度。

2. 瑞芬太尼（remifentanil）　瑞芬太尼为芬太尼类的最新药物，被誉为 21 世纪的阿片类药物。静脉麻醉时，由于瑞芬太尼作用持续时间很短，为维持药物的作用，应在初始单次给药之前或给药后即刻开始输注，维持输注速度范围是 0.1~1.0 µg/（kg·min）。瑞芬太尼能有效抑制自主神经、血流动力学以及躯体对伤害性刺激的反应，其麻醉苏醒迅速（5~15 min）且可预测，无术后呼吸抑制。瑞芬太尼以（0.1±0.05）µg/（kg·min）的速率输注时，可在维持镇痛的条件下恢复自主呼吸及反应性。其缺点是在其麻醉苏醒期，手术结束停止输注后没有镇痛效应，应预料到并要及时使用替代性镇痛治疗。值得注意的是，瑞芬太尼与其他芬太尼类药物一样，超过正常剂量应用仍具有呼吸抑制的作用。但是由于其作用时间很短，停药后 3~5 min 能恢复自主呼吸，因此与其他芬太尼类药物相比，较为安全。

3. 咪达唑仑（咪唑安定，咪唑二氮䓬，midazolam）　咪达唑仑是当前临床应用的唯一的水溶性苯二氮䓬类药。其溶液浓度为 1 mg/ml 或 5 mg/ml，本身为亲脂性，但在酸性缓冲介质中可配成稳定的水溶性液。单次静脉注射后，于效应室的平衡时间略慢于丙泊酚，为 1~5.6 min，故静脉给药后，应考虑其有足够的达峰时间。分布半衰期为（0.31±0.24）h，属于短效苯二氮䓬类药物。由于其具备的镇静和遗忘作用以及良好的循环稳定，用于静脉复合或静脉吸入复合全麻的维持有其优势。可采取分次静脉注射或持续静脉输注的方法。由于其无镇痛作用，需与其他有镇痛效能的药物（芬太尼、氯胺酮等）合用，或同时吸入恩氟烷、异氟烷等全麻药。较常见的不良反应为麻醉恢复期的嗜睡、镇静过度和共济失调。静脉注射可引起呼吸抑制，在合用阿片类药物时，遗忘呼吸更易出现，需注意呼吸管理。在严重低血容量等循环不稳定的患者，用量偏大或速度过快时可导致严重低血压。

4. 依托咪酯（乙咪酯，etomidate）　此药为咪唑类衍生物，系催眠性静脉麻醉药。依托咪酯的药代动力学特点使其适用于持续输注，用于麻醉维持。其持续输注时量相关半衰期随输注时间延长而增加得并不显著，故停药后患者可较快地清醒。依托咪酯麻醉所需的血浆药物浓度为 300~500 ng/ml，要达到此浓度，往往需在单次注射或以较快速度 100 g/（kg·min）输注一定时间后，以 10 µg/（kg·min）的输注速率进行维持；手术结束时，停药 10 min 左右可清醒。因其无镇痛作用，需与阿片类药物等复合应用。因其对肾上腺皮质功能的抑制作用，长时间用药应视为禁忌。依托咪酯用于麻醉维持时，苏醒期出现谵妄或认知障碍的发生率高于丙泊酚，精神运动功能的恢复也不如丙泊酚完善。主要不良反应为肾上腺皮质功能抑制、静脉刺激和肌肉阵挛。

5. 硫喷妥钠（thiopental sodium）　此药为超短效巴比妥类静脉全麻药。常用浓度为 2.5%，其水溶液呈强碱性，pH 为 10~11。小剂量静脉注射有镇静、催眠作用，剂量稍大（3~5 mg/kg）时，20 s 内即可使受术者入睡，作用时间为 15~20 min。其有抑制心肌、扩张血管作用及较强的中枢性呼吸抑制作用。临床应用包括以下几方面。①全麻诱导：常用剂量为 4~6 mg/kg，辅以肌松药即可完成气管内插管。不宜单独用于气管内插管，易引起喉痉挛。②短小手术的麻醉：静脉注射 2.5% 溶液 3~5 mg/kg。此外，临床还应用于控制惊厥及小儿基础麻醉等。但皮下注射可引起组织坏死，动脉内注射可引起动脉痉挛、剧痛及远端肢体坏死。

6. 氯胺酮（ketamine）　此药为苯环己哌啶的衍生物，易溶于水，pH 为 3.5~5.5。其主要选择性抑制大脑联络径路和丘脑-新皮质系统，兴奋边缘系统，而对脑干网状结构的影响较轻，镇痛作用明显。静脉注射后 30~60 s，患者意识消失，作用时间 15~20 min。肌内注射后约 5 min 起效，15 min 时作用最强。其主要用于麻醉诱导、全麻维持及小儿基础麻醉。需要指出的是，如今硫喷妥钠和氯胺酮在临床上已鲜有应用，甚至在市面上已难以购得。

整形美容外科手术包括微创减脂塑身手术在内，均属外科手术范畴，安全有效的麻醉是手术成功进行的保障。麻醉是手术的重要组成部分，应得到足够的关注。然而目前由于麻醉意外而导致整形美容外科手术并发症甚至致死的仍时有报道，为手术麻醉的重要性和严肃性敲响了警钟。在大面积吸脂等手术时，由于手术时间长，静脉麻醉药物的呼吸抑制作用往往被放大，因此需要富有经验的麻醉医师实施麻醉，并对患者的生命体征进行密切监护，为手术的顺利进行保驾护航。若预测手术时间长，建议使用气管插管全身麻醉。

第 6 节　微创减脂塑身的术后及麻醉后护理

麻醉后护理主要是监测受术者的生命体征及精神状态，主要是血压、呼吸、心率等指标。除了静脉麻醉，患者都处于清醒状态，随时沟通交流有助于对受术者的状况进行评估。肿胀麻醉的护理尤其重要，因为肿胀麻醉主要用于吸脂手术。受术者应当被充分告知术后会出现水肿、瘀斑、抽吸孔渗液等不良反应。少数大容量吸脂手术在肾上腺素吸收后可能引起的副作用包括心动过速、血压升高等，通过手术监护仪器很容易检测识别。手术结束后，手术医师应尽量将肿胀液挤出。由于弹力加压和重力作用，术后渗液或血性渗液较多，抽吸孔不应缝合而由其引流。该部位需要放置消毒纱布敷料，敷料要吸水性好，展平、塑形并使其贴合包扎区，否则易出现压痕，导致凹凸不平。术后穿戴弹力绷带或弹力塑身衣（可以术前量身定做），有利于塑形和保护皮肤，减轻擦伤和水肿。敷料每 24 h 更换一次，直至渗液停止或明显减少。无渗液后，要适当降低弹力绷带或弹力塑身衣的压力，因为此时若还是很紧会不利于抽吸区的塑形，甚至影响术区淋巴回流。Klein 将这种术后两阶段压力护理称之为"双模加压"（bimodal compression）。

一般情况下，少量吸脂病例可以在肿胀麻醉下实施手术，使用或不使用镇静药物均可。复杂的、大容量吸脂及复合手术病例应在全身麻醉下实施手术。在没有监护条件的简易手术室，不建议开展此类手术。美国麻醉学会的推荐意见指出，如果患者有中、重度阻塞性睡眠呼吸暂停的征象或症状，手术应该在设有麻醉恢复与观察室的医院内进行，有良好的监护及护理设施，以预防术后呼吸道并发症。

（邢书亮　周　峰　齐莉莉　费苗苗　刘　争）

参考文献

[1] 吴在德, 吴肇汉. 外科学. 7版. 北京: 人民卫生出版社, 2008.

[2] 亓发芝. 美容外科学. 北京: 中国医药科技出版社, 2006.

[3] 崔海燕. 东方注射美容医学. 北京: 北京大学医学出版社, 2017.

[4] Thorne CH. Grabb and Smith's Plastic Surgery. 6th ed. Philadelphia: Wolters Kluwer/Lippincott Williams&Wilkins, 2007.

[5] Neligan PC. Plastic Surgery. 3rd ed. Amsterdam: Elsevier, 2012.

[6] Carruthers J, Carruthers A. Soft Tissue Augmentation. 4th ed. Amsterdam: Elsevier Saunders, 2017.

[7] Klein JA. The tumescent technique for liposuction surgery. Am J Cosmet Surg, 1987, 4: 236-267.

[8] American Academy of Cosmetic Surgery. 2000 guidelines for liposuction surgery. Am J Cosmet Surg, 2000, 2: 79-84.

[9] Klein JA. Clinical pharmacology. In Tumescent Technique: Tumescent Anesthesia and Microcannular Liposuction. St Louis: Mosby, 2000: 121-196.

[10] Parish T. A review: the pros and cons of tumescent anesthesia in cosmetic and reconstructive surgery. Am J Cosmet Surg, 2001, 18: 83-93.

[11] Hanke CW, Sattler G, Sommer B. Textbook of Liposuction. London: Informa Healthcare, 2007.

[12] Shiffman MA, Giuseppe AD. Liposuction Principles and Practice. New York: Springer, 2006.

[13] 邓小明, 姚尚龙, 于布为, 等. 现代麻醉学. 4版. 北京: 人民卫生出版社, 2014.

第5章

微创减脂塑身医学并发症及其防治

> 秾纤得衷，修短合度。肩若削成，腰如约素。
>
> ——曹植《洛神赋》

减脂塑身医学近十年来发展迅速，各种微创减脂技术层出不穷。它给微创美容带来革命性改变的同时，众多不良事件也随之出现，且复杂而多样。究其原因大致归纳为以下三个方面。①仪器方面：生产厂商众多，治疗技术多样，其设备质量良莠不齐。②术者方面：临床大多数医师未系统学习减脂塑身知识，不了解设备使用方法，却急于上手操作，甚至一些非专科医师也在操作，这成为并发症频发的重要原因之一。③操作规范方面：从相关仪器及药品的生产到管理，从产品规格、设计到减脂塑身技术的适应证、禁忌证和术式，尚未形成一个统一的标准和系统准则。另外，社会上各种培训班泛滥，传授的内容和方法也多为个人的经验总结，不能成为行业标准。

需要强调的是，任何一种微整形手段都会有一定的痛苦和风险，有些是治疗本身必然存在的反应，比如肿胀、淤青、疼痛等，这些事件应当被认定为不良反应。有些则是因为禁忌证或操作不当导致的医疗损害，比如皮肤坏死、皮肤烧伤冻伤、出血、感染、神经损伤等，这类医疗事件则应归为并发症。

第 1 节　微创减脂塑身技术不良反应

一、肿胀和淤青

1. **临床表现**　减脂塑身技术作为一种整形美容外科微创手术，存在不同程度的创伤反应。这些创伤反应的主要表现就是肿胀和局部轻度皮肤淤青。肿胀一般持续3~5天可自行消退，皮肤淤青一般3~5天转变为浅黄色，大约1周浅黄色逐渐退去而恢复正常肤色。

2．预防

（1）要有爱伤意识，术中严格轻柔操作，术后适当加压包扎，内层均匀平铺无菌棉垫使抽吸部位均匀受力，避免局部受压产生淤青。

（2）术前详细询问病史，凝血障碍性疾病、高血压、糖尿病等为手术绝对禁忌证。应避免手术或进行原发病的治疗后再进行手术。

（3）女性月经期为手术相对禁忌证，应当避开。

（4）在肿胀液浸润麻醉5~10 min后再开始操作，可有效收缩毛细血管，减轻术后淤青反应。

（5）巧用神经阻滞麻醉可减少治疗部位的局部浸润麻醉药用量，有利于减轻术中及术后创伤反应。

3．处理

（1）面部术后可考虑立即开始冷敷，术后前3天每天冷敷4~6次，每次冷敷时间1 h左右，冷敷袋温度在4~6 ℃为宜，切勿用冰块直接冷敷，以免冻伤皮肤。术后即刻戴弹力头套，前3天需要24 h佩戴，3天后出门时可以取下头套，但需要减少过度的表情活动，其余时间应当尽量保持弹力头套的佩戴。身体其他部位如上臂、腰腹有吸脂术和光纤、射频等联合应用时，如条件允许，也可考虑冰敷，即刻穿戴塑身衣，前3天需要24 h穿着，3天后出门时可以脱下，但需要减少过度活动，其余时间应当尽量保持塑身衣的穿着，有利于减轻肿胀、疼痛和淤青。

（2）术后24 h如无禁忌证，可以适当使用活血化瘀类中药制剂，有利于肿胀减轻和淤青消退。

二、紧绷不适和胀痛

1．临床表现　减脂塑身术后一般都会有不同程度的紧绷感，甚至有胀痛、触痛的感觉。这些都是可接受的正常不良反应，一般在3~6天好转或消失。紧绷感是由于减脂后瘢痕粘连所致，一般在3~6个月好转或消失。

2．预防和处理

（1）术中及时用无菌冰盐水冰敷，术后及时冷敷和戴弹力头套，有利于减轻紧绷感和疼痛。

（2）轻度的疼痛一般不需要止痛，对疼痛难以耐受者，可适当应用镇痛类药物。

三、效果不理想

1．原因　术后效果与诸多因素有关，比如相关的联合治疗、求美者的基础条件、术后护理及生活习惯等。因此，术后的效果存在差异，如果因治疗原因没有达到预期的效果，应该认真分析具体原因，加以补救；但是部分美容机构为营销需要，用术前真实照片和术后编辑过的照片做对比，人为夸大术后效果，导致求美者期望值过高，术后的实际效果远不及宣传中的效果而引起纠纷。这样的效果不理想占绝大多数，也是医疗美容机构炒作直接导致的，应该力求避免。

2．预防和处理　微创减脂塑身技术有优势，也有其局限性，医师应该有正确的认识。在沟通方面，对术后效果和术后维持时间，术前要实事求是地与求美者沟通、告知。在治疗方面，术者要切实提高自身的技术水平，对设备相关知识、参数设置以及微创减脂技术和吸脂技术都要有全面的掌握。对于过度肥胖的求美者，要为其制定减脂计划，术后规律饮食。术前充分分析求美者的具体情况，制定完善的方案；术中严格合理、合规操作，才能达到有效的治疗效果。 重视和利用好影像资料，术前、术中以及术后建立完善而详尽的影像记录。完善的影像资料是避免和解决纠纷的重要依据，也是医务人员不断研究总结提高的第一手资料。

第 2 节　微创减脂塑身技术局部并发症

一、皮肤烧伤或冻伤

1. **临床表现**　表现为红肿，起大小不等的水疱，皮肤表皮剥脱，烧灼样疼痛明显，严重者皮肤感觉减退或消失。

2. **原因**　射频、光纤、冷冻治疗时，参数设置过高，局部定点停留时间过长，引起皮肤烧伤或冻伤。

3. **预防**　应及时纠正操作手法，术中即刻使用冰生理盐水纱布或无菌冰袋降温，避免再次治疗烧伤部位。每次治疗返回切口附近时需停止能量输出，避免能量多次在切口处累积导致切口烧伤。

4. **处理**　浅度烧伤术后辅以局部换药，可配合应用促进创面愈合的药物，如生长因子凝胶等加速创口愈合；严重烧伤需手术植皮或皮瓣转移等修复。

二、皮肤坏死

1. **临床表现**　表现为皮肤感觉消失、皮肤变性皱缩、发黑坏死。

2. **原因**　操作过度或能量过大，损伤真皮下血管网或真皮，可引起皮肤和组织的坏死。

3. **预防**　激光、射频、冷冻等应严格控制能量及参数，以小剂量多次的原则，不要想一次到位，过度操作。应用超声时，超声探头未在组织内持续移动，或在干性组织内启动超声，机械能将会转化为热能而导致烧伤。为尽可能降低坏死的发生率，应避免使用诸如捏持或加压等非常表浅的操作手法，该手法仅应用于如白线或半月形线等区域吸脂，而不宜在腹部广泛使用。此外，在湿性组织内使用柔和的动态手法操作超声探头，将脉冲超声波间断传递到表浅组织，防止造成皮肤烧伤或坏死。

4. **处理**　小面积的坏死术后辅以局部换药或清创缝合修复，面积较大的烧伤需手术植皮或皮瓣转移等修复。

三、皮肤表面凹凸不平

1. **临床表现**　表现为轮廓不规则、脂肪团、瘢痕凹陷和不对称形态。

2．原因

（1）过度去除浅表脂肪可能会导致轮廓不规则，皮肤形态不佳。

（2）如果未均匀充分地乳化浅表脂肪，也会导致轮廓不规则和皮肤回缩，可通过再次手术来充分去除浅表脂肪和消除不规则轮廓。

（3）在与吸脂手术联合应用时，用吸脂管长时间抽吸同一部位会导致此类并发症的发生。

3．预防　激光、射频、冷冻等应严格控制能量及参数，以小剂量多次为原则，不要在一个点、一个部位过度操作。注射溶脂应严格控制注射药物的量，小剂量均匀治疗。如微创减脂与吸脂术联合应用时，首先采用大号吸脂管抽吸深层脂肪以减容，Vent X 吸脂管可减小吸脂管位于体内抽吸时产生的撕脱力，因此采用该吸脂管可能会减少不规则轮廓的发生。应避免用吸脂管长时间抽吸同一部位。吸脂术后再用微创手段加以修饰。

4．处理　轻度轮廓不规则可通过术后穿戴平整的塑身衣和手法淋巴引流改善。面积较大的凹陷则需通过去除凹陷周边脂肪或通过自体脂肪移植填充加以改善。对于由于脂肪去除不充分而导致的大面积凹凸不平，可能需要再次手术来消除不规则的轮廓，促进皮肤光滑平整地回缩。

四、瘢痕、纤维化和结节

1．临床表现　表现为外形不规则、硬结、脂肪团、瘢痕凹陷和不对称形态。

2．原因

（1）术前未排除患者为瘢痕体质，术后瘢痕常出现在皮肤烧伤案例。

（2）在与吸脂手术联合应用时，反复的抽吸动作会对切缘产生摩擦而加重瘢痕形成。

3．预防　激光、射频、冷冻等应严格控制能量及参数，以小剂量多次为原则，不要在一个点、一个部位过度操作。注射溶脂应严格控制注射药物的量，小剂量均匀治疗。吸脂术后再用微创手段加以修饰，关闭切口时可以梭形切除摩擦的皮缘。

4．处理　小面积的瘢痕可以通过切除后减张美容缝合或磨削等治疗。大面积或多处不规则瘢痕要通过手术松解、脂肪填充等多种手段补救，术后给予塑身衣、药物、激光等综合抗瘢痕治疗。对于纤维和结节，术前可与患者沟通好术后可能发生的情况，让患者有心理预期，如必须治疗可使用无创射频局部加热、热敷、局部按摩。

五、体型不对称

1．临床表现　绝对的对称很难达到，只要视觉上没有明显的不对称就可视为对称。不对称的表现为双上臂、腹部两侧、双侧大腿明显形态不对称，尤其是颜面部、眼袋等部位稍有不对称即表现得极为明显。

2．原因

（1）术前即存在双侧不对称，术前评估不到位，术中两侧去除的脂肪量几乎一致。

（2）术前双侧对称，术中两侧去除的脂肪量不一致。

（3）骨骼的异常也会导致不对称。

3．**预防**　如术前双侧对称，则术中单侧去除的脂肪量应尽量与对侧一致。如术前即存在双侧不对称，则应做记录并提醒患者。脂肪分布不均引起的不对称可以通过多去除较多侧的脂肪，或向脂肪较少侧移植脂肪加以改善和矫正。脂肪整形术不能真正矫正骨骼异常引起的不对称。

4．**处理**　如不对称是由于减脂操作本身引起的，则需通过再次手术纠正，包括去除多余的脂肪和将自体脂肪注射于脂肪去除过度的部位。骨骼异常引起的不对称如不明显，可以通过脂肪的加减来调节，使视觉上尽量对称。如存在严重的骨骼畸形，则需行截骨、植骨等专科综合治疗。

六、创伤性皮肤色素沉着

1．**临床表现**　治疗部位出现点状或不规则点片状色素沉着，常在创伤反应消退后显现，多数可数月后逐渐淡化消退。

2．**原因**

（1）光纤、射频等操作以及术后包扎过程中的任何环节对真皮层内毛细血管网造成损伤，使淤青加重，消退减慢，愈合后可伴轻度色素沉着。

（2）因局部过敏、感染引起水疱，水疱结痂后形成色素沉着。

3．**预防**　详细询问病史，是否为瘢痕体质，是否有皮肤损伤后色素沉着病史，存在以上情况者要慎重手术。微创减脂塑身治疗不宜过于频繁，一次也不宜施行过多或大范围的减脂，以免加重损伤而导致恢复期延长。

4．**处理**　术后应保持局部清洁，及时冷敷。出现水疱要给予具有抗炎促愈合作用的创伤修复凝胶外用，保持创面清洁干燥，防止创面感染，注意防晒。

七、皮肤松弛

1．**临床表现**　皮肤张力差、皱褶、明显下垂，这种现象易发生于某些特定部位，包括下腹部、脐周、上臂和膝上区域，同时好发于既往过度肥胖，减肥效果明显的求美者。

2．**原因**　过度肥胖，一次性减脂量大，或减脂不均匀，在一个部位减脂过多。

3．**预防**　术前认真评估求美者的皮肤弹性情况和原有的松弛情况，同时应在术前咨询时告知患者皮肤下垂和松弛的风险；皮肤张力差、存在细纹和大量皮下脂肪的患者，术后发生皮肤松弛的概率增大；对于过度肥胖者，应少量多次、分阶段减脂，同时术后要严格穿戴塑身衣。

4．**处理**　严重皮肤松弛的求美者考虑增加切除性手术，如腹壁整形术、臂提升术和股部整形术。如果预期患者在腹部脂肪整形术后会出现皮肤松弛，则需考虑联合实施腹壁整形术。微创减脂塑身技术中有很多治疗手段可以同时紧致皮肤（如射频、超声等），术后还可以通过红外线等外部理疗设备和再次手术切除皮肤来改善皮肤松弛。

八、局部及全身感染

1. 临床表现　可出现红、肿、热、痛的典型炎症表现，局部积液、皮肤反复红肿、穿刺处有分泌物流出等情况也较为常见。

2. 原因　大多数情况是因为未严格执行无菌操作。一些施术者错误地认为微创减脂塑身治疗不是手术，因而未执行无菌操作。非正规执业医师操作也是出现感染的重要原因。另外，未详细询问求美者病史，比如存在激素用药史、自身基础疾病（如糖尿病、免疫系统缺陷性疾病等）、穿刺部位皮肤感染等的求美者，感染风险较大。

3. 预防

（1）术前排除免疫功能不全患者，或者于围术期良好控制病情并严密监测。完善空腹血糖、人类免疫缺陷病毒（HIV）、丙肝病毒等术前检查，确认有无糖尿病、艾滋病（AIDS）等疾病。应建议吸烟患者至少在术前和术后 1 个月内戒烟。

（2）术中必须严格遵守无菌操作规范，避免局部血肿或血清肿，因为后两者是良好的细菌培养基，与感染有因果关系。

（3）保证引流通畅，无液体积聚，术毕"擀面杖"挤压按摩挤出肿胀液、血性液及脂肪团是一个必要的操作流程。局麻求美者术毕可以采用站立位让积液随重力由切口渗出，切口不要缝合过密以免影响引流。术后要严格穿戴塑身衣。如渗出较多，包扎敷料湿透要及时更换。

4. 处理

（1）一旦发现感染，分泌物应及时送细菌培养加药物敏感试验。早期应用广谱抗生素。细菌培养及药物敏感试验结果回示后，对用药进行调整。

（2）一旦有脓液或脓肿形成，应及时局部清创，保持通畅引流，用过氧化氢溶液和大量生理盐水冲洗，并依据引流情况定期换药。暂不缝闭创面，保持创口开放，待感染控制后闭合伤口。

（3）合理选择抗生素，对于表浅感染，表现为压退性红斑、发热和压痛者，病原微生物通常为葡萄球菌或链球菌。术后如出现持续数周甚至数月的红肿包块，需警惕非典型分枝杆菌感染，需引流或切除这些包块，并延长抗生素使用疗程。坏死性筋膜炎表现为危及生命的严重感染，由 A 型链球菌或混合细菌所致，可引起皮下血管血栓形成和广泛坏疽。有效的治疗方法是及时切开减压并外科清创坏死组织、通畅引流、应用抗生素和高压氧治疗。

九、血清肿

1. 临床表现　表现为治疗范围内低位或局部积液，可伴皮肤红肿，通过超声可诊断，穿刺可见血清液。血清肿通常为炎性分泌物，也可能含有淋巴液。未经治疗的血肿也可演变为血清肿。血清肿常发生于腹部大面积吸脂的超重或肥胖患者。

2．原因

（1）由能量过大所致的创伤、烧伤或吸脂术抽吸摩擦导致体液在皮下组织异常聚集所致。

（2）术毕未检查或按摩挤压出残留肿胀液、血性液及脂肪团。

（3）术后没有合理加压包扎或穿戴合适的塑身衣。

3．预防　术毕"擀面杖"挤压按摩挤出肿胀液、血性液及脂肪颗粒。局麻者术毕可以采用站立位让积液随重力由切口渗出。不能确保残留液体基本挤尽时，切口不要缝合过密以免影响引流。术后合理加压包扎或穿戴合适的塑身衣3天以上。

4．处理　明确诊断后，采用锐针穿刺引流后加压包扎的方法治疗早期血清肿。可能每隔几天即需引流1次直至治愈。超过1个月的慢性血清肿可能需要抽吸积液后向腔内注入空气，或行刮除术或常规切除术治疗。超声引导下的穿刺抽吸比盲视穿刺抽吸更加精确。依据引流情况定期换药，暂不缝闭创面，保持创口开放。术后仍要严格穿戴塑身衣。

十、出血

1．临床表现　术中抽出血性液过多，术后才出现的局部非正常的肿胀、隆起等，应考虑深部血肿的可能。

2．原因　激光、冷冻、射频、光纤溶脂等微创减脂治疗在术中或术后极少发生出血过多。但在部分过度肥胖患者，或吸脂术与其他微创手段联合应用时，要预防出血的可能。

3．预防

（1）完善术前检查及评估。首先应排除具有潜在凝血功能异常的患者，术前检查至少应包括含血小板计数的全血计数、肝功能、凝血酶原时间和部分凝血活酶时间。应复检任何一项异常指标，并请血液科医生做进一步检查。有出血倾向家族史的患者需做更详细的凝血障碍检查。患者术前至少7~10天勿服用任何药物、维生素、中草药或含抗血小板成分的保健品，包括阿司匹林、非甾体抗炎药、维生素E、人参、生姜、银杏和大蒜等活血药物及食物。

（2）术中轻柔操作。术后注意观察，杜绝此类并发症的发生。术毕"擀面杖"挤压按摩挤出残余液体。必须于术后即刻穿戴塑身衣，以压迫小血管促进止血。

4．处理　小血肿可能无须治疗即可痊愈。大血肿一旦液化则需引流或抽吸。未经治疗的大血肿会融合成大的血清肿或慢性假性囊肿，需抽吸治疗，超声引导下的穿刺抽吸比盲视穿刺抽吸更加精确。应提醒求美者术后如出现迟发血肿，需要及时发现并给予加压、冷敷等处理，必要时回院处理。出血量较大、有明显波动感时，应穿刺抽吸或引流。对以上措施难以控制的出血需要手术开放处理。

十一、神经损伤

1．临床表现　神经损伤导致相应支配区域的相应异常表现，运动神经损伤可出现肌肉无力、口眼歪斜等表现，感觉神经损伤表现为感觉过敏或迟钝。一般来说，损伤为可逆性，可自行恢复，无需处理。其中一些患者症状较轻，易被忽视或被误认为创伤反应，应当严密观察。

2. **原因** 多由于对神经解剖不熟悉，浸润麻醉或操作时损伤神经引起，一般是烧伤、挫伤和牵拉伤，完全离断的可能性比较小。操作不当时也有离断神经的可能性。

3. **预防** 神经损伤较少见，但仍要牢记各部位的神经解剖，尤其是面部运动神经（如面神经、三叉神经及其分支等）的走行、层次和支配区域，在操作过程中尽量避开。

4. **处理** 可口服营养神经的药物（谷维素、腺苷辅酶维生素 B_{12}）等，行针灸和热敷治疗。非神经离断的情况一般 3~4 周后症状会有改善，不必过度担心。若不能恢复，需要进一步诊治。减少对损伤的过度关注有利于心理状态的调整，对神经损伤修复有积极作用。

第3节　微创减脂塑身技术全身并发症

一、血栓栓塞

在患者就诊和评估时，需确认深静脉血栓形成（deep venous thrombosis, DVT）和肺栓塞（pulmonary embolism, PE）的危险因素。这些因素包括年龄超过 40 岁、肥胖、既往血栓栓塞史、肿瘤、吸烟和接受雌激素治疗。手术时间长、术后制动也会增加血栓风险。对于在静脉镇静或全麻下进行长时间手术的患者，行围术期预防性抗血栓治疗能够降低深静脉血栓形成和肺栓塞的风险。一般而言，如患者只施行局部肿胀麻醉，且术中可以活动，则无须行预防性抗血栓治疗。患者应于术后及早活动，并充分补液。降低血栓风险的措施包括：术前、术后 3 周停用雌激素，确保患者穿戴抗血栓弹力服或抗血栓/抗栓子弹力袜；对于镇静或全麻下手术时间超过 1 h 的患者，在手术即将结束时和术后应皮下应用低分子量肝素钠。

深静脉血栓形成表现为小腿肿胀、压痛、被动背屈足部时疼痛。应实施多普勒超声检查深静脉系统并做出诊断。肺栓塞的临床症状和体征包括心动过速、呼吸困难和胸膜炎性胸痛。目前已有数篇与吸脂相关的肺栓塞致死的病例报道。如怀疑肺栓塞，在肺通气灌注扫描、CT 肺动脉造影等确诊的影像学检查结果出来之前，即可开始治疗。

二、脂肪栓塞

在脂肪和脉管系统均受到机械性破坏或损伤时，脂滴会进入全身循环系统，导致脂肪栓塞。在吸脂手术中可能经常发生某种程度的栓塞，并且同时实施脂肪整形术和自体脂肪移植术可能会增加脂肪栓子出现的可能性。脂肪栓塞综合征并不常见，该综合征可累及呼吸系统、心血管系统、中枢神经系统和皮肤。患者出现呼吸困难、发热、心动过速和点状皮疹。脂肪栓塞综合征的病理生理变化为内皮细胞的炎性反应，该反应由在脂肪酶作用下脂肪细胞释放的脂肪酸所致。治疗方法包括补液、维持电解质平衡、氧疗，必要时可使用呼吸机。在某些病例，全身应用激素如甲泼尼龙，可减轻炎性反应，改善呼吸症状。

三、肺水肿

由于肿胀麻醉中需注入大量液体，因此心力衰竭患者不能实施肿胀麻醉后减脂塑身治疗。即使在健康患者，不恰当地应用静脉输液以及在皮下注入大量液体也可能导致体液负荷过重和肺水肿。通过术前询问病史和查体，可以鉴别出患者是否患有心脏病。可通过心电图、胸部 X 线片和超声心动图来检查心功能。在大面积减脂时，因需要注射大量肿胀液，需严密监测体液平衡。

四、利多卡因中毒

在肿胀麻醉中，利多卡因的安全剂量为＜55 mg/kg。为安全起见，可将利多卡因的最大剂量减至45 mg/kg，以降低中毒发生率。全身吸收利多卡因后产生的中毒症状表现为口周麻刺感、舌麻木、头晕、恶心和呕吐。随着血药浓度的升高，心脏毒性也会出现。应积极治疗利多卡因中毒。关键是要理解位于脂肪间隔中的利多卡因是被全身缓慢吸收的，因此在用药 12~18 h 后才会出现血药浓度峰值。通过细胞色素 P450-3A4 酶途径代谢的药物可与利多卡因竞争，可能会增加利多卡因的毒性，在实施肿胀麻醉前至少 2 周应停用该类药物。在肿胀麻醉中，因肾上腺素需 12~15 min 才能引起血管收缩，因此，快速注入肿胀液可能会增加利多卡因血药浓度。临床应用中，对于大多数区域，利多卡因的安全有效浓度是 0.05%~0.1%。局麻下吸脂时，通常需在浅表组织中注入 0.06% 利多卡因（每 1 L 生理盐水加600 mg 利多卡因），以确保麻醉充分。如在全麻下手术，利多卡因的剂量则可减少至上述剂量的 25%，甚至更低。由于利多卡因分子具有亲脂性，因此全麻下应用可为患者提供术后数小时的镇痛。

利多卡因除了具有毒性，还可引起过敏反应。术前需向患者确认所有既往发生的局麻不良反应。过敏反应的治疗措施包括氧疗、循环支持、应用抗组胺药物和类固醇激素。

五、小结

微创减脂塑身医学是现代仪器设备与医学美容融合发展的微整形技术，它填补了靠吸脂手段达到减脂塑身的短板。任何一种手段需要由经过正规训练的整形外科医师实施操作才能确保安全有效。我们在临床工作中发现，有相当多的不良事件是由于非专业医疗人员违规操作导致的，其根本不懂无菌操作技术，不具备医学专业素养和医学常识，营销宣传手段却极高，蒙蔽了广大求美者，影响医学美容行业的健康发展，应该加以严格管控并依法整治。一方面，专业医师要正确普及微创减脂塑身技术的相关知识，向求美者传递健康的、有价值的医美信息。另一方面，需要国家相关管理和执法部门加强对非法行医行为的整治力度，还医疗美容行业一个科学健康的发展环境。

（张　军　崔海燕　蔡　磊　靳方方　窦晓霜　李　晶）

参考文献

[1] Garcia O, Nathan N. Comparative analysis of blood loss in suction-assisted lipoplasty and third-generation internal ultrasound-assisted lipoplasty. Aesthet Surg J, 2008, 28(4): 430-435.

[2] Nagy MW, Vanek PF. A multicenter, prospective, randomized, single-blind, controlled clinical trial comparing VASER-assisted lipoplasty and suction-assisted lipoplasty. Plast Reconstr Surg, 2012, 129(4): 681e-689e.

[3] 崔海燕. 东方注射美容医学. 北京: 北京大学医学出版社, 2017.

[4] 崔海燕. 东方线雕美容医学. 北京: 北京大学医学出版社, 2019.

[5] Shiffman MA, Arnica M. Aesthetic Medicine: Art and Techniques. Berlin: Springer, 2011.

[6] Shiffman MA, Di Giuseppe A. Liposuction: Principles and Practice. Berlin: Springer, 2006.

[7] Hanke CW, Sattler G. Procedures in Cosmetic Dermatology. Philadelphia: Elsevier, 2005.

[8] Alexander J, Takeda D, Sanders D, et al. Fatal necrotizing fasciitis following suction-assisted lipectomy.Ann Plast Surg, 1988, 29(6): 562-565.

[9] Gibbons MD, Lim RB, Carter PL. Necrotizing fasciitis after tumescent liposuction. Am Surg, 1998, 64(5): 458-460.

[10] Andrades P, Prado A. Composition of postabdominoplasty seroma. Aesthetic Plast Surg, 2007, 31(5): 514-518.

[11] Kim J, Stevenson TR. Abdominoplasty, liposuction of the flanks, and obesity: analyzing risk factors for seroma formation. Plast Reconstr Surg, 2006, 117(3): 773-779.

[12] Stebbins WG, Hanke CW, Peterson J. Ultrasound-guided drainage of a seroma following tumescent liposuction. Dermatol Ther, 2011, 24(1): 121-124.

[13] Platt MS, Kohler LJ, Ruiz R, et al. Deaths associated with liposuction: case reports and review of the literature. J Forensic Sci, 2002, 47(1): 205-207.

[14] Lehnhardt M, Homann HH, Daigeler A, et al. Major and lethal complications of liposuction: a review of 72 cases in Germany between 1998 and 2002. Plast Reconstr Surg, 2008, 121(6): 396-403.

[15] Gilliland MD, Coates N. Tumescent liposuction complicated by pulmonary edema. Plast Reconstr Surg, 1997, 99(1): 215-219.

[16] Talmor M, Fahey TJ 2nd, Wise J, et al. Large-volume liposuction complicated by retroperitoneal haemorrhage: management principles and implications for the quality improvement process. Plast Reconstr Surg, 2000, 105(6): 2244-2248.

[17] El-Ali KM, Gourlay T. Assessment of the risk of systemic fat mobilization and fat embolism as a consequence of liposuction: ex vivo study. Plast Reconstr Surg, 2006, 117(7): 2269-2276.

[18] Ostad A, Kageyama N, Moy RL. Tumescent anesthesia with a lidocaine dose of 55 mg/kg is safe for liposuction. Dermatol Surg, 1996, 22(11): 921-927.

[19] Shiffman MA. Medications potentially causing lidocaine toxicity. Am J Cosmet Surg, 1998, 15(3): 227-228.

第6章

微创减脂塑身与体表年轻化技术的联合应用

态浓意远淑且真，肌理细腻骨肉匀。

——杜甫《丽人行》

第1节　微创减脂塑身的联合治疗

临床上，微创减脂塑身技术常常与其他微创治疗手段如激光、射频、超声、注射等联合应用，来达到更优化的塑形目的。人体的外形轮廓由多个解剖结构组成，由外至内依次为皮肤层、皮下脂肪层、肌肉层以及骨骼。除了减少脂肪外，我们往往需要同时解决皮肤松弛、容量缺失以及肌肉肥大等问题，使用多种光电及注射手段，从多个层次进行治疗，才能更好地塑造下颌、颈部、腿部等部位的轮廓及线条。除了骨骼层外，表皮层、真皮层、皮下脂肪层、肌肉层均可采用微创手段进行治疗。

一、激光技术联合应用

根据选择性光热作用原理，气化性激光及非气化性激光使特定波长的激光能量选择性地被水分子吸收，达到气化表皮或加热真皮的作用。

二氧化碳激光（波长 10 600 nm）及铒激光（波长 2940 nm）的能量大量被水分子吸收，能够气化表皮和真皮，并在外周形成热凝固带，即刻收缩胶原，同时激活皮肤的自身创伤修复机制，刺激胶原纤维新生。超脉冲二氧化碳激光单脉冲的磨削深度为 20 μm，对周围组织的热凝固损伤达 100 μm；而铒激光的磨削深度为 5~10 μm，对周围组织的热凝固损伤达 50 μm。因此铒激光作用更表浅，热凝固带更狭窄，术后色素沉着的风险低于超脉冲二氧化碳激光，但不具备二氧化碳激光的止血作用。脉冲二氧化碳激光和铒激光对于年轻化的治疗效果是相当的，两者均适用于Ⅰ、Ⅱ型皮肤的中、重度皮肤松弛的治疗。对于Ⅲ、Ⅳ型皮肤的患者，传统的全脸气化性激光治疗后色素沉着、色素减退和延迟性红斑的风险高，应采用新型点阵模式进行治疗。

点阵激光是指在皮肤上形成矩阵方式整齐排列的微热损伤区（microscopic treatment zone, MTZ），而每个微热损伤区周围组织"毫发无损"，保留MTZ周围的正常组织可以加速组织的修复，减少炎症后损伤，降低色素沉着、色素减退的发生率。当MTZ间距为250~500 mm时，经皮水分丢失（transepidermal water loss, TEWL）未测到明显改变，MTZ孔道在24 h内关闭，红斑可于1周内消退，1周左右表皮的结痂脱落，3个月内可见较明显的紧肤、除皱效果，一般无持久性色素沉着和色素减退发生；而当MTZ间距减少至125 mm时会引起表皮分离，2周内TEWL值显著升高，红斑消退更慢，深肤色患者更易留有较持久的色素沉着。选择合适密度及能量强度的气化性点阵激光，经过多次治疗，可以安全、有效地改善较深肤色患者轻、中度的皮肤松弛问题。

为了避免表皮损伤，更安全地治疗深肤色患者的皮肤松弛，可选用非气化性激光，其波长种类较多，多在1500 nm附近，激光能量很少被皮肤浅层的色基（黑色素、血红蛋白等）吸收，更多地被真皮的水分子吸收，避免表皮损伤，可控地加热真皮层，使热损伤温度达到42~45 ℃，启动创伤修复机制，刺激胶原新生。与脉冲二氧化碳激光及铒激光相比，非气化性激光几乎无表皮损伤，安全性高，但是对于皮肤松弛的治疗效果明显弱于前者。非气化性激光治疗后水肿一般在6~24 h消退，红斑1周左右消退，皮肤有轻微的"烫伤"，为成千上万褐色的微小表皮坏死碎片（microscopic epidermal necrotic debris, MENDS）组成，2周内MENDS可脱落，一般无色素沉着、色素减退发生。

二、射频技术联合应用

射频与激光不同，射频不通过靶色基的吸收产生热能，而是通过电流在组织中的阻抗产生热能。组织中的阻抗越高，产生的热能就越大，组织中的阻抗由低到高依次排列为：水、神经、肌肉、胶原、其他蛋白质和脂肪，因此射频作用于不同层次可以分别引起胶原、脂肪、神经的热损伤。不同组织对热损伤耐受度不同，40~48 ℃时胶原纤维发生变性而刺激新生胶原产生，50~60 ℃时胶原纤维会发生热凝固而即刻收缩，65~70 ℃时脂肪细胞开始溶解，85 ℃时神经纤维可发生持续数月之久的损伤。

射频作用于真皮层后，组织学上可引起螺旋结构的胶原纤维发生部分或完全变性，胶原收缩，真皮层组织水肿；细胞学上可刺激多种细胞因子（IL-1、IL-10）、生长因子（TGF-β、VEGF）表达，激活创伤修复机制，使成纤维细胞增生，合成更多胶原纤维、弹性纤维、黏蛋白物质，使皮肤年轻化。

射频种类很多，大致可分为单极射频、双极射频、点阵多极射频以及微针射频四类，同时按照有无温度监测控制功能及表面接触冷却设备，可将上述四大类进一步细分。①单极射频作用深，大块加热真皮浅层及深层组织，用于各类肤色患者的中、重度皮肤松弛的治疗。②双极射频作用于真皮浅层，较单极射频作用表浅，不过治疗舒适度更高，可用于年轻患者的轻度松弛的维持性治疗。③点阵射频可作用于450~500 μm深度，具有微剥脱性，可引起5%的表皮剥脱，有利于紧肤的同时改善面部色素沉着、色素不均的问题。④微针射频的所用深度取决于微针的长度，最大深度一般可达3.5 mm，其分为绝缘微针及非绝缘微针，非绝缘微针射频的热损伤带为伴随微针全长的圆柱状结构，绝缘微针射频的热损伤带为以微针远端为中心的茧状结构，均可安全、有效地用于各种肤色面部中度松弛患者的紧肤治疗。最新的微针射频由带有温度监测功能的探针伸入真皮及皮下组织中释放射频能量，可选择作用的层次，精确控制作用的温度，避免组织坏死且扩大热凝固范围，使胶原收缩及新生达到最大化，能够安全、有效地用于所有类型肤色患者的中、重度面部松弛的治疗，研究报道面部松弛一次治疗后的改善度高达89%，并且罕见有不良反应发生。

三、聚焦超声技术联合应用

聚焦超声是聚焦于皮下的超声波。超声波在组织中传播时将机械能转化成热能，在预定的聚焦深度产生边界清楚的、离散分布的微型热损伤区。微型热损伤区周围的组织正常而不受影响，聚焦深度以外的表皮层及皮下组织均不受影响。热损伤区内的温度可达60~70 ℃，胶原纤维热凝固变性，出现即刻收缩现象，并随之启动自身创伤修复机制，刺激更多的胶原纤维新生。组织学检查显示，聚焦超声治疗后在真皮层产生均匀一致的热损伤带，无表皮损伤，热损伤带在12周后消失。据报道治疗后8周，真皮网状层胶原增加24%，真皮厚度可从1.32 mm增加至1.63 mm，真皮上层及下层的弹性纤维排列更加规整而平行。

聚焦超声有三个治疗深度：1.5 mm、3.0 mm及4.5 mm，其中1.5 mm及3.0 mm聚焦于真皮层，4.5 mm聚焦于SMAS筋膜层，可根据治疗部位皮肤的厚度选择不同的聚焦深度。聚焦超声可安全、有效地用于治疗各种肤色患者的皮肤松弛。面部及颈部治疗时可选择4 MHz、4.5 mm的聚焦深度或者7 MHz、3.0 mm及4.5 mm的聚焦深度。一次治疗后，眉毛平均提升度为1.7 mm。治疗眶周皮肤时，由于眶周皮肤较薄，应选用1.5 mm及3.0 mm的聚焦深度，治疗后下睑松弛改善明显。治疗鼻唇沟和下颌松弛时，可选用7.5 MHz或4.4 MHz、3.0 mm及4.5 mm的聚焦深度进行治疗，治疗后2个月，77%的患者觉得鼻唇沟得到了明显改善，73%的患者觉得下颌轮廓得到了明显提升。臀部、手臂、大腿、膝关节部位的皮肤松弛疗效则较弱。

四、注射填充剂联合应用

对于真皮容量缺失问题，一方面可以通过上述激光、射频、超声手段刺激胶原纤维的合成，填补真皮层细胞外基质的丢失；另一方面可以通过注射填充的方法注入胶原、透明质酸、脂肪等，直接改善面部脂肪移位、脂肪萎缩或减脂术后造成的容量缺失，使面部轮廓饱满。

注射填充剂分为替代型填充剂和刺激型填充剂，前者单纯通过填充剂的容积补充丢失的面部容量；后者除了依靠填充剂本身的容积外，还可通过活化成纤维细胞、刺激胶原合成来进一步补充面部丢失的容量。替代型填充剂包括牛和人的胶原及透明质酸，刺激型填充剂包括硅树脂、左旋聚乳酸和羟基磷灰石钙等。

（一）胶原

牛胶原主要用于面部轮廓和皱纹修复，可用 0.0075% 戊二醛交联，与戊二醛交联形成的格子形排列的胶原结构更能抵御体内酶的消化，黏性更高，用于皮肤深层注射。胶原能引起血小板聚集，因此注射后瘀斑较少见。注射后胶原逐渐被胶原酶分解代谢，在鼻唇沟处可持续 4~5 个月，在嘴唇处可持续 2~3 个月。牛胶原有过敏反应，注射前需进行过敏测试，测试阴性的患者术后仍有 1%~3% 可能出现红肿、瘙痒、结节等反应。

人胶原于 2003 年被 FDA 批准用于唇缘、面部皱纹、凹陷性痤疮瘢痕的修复和其他软组织轮廓缺失的修复，也可用戊二醛交联后用于更深皱纹的修复填充。人胶原无抗原性，注射更加平滑，不易结块，但是维持时间比牛胶原短，有时只能持续几周。

（二）透明质酸

透明质酸广泛存在于人和动物体内，是组成细胞外基质的主要成分，不具有种属和组织特异性，组织相容性良好，几乎不引起免疫反应。它具有高度亲水性，吸水后体积增大，向周围产生膨胀压力，使其可以支撑周围组织。透明质酸可以被透明质酸酶降解，还可以与氧自由基发生反应，在体内代谢成水和二氧化碳，具有等容降解的特性，即当一部分透明质酸降解时，剩下的分子可以吸收更多的水分以维持总体积不变，直至所有的分子完全降解。透明质酸根据分子量可分为小分子（<100 万 Da）、中分子（100 万~200 万 Da）和大分子（>200 万 Da）。用于制作组织填充剂的透明质酸一般均为大分子，更能实现立体网状交联，而中分子和小分子的透明质酸更多用于化妆品、面膜等产品。

透明质酸干粉和水混合后形成黏性溶液，将线性透明质酸分子链之间用交联剂（如 BDDE）进行交联，形成一种网状大分子，黏性的溶液将变为凝胶状，即为交联透明质酸。非交联透明质酸在人体内的半衰期仅为 1~2 天，真正维持填充效果的是交联透明质酸。交联剂有毒性。在 BDDE 交联剂的四种形式中，对人体有害的主要是残留的游离 BDDE 交联剂，而已交联的则危害很小。交联是一个不可逆的过程，即一旦发生交联，交联剂在人体内不会"解交联"变成游离的交联剂，而是随着透明质酸长链被代谢而逐步排出体外，因此世界各国对于透明质酸内的交联剂安全标准只规定了残留的游离 BDDE 含量需要小于 2 PPM。

早期透明质酸填充剂产品以颗粒混悬型（双相）为主，双相产品采用筛网分割技术，使用不同孔径的筛网工艺，得到不同颗粒大小的产品，通常直径为 100~1000 μm。双相型透明质酸颗粒越小，越柔软，但由于颗粒总的表面积更大，更容易被降解，维持时间也就缩短；双相型透明质酸颗粒越大，塑形能力越强，维持时间也会更长，但颗粒更大的产品需要的推挤力会增加，异物感也会增加。双相产品的颗粒大小无论是多少，都需要添加少量非交联透明质酸（其具有很好的润滑作用），否则很难通过注射针头平顺地推挤出。

单相交联透明质酸产品为平滑均质状凝胶，其弹性通常低于颗粒状的双相产品，其交联度越高，塑形能力越强。其黏性值通常高于双相类的产品，相对不易发生移位和扩散，更适合注射在表情运动较多或对注射物压迫力较大的区域，例如泪沟及眶颧部、鼻背部、颏部等。单相交联透明质酸推挤的力度更加平滑均一，波动感较小，因此其无需添加非交联透明质酸或仅需添加少量非交联透明质酸。同样容积的单相产品和双相产品比较，单相产品含有更多的有效含量（交联透明质酸）（表6-1）。不同类型产品的剂量不能简单地等量换算，如果按照注射双相产品的经验注射单相类产品，容易注射过量。透明质酸安全可靠，不需过敏测试，缺点是瘀斑、疼痛和治疗后肿胀的发生率比牛胶原高，花费也更高。

表6-1 单相及双相透明质酸产品特点对比

	平滑均质型（单相）	颗粒混悬型（双相）
性状	均匀、细腻、柔顺，捻搓无颗粒感	细微散在颗粒感，颗粒直径在 $100\sim1000\,\mu m$ 不等
交联度	较高，为 $6\%\sim13\%$	较低，为 $1\%\sim5\%$
黏弹性与塑形能力	黏弹性值高，可用于提升，不易移位扩散；通常交联度越高，塑形能力越强	黏弹性值高，延展性好，较易扩散；通常颗粒直径越大，塑形能力越强
维持时间	$12\sim18$ 个月	$6\sim12$ 个月
产品浓度	交联透明质酸所含比例为 $90\%\sim100\%$	交联透明质酸所含比例为 $70\%\sim90\%$
推挤质感	推注力稳定平顺，更易回抽	颗粒较大的产品推注力有波动感，且不易回抽

（三）左旋聚乳酸

左旋聚乳酸可用于修复人类免疫缺陷病毒感染相关的面部脂肪萎缩。左旋聚乳酸微粒直径一般为 $40\sim63\,\mu m$，注射于皮下组织或真皮深层后，会出现直接的、暂时的扩容效果，这个效果会随着稀释液的吸收在几天后逐渐减轻。左旋聚乳酸微粒能够活化成纤维细胞，并刺激新生，经过几周到几个月的时间，填充效果才能完全显现，通常需要 $2\sim3$ 次的重复治疗。治疗后效果维持时间长，可维持 $1\sim2$ 年。左旋聚乳酸微粒最终可以被巨噬细胞吞噬并降解为乳酸、二氧化碳和水，安全性高，注射前也不需要进行过敏测试。不良反应包括瘀斑、水肿、皮下丘疹和微结节的形成。注射过程中和注射后立即积极的按摩有利于减少结节的形成。

（四）羟基磷灰石钙

羟基磷灰石钙可用于鼻口周围皱纹以及人类免疫缺陷病毒感染引起的面部脂肪萎缩的修复，但避免在红唇边缘使用，因为会增加黏膜下结节形成的发生率。羟基磷灰石钙球体直径多在 $25\sim45\,\mu m$，生物适应性非常好，一般不需要做过敏原测试。注射后，羟基磷灰石钙微粒作为支架可让成纤维细胞向内生长，并产生新的胶原。随时间推移，凝胶基质会在几个月内逐渐被吸收，巨噬细胞介导的吞噬作用则将微粒降解为钙和磷酸盐离子。羟基磷灰石钙的临床效果平均持续约 12 个月，不良反应与左旋聚乳酸类似，主要为在浅表部位易形成结节。

五、肉毒毒素联合应用

皮下脂肪的深面为肌肉层。减脂术后原本被脂肪遮挡的肥大的咬肌、腓肠肌会显现出来，影响下颌及腿部的轮廓及线条。因此减脂术后，可以配合肉毒毒素的注射治疗，减少肌肉容积，来进一步改善下颌及腿部的轮廓。

肉毒毒素影响神经末梢可溶性 N- 乙基马来酰胺敏感因子结合蛋白受体（SNARE）蛋白，阻止

SNARE 蛋白通过胞吐作用释放神经递质及炎性介质，其中运动神经末梢乙酰胆碱神经递质的释放受阻，使其下游的肌肉无法收缩，肌肉发生废用性萎缩，因而体积缩小。

咬肌肥大可由多种原因导致。亚洲人易形成咬肌肥大，有些是由于习惯咀嚼口香糖或咀嚼硬的食物导致，有些是由于磨牙症引起，还有一些是由于颞下颌关节功能紊乱或咬合关系异常造成的。咬肌肥大使脸型呈方形，往往会对女性面部美观造成负面影响。咬肌注射剂量取决于肌肉的大小，一般东方人所需的剂量要大于西方人，东方女性每侧需注射 30~50 U，男性需增加 10 U。注射后 1~2 周开始感觉咬肌力量下降，3 周后咬肌力量最弱，维持至 15 周后咬肌力量开始逐渐恢复。除了咬肌注射外，还可以同时注射颏肌，在颏下部紧邻中线的两侧即颏隆起部位进行注射，总注射剂量为 3~5 U，使颏肌放松，下颌线条进一步美化。

小腿后侧的小腿三头肌由浅面的腓肠肌内侧头、外侧头和深面的比目鱼肌构成。比目鱼肌的主要功能是站立、行走及保持姿势，腓肠肌的功能是加强持续站立的力量，以及在跑步时提供速度。腓肠肌与比目鱼肌在很大程度上能够相互代偿，浅层腓肠肌的适度萎缩能够有效改善小腿外形，而又不会影响小腿的功能。一般而言，两侧小腿总剂量不超过 300 U，与其他部位同时注射时总剂量不超过 400 U。注射后 2~3 天开始出现肌肉力量的下降，跑步时会有轻度的不适，踮脚站立时容易疲劳；注射 2 周后，可以观察到小腿外形的改善；注射后 2 个月左右达到最佳效果，且可维持 6~8 个月，小腿周径通常可以减少 0.7~2.5 cm。

第 2 节　微创减脂体表年轻化的联合治疗

一、老化的皮肤表现

随着年龄的增长，衰老是自然趋势。衰老在皮肤上主要表现为：皮肤色素增生，皮肤毛细血管扩张，各类皱纹增多，容量缺失，这在面部表现得尤为明显。

皮肤色素增生主要包括：脂溢性角化、雀斑、获得性双侧性太田痣样斑及黄褐斑等，以表皮色素增生为主。皮肤毛细血管扩张除了表现为经典的"红血丝"外，还表现为面部弥漫性潮红、蜘蛛痣、血管痣以及下肢的细静脉扩张，面部毛细血管扩张很多时候伴有皮肤屏障功能的损害。衰老时皱纹增多，在面部和颈部尤为显著；动态性、静态性和混合性都有，以后两者为主，皱纹的出现是导致皮肤质地变差的一个重要因素。容量缺失在衰老过程中呈进行性发展，真皮中的胶原纤维、皮下脂肪乃至骨骼都会出现不同程度的萎缩，导致面部一些部位如颞部、颊部出现明显的萎缩，皮肤也显著松弛，最终结果就是破坏了面颈部等部位轮廓的完整性和圆润度。

二、年轻化治疗原则

如上所述，衰老是涉及皮肤色素、血管、容量等各个层面的综合表现，所以年轻化治疗原则体现在以下两方面。

（一）综合治疗

衰老的表现不是单一的，而是色素增生、毛细血管扩张、皱纹增多、容量缺失等多种表现的综合。然而具体的治疗手段都有各自的适应证，没有一种手段可以令人满意地同时解决上述问题，因此需要采用综合治疗手段。另外，光电塑形及年轻化治疗往往相辅相成，由于减脂术后容量缺失，皮肤可能显得比减脂术前更加衰老，而人们对于美的要求是整体性的，塑形的患者往往也有年轻化的要求，因此将减脂术与年轻化治疗相结合十分必要。将微创减脂塑形技术与激光光电、肉毒毒素、填充剂、埋线联合，才能发挥协同作用，解决衰老的各个层面问题，有效地改善衰老，提高求美者的整体满意度。

（二）个体化治疗

衰老固然是综合表现，但就每个个体而言，具体的表现都有个体差异，可能某一方面的表现特别突出，也可能患者对某种老化表现特别在意，所以需要对每一位患者进行全面评估，并在充分交流沟通的基础上，有针对性地制定联合治疗方案。

三、年轻化的主要治疗手段

整体年轻化治疗包括皮肤色素增生、皮肤血管扩张、皮肤松弛、皱纹、容量缺失、皮肤质地改善的治疗。总体而言，去除色素、减轻血管扩张、改善肤质主要依靠激光光电手段；减轻皱纹、补充容量主要依靠注射肉毒毒素和填充剂；改善松弛可以采用激光光电手段，必要时可采用埋线美容。

1. **针对色素增生**　激光光电设备能有效去除或改善脂溢性角化、获得性太田痣样斑、雀斑等色素增生性疾病。对于黄褐斑需要药物、光电手段等综合治疗，一般也能有所减轻。主要选用波长 694 nm、755 nm、1064/532 nm 波长的调 Q 激光或皮秒激光。凸出皮肤表面的脂溢性角化斑块可以使用二氧化碳激光气化表皮来去除。

2. **针对血管扩张**　基于选择性光热作用原理，可以选择长脉宽的 585 nm、595 nm 的染料激光、1064 nm 的 Nd:YAG 激光治疗明显扩张的毛细血管及红斑，也可以选择强脉冲光在不破坏皮肤屏障功能等前提下治疗面部弥漫性的潮红。

3. **针对皱纹**　主要通过注射肉毒毒素和填充剂加以改善。前者主要改善动态性皱纹，如早期的额纹、眉间纹和鱼尾纹等，还可注射于咬肌缩小其体积以达到改善面部轮廓的效果；后者主要改善静态性皱纹如鼻唇沟（法令纹）、口角纹（木偶纹）等。如果是混合性皱纹就需要肉毒毒素和填充剂联合注射。针对皱纹的改善，宜选用分子量较小的填充剂。此外，气化性和非气化性点阵激光也都可用于改善轻中度的皱纹。

4. **针对容量缺失**　主要用填充剂注射弥补缺失的容量，一般选用分子量较大的填充剂以获得理想的填充效果并延长持续时间。广义的填充剂注射还包括脂肪注射。

5. **针对皮肤松弛和皮肤质地粗糙**　对于中度皮肤松弛主要用聚焦和超声气化性 / 非气化性点阵激光加以改善，各类射频和近红外光也有一定作用。如果松弛程度进一步加重，可以采用埋线美容手段进行治疗。对于皮肤质地粗糙，主要用强脉冲光和非气化性点阵激光进行治疗。

四、综合治疗的实施

首先要全面客观评估，有针对性地采用合适的治疗手段。如前所述，皮肤老化是色素、血管、容量、肤质改变的综合结果，而每个患者或求美者具体的表现是不一样的，不可能千人一面，总以某一方面的表现为主，同时自身的诉求也不尽相同，所以要在全面、客观、准确地对老化表现做出评估的基础上，结合个体自身的诉求给予相应的治疗。以安全有效为目的，避免过度治疗。其次要合理安排治疗顺序。联合治疗的目的是发挥协同作用，达到全面改善。需要合理安排不同治疗手段的顺序，避免不同手段之间相互影响、相互抵消，这对于同一部位的治疗尤为重要。

1. 肉毒毒素和填充剂的注射顺序　肉毒毒素和透明质酸有协同作用效果，肉毒毒素减少肌肉的活动，与透明质酸联合使用，能够延缓后者的代谢吸收，延长透明质酸的作用时间。一般而言，如果同一天同一部位既需要注射肉毒毒素，又需要注射填充剂，则建议先注射填充剂，后注射肉毒毒素，因为填充剂注射后需要按压塑形。但是我们更推荐先注射肉毒毒素以消除动态性皱纹或混合性皱纹的动态成分，1~2周后再注射填充剂，这样能更精准地把握填充剂注射的剂量和层次。

2. 注射美容和光电治疗的顺序　激光光电治疗和肉毒毒素注射可以同一天进行。如果同一天同一部位既需要激光光电治疗，又需要注射肉毒毒素或填充剂，建议先注射填充剂，接着行光电治疗，最后注射肉毒毒素，这样可以避免填充剂注射后的按压塑形加重激光光电治疗的损伤，也能避免光电治疗和按压塑形导致肉毒毒素过度弥散。当然根据现有汇总的临床经验来看，部分患者或求美者主诉注射填充剂或埋线美容后接受激光光电治疗，出现了不同程度的原有填充剂和线材消退的情况。所以建议在注射填充剂或埋线美容后，同一部位半年内尽可能不要接受激光光电治疗，尤其是强度较大的，当然这方面需要有更多的研究加以验证。

五、面部综合治疗方案

随着年龄的增长，面部的结构会慢慢发生变化：骨骼重塑、肌肉过度活动、脂肪移位、纤维韧带松弛、胶原丢失，会造成口周、下颌缘、双颊区域的皮肤松弛及皱纹。减脂术后脂肪容量丢失，更会加重上述衰老的表现。可以采用注射、射频、超声、激光等手段联合治疗面部的衰老。

注射治疗中，肉毒毒素往往和填充剂（如透明质酸）联合使用。肉毒毒素注射于额部、眉间和眼轮匝肌外缘，可以改善额纹、眉间纹和鱼尾纹等动态性皱纹；肉毒毒素注射于口轮匝肌，可减轻口周垂直皱纹；肉毒毒素注射于降口角肌，可改善口角纹（木偶纹）、口角下垂及较长的鼻唇沟；肉毒毒素注射于咬肌，可纠正咬肌肥大造成的方形脸；肉毒毒素注射于颈阔肌，弱化颈阔肌肌力，可以提升颌颈部。

填充剂可用于填充肉毒毒素注射后仍存在的较深的静态皱纹，在活动度大的部位，例如口周，选用颗粒较小、黏度较高的透明质酸，减少结节及移位；填充剂间接填充于中面部"苹果肌"处或直接填充于鼻唇沟处，可以有效改善颊脂垫移位、胶原丢失所造成的鼻唇沟皱褶；填充剂注射于颏部，可以丰满颏部，美化下颌轮廓；填充剂注射还可以有效地纠正颞部和中面部容量缺失造成的凹陷，使面部饱满、丰润。

下面部松弛是面部老化的常见表现，也是一个早期表现，点阵激光、射频及聚焦超声可以较有效地改善患者面部的轻中度松弛，其中双极射频作用于真皮浅中层，用于轻度面部松弛的治疗；点阵激光、微针射频、聚焦射频及单极射频可作用于真皮深层，多用于中度面部松弛的治疗；聚焦超声及埋线作用至真皮深层及 SMAS 筋膜层，用于中度偏重度面部松弛的治疗。

非气化性激光及强脉冲光可以改善皮肤质地，细化皮肤纹理并提亮肤色。随着年龄增长，面部会出现脂溢性角化、雀斑、获得性双侧性太田痣样斑及黄褐斑等表皮色素增生为主的老化表现，还会出现各种类型的皮肤毛细血管扩张。前者主要以调 Q 激光和皮秒激光治疗，可有效改善；后者主要用脉冲染料激光进行治疗，可以有效清除。上述激光光电手段、注射与减脂术联合时，一般均需等减脂术后炎症反应完全消退后才可行光电及注射等联合治疗。

六、颈部综合治疗方案

颈部的衰老主要表现为脂溢性角化、雀斑、毛细血管扩张、多发性皮赘、以水平皱褶为主的颈部皱纹、颈阔肌条索及皮肤松弛。皮肤表层衰老主要为脂溢性角化斑、日光性黑子病、毛细血管扩张以及软纤维瘤增生等。

调 Q 激光和皮秒激光可有效治疗不高出皮肤的雀斑及脂溢性角化，二氧化碳激光烧灼可去除凸出皮面的脂溢性角化及皮赘，脉冲染料激光可治疗颈部扩张的毛细血管，强脉冲光对肤质改善作用较为突出。

颈阔肌垂直条索可通过沿垂直条索多点注射肉毒毒素治疗。对于以水平皱褶为主的颈部皱纹，一般采用肉毒毒素及填充剂联合注射，后者往往多用中小分子透明质酸，能够有效改善颈部皱纹。肉毒毒素加透明质酸的整个颈部电子注射疗法（即水光针）可以同时改善颈部皱纹和皮肤质地。

对于颈部皮肤明显松弛的患者，需要联合使用激光、射频、超声、肉毒毒素及填充剂注射等手段进行治疗。各类激光光电手段的选择和使用原则与面部治疗时类似。值得注意的是，颈部毛囊单位较面部稀疏，颈阔肌张力较大，治疗后色素沉着及瘢痕的发生率要高于面部，因此激光及侵入性治疗的起始能量要适当低于面部。过多的脂肪沉积会影响紧肤的治疗效果，因此与微创减脂术联合使用时，一般建议先行微创减脂术，术后等炎症反应完全消退后（至少 1 个月左右），再行光电及注射治疗。光电及注射治疗可分数天进行，也可在 1 天内完成，可以先治疗皮肤松弛（点阵激光、射频、超声），再行针对皮肤色素、血管、赘生物的激光治疗，最后行肉毒毒素注射治疗。

七、臀部及大腿部综合治疗方案

臀部及大腿部年轻化治疗需要解决的问题包括膨胀纹、松弛及橘皮样改变等，以及局部出现的脂肪萎缩。臀部及大腿内侧、后侧易形成膨胀纹，根据膨胀纹的色泽可选择不同的激光进行分阶段治疗。对于紫红的膨胀纹，第一阶段选用脉冲染料激光及强脉冲光使红色消退，第二阶段针对萎缩和白斑选用非气化性激光和微针射频作进一步改善；对于接近肤色的膨胀纹，可直接进入第二阶段的治疗。一般至少需要 4~5 次重复治疗后，才能达到比较理想的效果。

臀部及腿部毛囊单位较面部稀疏，皮肤恢复能力亦较差，因此激光及射频的起始能量应略低于面部，以减少色素沉着和瘢痕的风险。在女性臀部及大腿部位，随着年龄的增长，橘皮样改变会逐渐显著，使皮肤表面看上去凹凸不平，呈颗粒状，对此可以使用聚焦超声、单极射频或射频微针进行治疗，利用热效应溶解浅层的脂肪团块，并刺激胶原增生，从而达到治疗目的。

臀部及腿部的皮肤松弛治疗效果一般不及面、颈部，所需的治疗次数要更多。随着年龄的增长，脂肪萎缩以及减脂手术造成的臀部容量缺失，我们可以采用注射填充的方式增加臀部的丰满度。由于臀部容量缺失往往较大，一般不建议使用透明质酸填充，可以选择自体脂肪移植进行填充，有时也可用硅胶及左旋聚乳酸。自体脂肪移植术后可能出现瘀斑、压痛、水肿等不适。术后 2 周内应避免臀部负重，以减少脂肪的重吸收。有时为了达到理想的效果，需要数次填充治疗。对于很瘦的患者，无法获取足够的自体脂肪，则可以使用硅胶填充，主要的副作用为移植物移位、挤压肌肉组织以及移植物可被触及等。左旋聚乳酸填充剂能够刺激胶原增生，往往需要多次治疗才能达到理想的治疗效果，主要的副作用为有形成结节的风险，建议使用时增大稀释倍数，每瓶至少稀释至 12~16 ml 以上，以减少结节的发生。当与微创减脂术联合应用时，建议先行减脂术及脂肪填充术，分别等炎症反应完全消退后再行其他光电治疗。射频、超声紧肤治疗后当天可行脉冲染料激光及点阵激光治疗。

八、小腿部综合治疗方案

小腿部老化的主要表现包括腿部静脉 / 毛细血管扩张、皮肤粗糙、皮肤松弛、腓肠肌肥大等问题。小腿部扩张的血管可选用长脉宽激光及注射硬化剂进行治疗。前者主要包括波长 595 nm 脉冲染料激光、1064 nm 长脉宽 YAG 激光、532 nm 长脉宽倍频 YAG 激光；后者常见的有丙三醇、乙氧硬化醇、十四烷基硫酸钠，一般硬化剂治疗的疼痛度较低，但是不适用于晕针、高凝状态以及对硬化剂过敏的患者。一般而言，较细的血管用长脉宽激光进行治疗，而较粗的扩张血管需注射硬化剂（表 6-2）。与微创减脂技术联合使用时，建议等微创减脂术红斑、水肿等炎性反应完全消退后再行血管的治疗。与其他光电治疗联合使用时，需注意硬化剂治疗后需要加压捆绑 3 周，因此 3 周后可再行其他光电治疗；激光

表6-2　小腿部血管扩张的治疗

血管直径<1 mm	血管直径 1~2 mm	血管直径 2~4 mm
72% 丙三醇	72% 丙三醇	
0.25% 乙氧硬化醇（液体）	0.25%~0.5% 乙氧硬化醇（液体）	0.5%~1% 乙氧硬化醇（液体） 0.25%~0.5% 乙氧硬化醇（泡沫）
0.1% 十四烷基硫酸钠（液体）	0.1%~0.2% 十四烷基硫酸钠（液体）	0.2%~0.5% 十四烷基硫酸钠（液体） 0.1%~0.2% 十四烷基硫酸钠（泡沫）
532 nm KTP 激光	532 nm KTP 激光	
595 nm 脉冲染料激光	595 nm 脉冲染料激光	
	755 nm 绿翠玉激光	
1064 nm Nd:YAG 激光	1064 nm Nd:YAG 激光	1064 nm Nd:YAG 激光

治疗血管后表皮受损明显，因此不建议术后当天再行其他光电治疗。如果需同一天完成皮肤松弛的治疗，建议先行射频或超声治疗后再行激光治疗扩张的血管。小腿部皮肤粗糙、松弛等老化问题可以用非气化性激光、射频、超声进行治疗。由于小腿部皮肤自身修复能力相对较弱一些，所以腿部年轻化的治疗相对其他部位更加困难。

　　小腿部年轻化治疗中不建议使用气化性激光，因为瘢痕及色素沉着的发生率明显增高。同时使用非气化性激光治疗时，能量也应较面部治疗时适当降低，以避免色素沉着的发生。与微创减脂技术联合使用时，可在同一天先行非气化性激光、非侵入性双极（多极）射频及聚焦超声的皮肤松弛治疗，然后再行冷冻以外的微创减脂术。但是单极射频以及侵入性射频治疗后，同一部位不可紧接着行微创减脂术，需与减脂术分开进行，可先行减脂术治疗，也可先行射频治疗，但均必须等一种治疗所致的炎症反应完全消退后再行另一种治疗。腓肠肌肥大可通过肉毒毒素注射使肌肉松弛而体积缩小，从而改善小腿部的轮廓。与微创减脂术联合时，应先行减脂术，等炎症反应完全消退后再行肉毒毒素注射治疗；与其他光电手段联合使用时，可在光电治疗后同一天行肉毒毒素治疗。

（卢　忠　蒋　敏　吴慧玲　谭琳琳）

参考文献

[1]　Hamilton M, Campbell A, Holcomb JD. Contemporary laser and light-based rejuvenation techniques. Facial Plast Surg Clin North Am, 2018, 26(2): 113-121.

[2]　Sadick N, Rothaus KO. Minimally invasive radiofrequency devices. Clin Plast Surg, 2016, 43(3): 567-575.

[3]　Gentile RD, Kinney BM, Sadick NS. Radiofrequency technology in face and neck rejuvenation. Facial Plast Surg Clin North Am, 2018, 26(2): 123-134.

[4]　Gutowski KA. Microfocused ultrasound for skin tightening. Clin Plast Surg, 2016;43(3): 577-582.

[5]　Bass LS. Injectable filler techniques for facial rejuvenation, volumization, and augmentation. Facial Plast Surg Clin North Am, 2015, 23(4): 479-488.

[6]　赵华，李恒进. 皮肤填充剂. 国际皮肤性病学杂志，2010, 36(5): 262-265.

[7]　中华医学会整形外科学分会微创美容学组，中华医学会医学美学与美容学分会微创美容学组，中国医师协会美容与整形医师分会微创抗衰老亚专业委员会. 小腿肌肉肥大的肉毒毒素注射共识. 中国美容整形外科杂志，2017, 28(7): 插5-6.

[8]　杨震. 应用透明质酸颏部填充联合A型肉毒毒素咬肌注射重塑面部下1/3轮廓的效果观察. 中国美容医学，2018, 27(3): 1-3.

[9]　Gold MH. The future of non-invasive rejuvenation technology: devices. J Drugs Dermatol, 2017, 16(6): s104-107.

[10]　Carruthers J, Carruthers A. A multimodal approach to rejuvenation of the lower face. Dermatol Surg, 2016, 42 Suppl 2: S89-93.

[11]　Vanaman M, Fabi SG, Cox SE. Neck rejuvenation using a combination approach: our experience and a review of the literature. Dermatol Surg, 2016;42 Suppl 2: S94-100.

[12]　Coleman KM, Pozner J. Combination therapy for rejuvenation of the outer thigh and buttock: areview and our experience. Dermatol Surg, 2016, 42 Suppl 2: S124-130.

[13]　Weiss M, Mahoney AM, Gold M, et al. Leg rejuvenation: acombination approach: a review and our experience. Dermatol Surg, 2016, 42 Suppl 2: S131-138.

第 7 章

微创减脂塑身医学的设置标准

Minimally
Invasive Body Sculpting
in Asians

娉娉袅袅十三余，豆蔻梢头二月初。

——杜牧《赠别二首·其一》

一、人员配置

1. **医生**　根据求美者的诉求结合自身条件做出综合评估，双方确定好治疗方案后实施微创减脂治疗。

2. **医助**　签署知情同意书；进行术前准备工作及术后处理，包括：清洁治疗区，敷表面麻醉剂，为求美者进行术前、术后拍照，照相体位包括"前、侧、仰、俯、背"位，保证照相背景的一致性，最好用蓝色的不反光的背景，手术消毒、铺巾，减脂后表面区域的加压及预防感染处理，术后交代注意事项及术后回访。

3. **护士**　每名微创减脂塑身美容医师在做治疗时配备 1~2 名护士，协助医师完成求美者减脂塑身区域的消毒、铺巾；器械耗材的配置及物品准备；器械护士必要时上台配合手术。

二、操作流程

1. **接诊**　了解求美者的主观需求，给出良好的建议方案。

（1）沟通：医师和求美者之间的沟通是治疗非常重要的和必不可少的环节，求美者与医师之间最常见的咨询和沟通情形有两种：

• 情景一

医师："我能帮您什么？"或"您需要做哪些项目？"

求美者："医生，您看我需要做哪里？"

• 情景二

医师："我能帮到您什么？"

求美者："我希望把面部、颈部或腰部堆积脂肪减少一些，体型更加好看……"

在第一种情况下，医师要根据美学标准和专业知识来帮助求美者做术区评估，给出良好的建议，以及具体的治疗方法、原理、过程、效果和可能出现的不良反应，最终双方达成一致；在第二种情形下，医师需要根据求美者自身的条件包括经济条件，对求美者的要求做出良好的术前评估，并给出治疗方案。

无论以上何种情形，医师都有责任利用自己的专业知识，对求美者做出美学评估，并引导求美者理智地做出合理选择。

（2）设计：为求美者设计适合她（他）的个体化治疗方案，按照面部"三庭、五眼"、其他部位1∶1.618的黄金比例进行设计。

2. **术前准备**　充分的术前准备有助于保障求美者在麻醉期间的安全，提高求美者对手术和麻醉的耐受能力，避免和减少围术期的并发症。

（1）告知手术流程和风险，签署术前同意书。

（2）清洁：求美者在身体微创减脂术前一天需沐浴更衣，面部减脂治疗前需要将治疗部位进行卸妆清洁。

（3）拍照：微创减脂治疗前进行"前、侧、仰、俯、背"位各角度的照片采集。

（4）测量：术前还需要测量腰腹或者四肢周径，拍照并记录在档。

3. **术中治疗**

（1）设计画线：根据求美者主观诉求结合个体情况设计预定手术部位和范围并画线。

（2）消毒：微创减脂术区消毒可以用碘伏常规擦拭三遍，消毒范围参照外科手术标准。治疗中严格遵守无菌操作原则。

（3）减脂操作：选用适合的设备或药物，按照设计方案操作，控制手术范围和层次，术中边操作边和求美者交流，放松求美者紧张情绪，提高求美者舒适度，同时根据求美者的反馈不断调整手术操作可在一定程度上避免术中并发症，也可以缩短术后恢复时间和减少术后并发症。

（4）术中可行单侧对比拍照。

（5）微创减脂结束后再次消毒创口，并涂抹抗生素软膏，以预防感染。破皮口较大也可以用 6-0 线缝合，加速愈合。

4. **术后护理**

（1）术后再次拍照：微创减脂治疗后即刻再次进行"前、侧、仰、俯、后"位各角度的照片采集，并再次测量手术部位的周径。

（2）一般术后即刻需要用弹力套固定，同时冰敷治疗区域。

（3）术后 1 周内减少术区过度运动，忌酒及辛辣刺激食物。

（4）口服抗生素 3~5 天。

（5）创口 3 天不沾水，并每日用酒精或碘伏消毒。

三、场地要求

1. **接诊台** 接待求美者，向求美者介绍操作医生。
2. **医生接诊室** 与求美者详细沟通。
3. **摄像室** 要求多组光源，选择合理背景，建议选择蓝色的不反光的背景；拍照时注意拍摄手法及技巧，尽可能获得求美者真实照片，同时能清楚明显地反映求美者治疗区的不足之处；术后对比照片尽量与术前照片在拍摄角度、光线明暗度方面保持一致（图7-1）。

有条件的医院/机构可配备用于量化评估皮肤纹理、质地、色素沉着、皱纹、毛孔、红血丝情况等皮肤状态的皮肤成像分析工具，如 VISIA®（CANFIELD Imaging Systems, Fairfield, NJ, USA）和ANTERA 3D®（Miravex Limited, Dublin, Ireland）等。

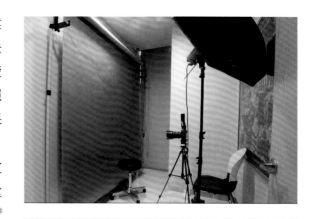

图7-1 摄像室内多组光源及背景

为评估组织容量变化，还可配备 Vectra 3D®（CANFIELD Imaging Systems, Fairfield, NJ, USA）成像分析系统。这些分析工具不仅能对原本难以客观评估的治疗效果进行量化评估，还能保存相关资料，以利于对治疗效果的随访观察。

4. **手术室**

（1）手术室的位置与建筑要求：手术室应设置在安静、洁净及便于和相关科室联络的位置，远离污染源，手术室应尽量避免阳光直接照射，以朝北为宜，也可采用有色玻璃遮挡，以利于人工照明。手术室的朝向应避开风口，以减少空气污染。

（2）手术间的设置：手术间面积为 30~40 m²，最大 60 m²，温度 22~25 ℃，相对湿度 40%~60%。手术间内配备氧气及负压吸引装置等。

（3）手术间的配备：包括挂钟、吊式无影灯、立地聚光灯、供氧装置、麻醉机、器械台、垫脚凳、麻醉台、污物桶、手术床、固定受术者的肩挡、臂架、固定带、输液架、吸引装置、设备柜（消毒用碘酒、酒精、棉签、纱布、减脂设备等）、紫外线消毒设施、冰箱等（图7-2）。

（4）手术室区域划分：手术室应严格分区（图 7-2~7-5）。

1）非限制区：包括外走廊、等候室、更衣间、办公室、卫生间。

2）半限制区：包括器械室、辅料室、刷洗室、消毒室、内走廊、恢复室。

3）限制区：包括贮药室、无菌手术间、刷手间、无菌物品储存间。

5. **激光室** 房间装饰尽量使用减少光漫反射的材料，基本配备包括：治疗床、治疗灯、治疗台、相应激光设备、紫外线消毒设施、排烟设备、器械柜（消毒用碘酒、酒精、棉签、纱布等）、冰箱、治疗车（图7-6）。

（1）室内洁净，整齐有序，无电磁干扰，无振动，温度、湿度等环境条件和供电电源需符合激光医疗器械的使用要求。

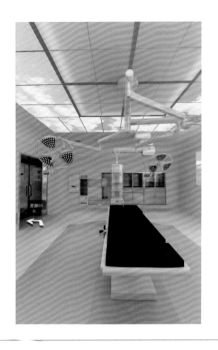

图7-2　手术间

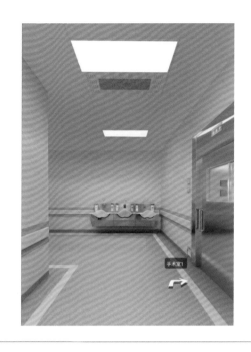

图7-3　内走廊

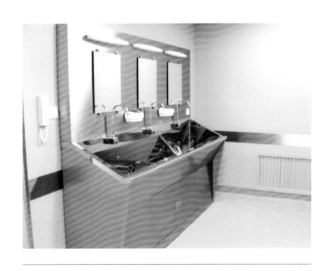

图7-4　洗手池

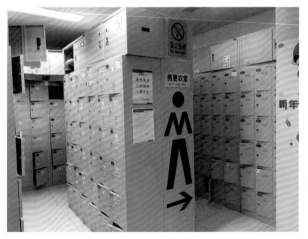

图7-5　更衣室

（2）室内应设置强排风系统，以清除手术时产生的污染气体。

（3）治疗期间控制人员进出治疗室，无关人员不得入内。

（4）激光治疗室入口处醒目位置上必须设置符合规定的激光辐射警告标志，激光器开启后，还需有明显可见的和可听到的报警信号。

（5）室内墙壁、天花板、门等应采用不易燃烧的漫反射材料，窗玻璃应用黑帘遮挡，桌、椅、凳等室内用具不能对激光产生镜反射，以减少镜反射激光对人员的危害。

（6）所有麻醉药、挥发性气体应是非燃烧的，禁止将易燃、易爆物带入激光手术间。

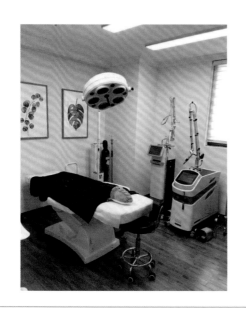

图7-6　激光治疗室配置及布局

（7）室内激光光路应高于或低于坐姿或立姿时的人眼高度，必要时光路上还需设置终止器。

（8）激光器操作人员应穿工作服、戴口罩和手套，包括患者在内的所有室内人员都不能佩戴项链、戒指、耳环、手镯等可能产生激光镜反射的饰物。

6. **注射治疗室**　基本配备包括：立地聚光灯、治疗台、污物桶、治疗床或治疗椅、设备柜（不同型号针头、消毒用碘酒、酒精、棉签、纱布等）、紫外线消毒设施、冰箱（图7-7）。

7. **中医治疗室**　中医特色治疗根据开展减脂项目需要配置，如方盘、无菌缸、大持物钳缸、治疗桌、治疗车、物品柜、无菌柜、治疗床、污物桶、锐器盒、不同型号尺寸针灸针、中药熏洗治疗桶、火罐、竹罐、洗手池、温灸盒、针灸盒、贮槽罐、弯盘、剪子、镊子等（图7-8）。

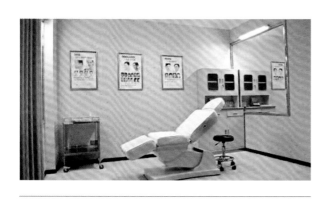

图7-7　注射治疗室设置

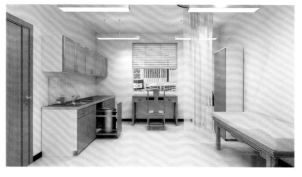

图7-8　中医治疗室设置

四、档案管理

应建立专门的档案室，专人负责管理医疗档案，并制定岗位职责和工作流程。妥善保管好每位求美者的档案，便于随访和追踪。档案包括：求美者的一般资料（姓名、性别、出生年月、职业等）；每次就诊的详细病历记录、所进行的治疗项目、知情同意书；所使用耗材或药品的外包装盒、条形码、镭射防伪标签等；治疗前后的照片。

附件一：微创减脂塑身治疗知情同意书

拟行治疗项目	XX（光纤、射频、冷冻等）减脂手术
治疗目的	减脂塑身（形）
治疗范围	如面、颈、腰、腹、大腿、小腿、臀、上臂等

可能的副作用或并发症：该治疗项目经多年的临床应用已证实有较高的安全性，但因患者健康状况、个体差异及某些不可预测的因素，在微创减脂塑身治疗中可能有如下副作用或并发症：

1. 局部出血、感染、烫伤。
2. 短期面部自觉僵硬或紧绷感。
3. 影响局部及周围神经、肌肉，面部可能引起眼睑下垂、嘴角下垂、流涎、面瘫、吞咽困难等；身体或四肢可能出现感觉障碍或缺失。上述副作用一般可逆，但也有极少数可能长期存在。
4. 局部麻木感及凹凸不平。
5. 部分患者治疗无效或效果不满意。
6. 极少数患者有过敏反应或可能诱发全身其他肌肉无力。
7. 其他少见及难以预测的副作用。

出现副作用或并发症的治疗对策	治疗医师按医疗操作常规认真准备，仔细观察和操作，术中多和求美者交流，最大限度地避免并发症的发生。一旦出现并发症，应采取相应治疗措施积极处理
治疗费用	缴纳所需的治疗费用是接受本项治疗的基本条件，患者应履行正常缴费手续
其他	对治疗前后的变化可能进行录像记录，严格保护患者隐私，特殊病例可能在学术期刊上交流

患者是否同意：　　　　　患者签字：　　　　　签字日期：

治疗医师签字：　　　　　签字日期：

附件二：抢救设备及清单

在治疗区设有急救车，急救车上应配备：各种急救药品（包括利多卡因、肾上腺素等）、开口器、压舌板、吸氧装置、简易呼吸器、吸痰装置、抢救需要的电源线、手电筒、无菌手套等（图7-9、表7-1）。

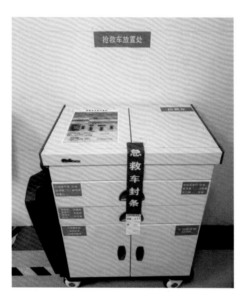

图7-9　急救车

表7-1　抢救药品一览表

序号	药名	剂量	序号	药名	剂量
1	洛贝林	3 mg	14	地塞米松	5 mg
2	尼克刹米	0.375 mg	15	硝酸甘油	5 mg
3	肾上腺素	1 mg	16	2% 盐酸利多卡因	0.1 g
4	去甲肾上腺素	2 mg	17	氯丙嗪	25 mg
5	异丙肾上腺素	1 mg	18	氨茶碱	0.25 g
6	多巴胺	20 mg	19	葡萄糖酸钙	1 g
7	间羟胺	10 mg	20	硝酸甘油片	0.5 mg
8	苯巴比妥	0.1 g	21	10% 葡萄糖	500 ml
9	地西泮	10 mg	22	5% 葡萄糖	500 ml
10	异丙嗪	25 mg	23	复方氯化钠	500 ml
11	呋塞米	20 mg	24	0.9% 氯化钠	500 ml
12	山莨菪碱	10 mg	25	50% 葡萄糖	10 ml
13	阿托品	0.5 mg			

附件三：微创减脂塑身治疗需要的治疗室设备

名称	数量	用途
治疗床（可调控）	1	治疗时用
治疗椅（可升降）	1	治疗时用
治疗车	1	治疗时放置用品
无影灯	1	治疗时用
冰箱	1	放置药品、冰袋
电脑、打印机	1	建立患者信息
文件柜	1	储存资料
照相设备	1	治疗前后照相备案
急救车及药品	1	急救用

附件四：微创减脂塑身治疗用药及耗材

名称	备注
无菌橡胶手套	6.5 号、7.0 号、7.5 号
无菌干纱布块	
注射器	1 ml、2.5 ml、5 ml、10 ml
皮肤消毒用棉球	乙醇、碘伏、氯己定等
0.9% 生理盐水	
盐酸（碳酸）利多卡因	
盐酸肾上腺素	
利器盒	
医疗垃圾袋、生活垃圾袋	

（孙秋宁　史国军　王国宝　徐俊峰）

各　论

第 **8** 章

激光光纤减脂塑身技术

娴静时如娇花照水，行动处似弱柳扶风。

——曹雪芹《红楼梦》

第 1 节 　光纤减脂塑身技术的原理

一、光纤的组成

光纤（optical fiber, OF）又称光导纤维，发明于 20 世纪 70 年代，是一种圆柱形光波传导介质。光纤传输具有频带宽、损耗低等优良性能，在光通讯和光传感中发挥重要作用，目前广泛应用于工业生产、国防安全、医学诊疗等领域。临床上常见的腔道内镜、激光手术刀、激光碎石都是采用了光纤传导技术，将光学从体表应用延伸至体内，弥补了传统医疗的不足，实现微创、精准化的医学诊疗目的。临床上多以"光纤"作为简称代替"激光光纤"。

从组成上说，光纤分为内、中、外三层结构，内层为高折射率纤芯（光密介质）；中间为包层（光疏介质），其折射率小于内层纤芯折射率，保证穿入纤芯的光信号经过包层反射后仍能继续在纤芯中传播；外层是树脂包绕的保护层（图 8-1）。

由于光在不同介质中传播速度不同，所以光在两种介质的交界处会发生折射和反射。根据光的折、反射定律和

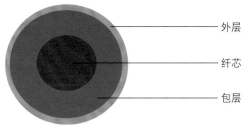

图8-1　光纤横截面组成示意图

外层
纤芯
包层

Fresnel 公式，当光从纤芯射入与包层交界面的角度大于全反射的临界角度，且纤芯的折射率大于包层时，入射光线不产生折射，能全反射到纤芯。因此，光纤可以作为稳定、长距离传输的光导介质。

二、光纤溶脂原理

激光器工作物质被激发后，通常以光学镜片或医用光纤传导至治疗区域，进而产生激光组织生物学效应。如二氧化碳激光利用光学镜片聚焦、转折光路，将激光输出至体表，适用于治疗浅表良性肿物。随着光纤的快速发展，激光耦合光纤技术将激光通过纤细的光纤传输至深部组织，在传统医疗难以介入的腔道、血管疾病等诊治中获得革命性突破。在医学美容领域，最早于 1994 年开始使用激光耦合光纤溶脂，该技术具有安全、痛苦小等优点，随后在欧洲、拉丁美洲等地区得到广泛应用，常用于上臂、腰腹部、大腿部位减脂。近年来，激光耦合光纤溶脂技术在我国、日本等亚洲地区陆续开展，通过减少皮下脂肪细胞数量来实现形体雕塑，而且越来越多地应用于面部轮廓塑形。其主要原理是利用激光的光热效应来破坏皮下脂肪细胞，达到微创减脂塑形的目的（图 8-2）；而光纤经细小皮肤开口进入皮下，通过多隧道、反复来回穿行，加强局部脂肪堆积部位的减脂效应，是将激光从体表治疗发展为皮下治疗的重要方式。

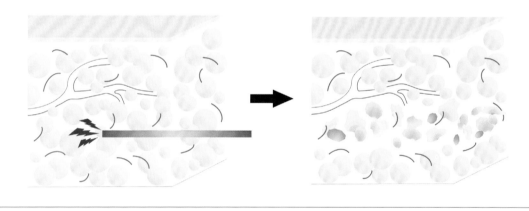

图8-2　激光耦合光纤减脂原理

通常，正常成人的平均皮下脂肪厚度只有数毫米。当人体代谢减慢后，脂肪细胞内过多的甘油三酯导致细胞体积增大，腰腹部、双上臂、下颌、大腿根部都是脂肪堆积的好发部位。根据皮下脂肪深浅，可分为浅层脂肪层和深层脂肪层。浅层脂肪层位于真皮和浅筋膜之间，由较大的圆球形脂肪细胞和垂直皮肤的纤维隔构成，中间夹杂着细小血管。浅层脂肪层的脂肪细胞数目相对恒定，个体差异小，不容易受脂质代谢的影响。该层脂肪结构致密，在机体保温、缓冲外界刺激中发挥重要作用。深层脂肪层位于浅筋膜和肌肉筋膜之间，且只存在于特定部位，如腹部、大腿上 1/3 处、股骨大转子区等，由大小不一的脂肪细胞和粗大的血管组成。躯体的脂肪堆积与深层脂肪细胞的体积增大有关，容易受个体代谢的影响，机体脂质摄入、合成增加会导致该层脂肪细胞肥大。在治疗常见的脂肪堆积部位时，减脂层次应首选深层脂肪层，其次是浅层脂肪层。

当特定激光的波长与靶色基（脂肪组织）特有吸收峰匹配，且激光作用时间小于脂肪组织的热弛豫时间，激光产生热能破坏脂肪细胞膜上的 Na^+-K^+ 离子泵，引起脂肪细胞水肿破裂，导致细胞不可逆性损伤；正常脂肪细胞平均直径为 73.48 μm，部分脂肪细胞吸收激光瞬间水气化造成体积变大，细胞直径增大至 95.69 μm。脂肪细胞膜破裂后，大量的甘油三酯进入细胞外基质，经过光热乳化作用后分解为甘油和脂肪酸，其产物进入肝代谢或经淋巴系统吸收、排泄。传统吸脂利用负压吸引，通过吸脂针将脂肪吸出，虽然局部肿胀液中的肾上腺素有收缩血管的作用，但术中机械性血管损伤后仍存在一定的出血风险。激光的光热作用能封闭脂肪组织间的小血管，能克服传统吸脂术易出血的不足，减轻局部淤青、水肿，加快术后恢复。部分光热传导至真皮层后，刺激网状层胶原纤维的新生重塑，使术后皮肤紧致，解决了传统吸脂术后皮肤松弛的现象。光纤溶脂术后不良反应小，休工期短，有利于提升患者的满意度及接受度。

第 2 节　光纤减脂塑身技术的分类及设备介绍

一、光纤种类

光纤的材质组成和结构特点直接决定了光波的传输特性。依据光的传输模式，可分为单模（single-mode, SM）光纤和多模（multi-mode, MM）光纤。单模光纤的纤芯直径约为 10 μm，光线以直线形态沿光纤纤芯长轴平行传输，因此只能传导单一模式的光信号，不容易产生色散，光稳定性较好；同时，其对光源的谱线宽度要求较高，需要联用较为昂贵的激光设备。而多模光纤直径较大，纤芯直径为 50 μm，中间包层直径为 125 μm（欧盟标准），能允许多种模式的光纤在同一根光纤上传导，因此多模光纤对光源要求较低，其应用也更加广泛。

根据多模光纤纤芯材料的均质性不同，可分为阶跃折射率光纤和渐变折射率光纤。

1. 阶跃折射率光纤　纤芯由均匀一致的石英玻璃纤维组成，包层材料可以是石英、有机硅树脂或硬聚氟物，环氧树脂为最外面的保护层。阶跃光纤头端发出的不同角度光线在光纤内传导路线不同（图 8-3），无法在光纤末端实现光信号的聚焦，因此这类光纤只能传输光，不适合图像传导。

2. 渐变折射率光纤　渐变折射率光纤又称梯度光纤，此类纤芯介质的折射率不均，从中心到包层

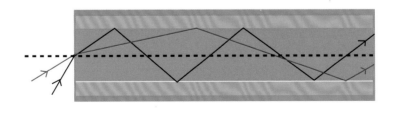

图8-3　不同光线在阶跃折射率光纤中的传输路线

交界处折射率为抛物线样减小，中心折射率最高，两介质交界处折射率基本一致。在传导过程中，射入纤芯中心的光线传播速度相对较慢，而远离中心的射入光线虽然传播距离较长，但折射率较小，光传播速度较快，能在多次折射后重新自动聚焦，使光线同时到达光纤输出端（图8-4）。

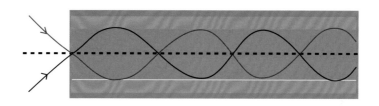

图8-4　不同光线在渐变折射率光纤中的传输路线

在激光减脂领域，不同部位要结合脂肪层、操作精细度等特点来选择直径不同的光纤。对于颜面部的减脂手术，可选择直径 150 μm、200 μm 或 400 μm 的较细光纤，表皮进针后行精细脂肪消融操作，术后几乎无针眼或明显伤口。对于臂部、腹部、大腿等大面积减脂部位，需选择 600 μm，800 μm 或 1000 μm 光纤，此类光纤较为坚韧，也能承受较大能量，可迅速高效地消融大块脂肪团。

二、光纤溶脂设备介绍

自发辐射是原子自发地从高能级跃迁到低能级而辐射出光子的过程。由于每个原子的自发辐射是独立、随机的，其光子频率、传播方向、偏振态都不相同，因而自发辐射产生的光为非相干光，也就是日常光源的光。"激光"的中文全称为受激辐射光放大，其英文"laser"即源自英文词组"light amplification by stimulated emission of radiation"的首字母缩写。激光是一种特殊的光，具有相干性、方向性、亮度高等特点。当处于高能级激发态的原子受到外来光子激发，发生高到低能级跃迁，同时还辐射出与外来光子状态相同的光子，光子数目成倍增加形成光信号放大效应。由于受激辐射能产生大量频率、传播方向、偏振态一致的光子来形成相干光，所以在受激辐射的过程中产生的相干光也就是所谓的激光。

医用激光器是工业激光器在医疗运用中衍生的一类激光器，按激发原理可分为气体激光器、固体激光器、染料激光器等。对于减脂激光的选择，常用红外半导体激光器（980 nm 及 1470 nm）、固体激光器（1064 nm、1320 nm 及 1444 nm）等。激光的组织生物学效应主要体现在不同波长激光对皮下脂肪、胶原、血红蛋白、水等吸收不同（图 8-5），所以会产生差异性的治疗效果。

由于治疗部位纤维成分及脂肪堆积区域的紧实度不同，每个区域的治疗能量也不尽相同。根据所需能量高低，可将治疗区域划分为高能量区、中能量区和低能量区，高能量区包括腰部、腹部，中能量区包括上臂、臀下沟、大腿外侧等，低能量区包括面部、下颌、膝部、髂部、大腿内侧等（图 8-6）。

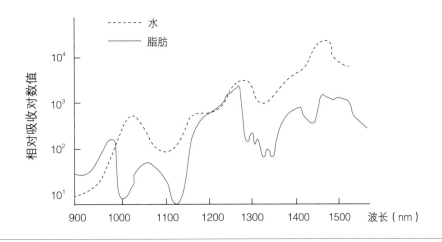

图8-5　水和脂肪在不同波长的吸收峰值

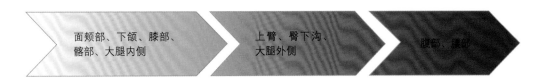

面颊部、下颌、膝部、髂部、大腿内侧

上臂、臀下沟、大腿外侧

腹部、腰部

图8-6　激光耦合光纤溶脂治疗能量分布图

（一）半导体激光

半导体激光（laser diode，LD）又称激光二极管，是以半导体材料产生的特殊电子运动规律为基础而构成的激光器。半导体材料包括砷化镓（GaAs）、硫化镉（CdS）等。LD具有结构简单、能量转化效率高等优点，目前用于激光减脂领域的主要有980 nm、1470 nm红外半导体激光器（图8-7）。

1. **980 nm半导体激光**　波长980 nm的LD主要以水、脂肪吸收为主。最早980 nm LD用于减脂是作为传统吸脂术后的辅助减脂方式。在传统吸脂针抽吸深部脂肪后，即刻使用光纤引导980 nm LD进行浅层脂肪溶脂，联合应用能明显降低术后凹凸不平的发生率。由于光纤材质较软，不易在皮下自由穿行，因此980 nm LD通过光纤传输后，进入皮下部分需要连接直径为1 mm的坚硬套管，光纤头端可见指示灯，便于观察光纤在皮下的位置。

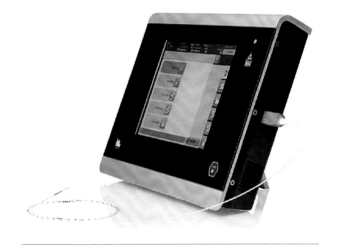

图8-7　980 nm/1470 nm双波长半导体激光器

Reynaud JP 等人回顾性分析了 304 例（296 例女性，7 例男性）接受 980 nm LD 减脂的患者，发现治疗功率、平均累积能量与治疗部位密切相关，如腹部需要更大的功率及累积能量（15 W，51 000 J），而膝部治疗功率较低（6 W），平均累积能量较小（2200 J）。通过超声监测减脂容积，发现 51 000 J 累积治疗能量能减少 75 cm³ 的腹部脂肪容积。在副作用方面，治疗能量过高容易造成周围组织的热损伤，术后会出现瘀斑、疼痛等表现，但 96% 的患者 1 周内能得到缓解。为了减少表皮烫伤风险，建议治疗过程中体表温度不超过 42 ℃。

2．Plasma 等离子体激光　根据光纤材质与结构的不同，在使用 980 nm 激光器的光纤中可分出一类特殊的激光，即 Plasma 等离子体光纤（图 8-8）。与传统光纤相比，Plasma 等离子体光纤的治疗头较为特殊，呈浅弧形，使其具有近似凸透镜功能的特性。这种光纤末端的特殊结构使得激光在通过光纤末端传出时，经其弧面向中央产生折射，在光路中心汇聚、聚焦，形成一高功率密度焦点的超高强度激光。当功率超过某一阈值后，可在直接破坏脂肪细胞的同时，使组织间或组织内水瞬间气化，后续激光能量作用于气体，造成气体分子的化学键电离，发生电光效应，释放的能量出现发光与局部爆破现象，造成脂肪细胞团的崩解与破坏。由于爆破产生的脂肪组织破坏力要高于同期单纯使用激光对脂肪组织的损伤作用，使得 Plasma 等离子体光纤可以明显提高脂肪溶解的效率。

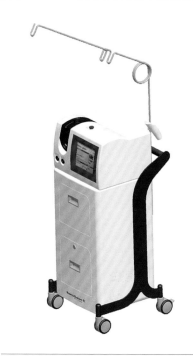

图8-8　Plasma等离子体激光溶脂仪

3．1470 nm 半导体激光　1470 nm LD 是近年来在微创减脂领域的新起之秀，具备穿透深、碳化少、热凝固效果好等众多优点（图 8-9）。波长 1470 nm 对黑色素基本不吸收，而且水和脂肪的吸收率远远高于 980 nm 和 1064 nm，能明显提高溶脂效率。当光纤进入脂肪层，激光的光热破坏脂肪细胞膜，导致细胞裂解，从而达到减少脂肪数量的目的。

利用 1470 nm LD 治疗颈部松弛时，首先根据 Rohrich 标准进行分级，Ⅱ、Ⅲ级为轻中度皮肤松弛，局部脂肪堆积可被颈横纹分割成多个条带结构，颏颈角变钝，下颌缘轮廓不清；Ⅳ级为中到重度皮肤松弛合并严重脂肪堆积。Ⅱ、Ⅲ级颈部松弛患者经 1470 nm LD 减脂时，平均 100 J 能量消融 1 ml 脂肪组织，术后 6 个月随访发现患者颏颈角变小，脂肪堆积明显减轻，没有出现淋巴漏等并发症。而Ⅳ级重度松弛患者如果接受单一的激光减脂治疗，很难完全改善松弛问题。这些患者往往需要联合颈阔肌成形、皮肤除皱术等综合治疗，才能达到令人满意的效果。针对激光减脂的患者，也推荐术后 15 天内全天穿戴塑身衣、面颈套等，连续使用 3 个月能达到明显的皮肤紧致、平坦等效果。

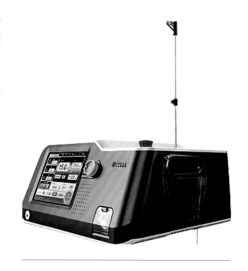

图8-9　1470 nm半导体激光器

（二）掺钕钇铝石榴石激光

掺钕钇铝石榴石（Nd:YAG）激光器是由石榴石型晶体 YAG 和少量掺杂钕离子（Nd^{3+}）组成的固体激光器。YAG 为固体基质材料，而掺杂离子 Nd^{3+} 决定了光谱特性。Nd:YAG 激光器主要以氪气或氙气为泵浦源，原则上能在 941~1839 nm 波长范围内的多个谱线上获得激荡。其中 1064 nm、1064 nm/1320 nm、1444 nm 是最为常用的减脂激光器。低能量 Nd:YAG 激光能造成可逆性细胞水肿，能量升高时导致脂肪细胞膜裂解，从而使脂肪细胞减少。

1. **1064 nm Nd:YAG 激光** 1064 nm Nd:YAG 激光器是最早用于减脂塑形的激光器（图 8-10），至今已临床应用20 余年，其安全性好且疗效确切。2001 年，Ana Zulmira、Diniz Badin 等人首次采用 1064 nm Nd:YAG 激光进行体内激光减脂，共纳入 245 例患者（男性 6 例，女性 239 例）。该研究发现与传统吸脂术比较，1064 nm Nd:YAG 激光溶脂损伤小，术后肿胀轻，体型塑造效果更好。组织学观察在1064 nm Nd:YAG 激光治疗后即刻，治疗区域存在光纤穿通腔隙、脂肪细胞膜破裂及胶原凝固等表现；同时，镜下也观察到脂肪组织周围细小血管凝固，这说明 1064 nm Nd:YAG激光有较好的止血作用，能大大降低溶脂术后出血等风险。在治疗后 40 天取相同部位组织，镜下见真皮层胶原蛋白形成，脂肪细胞数目明显减少。关于 1064 nm Nd:YAG 激光溶脂的相关并发症，Katz B 等人回顾性分析了 537 例激光减脂患者，没有发现系统并发症，但其中 1 例出现皮肤感染，4例出现皮肤烫伤，局部并发症发生率为 0.93%。

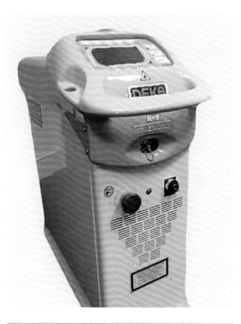

图8-10　1064 nm Nd:YAG激光器

2. **1064 nm/1320 nm Nd:YAG 激光** 1064 nm/1320 nm Nd:YAG 激光（图 8-11）对血红蛋白的吸收率较好，减脂操作中及时封闭小血管，比传统吸脂出血少。在 1064 nm Nd:YAG 激光耦合光纤治疗男性乳房过度发育的自身对照研究中，单侧乳房利用激光减脂，对侧空白对照；8 周后，经 B 超和CT 检查能明显观察到治疗后的乳房缩小，乳腺厚度降低。1064 nm 对真皮胶原选择性较高，尤其是1064 nm/1320 nm 通过刺激胶原再生达到皮肤紧致的效果，适用于治疗脂肪堆积伴轻中度皮肤松弛者、血管较丰富的区域。利用 1064 nm Nd:YAG 激光进行减脂，术后 2~3 个月，80% 的患者在躯干弧度、皮肤紧致度方面都有明显改善。

3. **1444 nm Nd:YAG 激光** 波长 1400~1450 nm 是众多的靶色基（水、脂肪、胶原）的吸收峰值区，因此该波段有较好的组织热凝固作用，能降低热传导效应以减少对周围组织的损伤。1444 nm 红外固体激光器（图 8-12）对皮下脂肪有较好的光热溶解作用，是目前较为安全有效的减脂塑形手段。由于1444 nm 激光释放的热能相对集中，使用较低能量就能达到与其他减脂激光器相同的治疗效果。比如溶解相同容量的脂肪组织，波长 1064 nm Nd:YAG 激光至少需要 3 倍 1444 nm Nd:YAG 激光的治疗能量，1320 nm 比 1444 nm Nd:YAG 激光高出 1 倍能量。高效能的 1444 nm Nd:YAG 激光更适合治疗面部、下

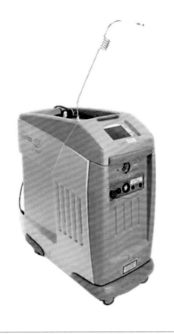

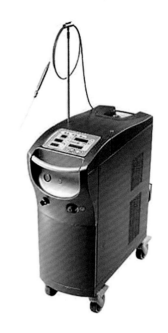

图8-11　1064 nm/1320 nm Nd:YAG激光器　　　　图8-12　1444 nm Nd:YAG激光器

颌等皮肤菲薄区域，纤维成分少的部位更有利于脂肪吸收热量。

　　但在操作1444 nm激光时要避免过高能量，以免造成周围组织的热损伤，导致治疗区域凹凸不平，严重者会继发组织坏死。只要掌握合适的治疗参数，保证光纤在皮下0.8 cm处穿行，真皮温度维持在48~50 ℃，体表温度在41 ℃的范围内，1444 nm激光的减脂效果更佳。虽然波长1444 nm减脂效率较高，但操作过程中仍存在局限性。由于1444 nm激光作用的靶色基较多，一旦胶原吸收过多能量就会降低脂肪能量摄取，因此不适用于纤维成分为主的治疗区域。

第3节　光纤减脂塑身技术的适应证和禁忌证

一、适应证

　　光纤减脂塑身的适应证广泛，只要有减脂诉求的健康求美者都可以纳入：

　　（1）脂肪堆积部位（面部、下颌、颈部、双上臂、腰背部、臀下沟、膝部周围、髂部、大腿内外侧等），或伴轻中度皮肤松弛者。

　　（2）男性乳房过度发育者。

　　（3）传统吸脂术同时联合光纤减脂。

　　（4）脂肪抽吸部位凹凸不平者。

　　（5）过度脂肪移植修复。

二、禁忌证

光纤减脂塑身治疗需要排除以下人群：

（1）预手术部位感染者。

（2）对利多卡因等药物过敏者。

（3）心肺功能障碍或患有自身免疫性疾病，无法耐受手术者。

（4）3个月内治疗区域有手术史，6个月内有透明质酸注射史，1年内有线雕治疗史等。

（5）治疗区域曾注射不明填充物，无法提供准确病史者。

（6）皮肤严重松弛且皮下脂肪较少者。

（7）怀孕、哺乳期妇女。

第4节　光纤减脂塑身在眼周年轻化中的应用

随着人们生活水平的提高，人们对美的追求也越来越高。眼睛作为面部的五官之首，有"心灵之窗"的美誉，对于一个人的容貌有着极其重要的影响。对于许多爱美人士来说，"人老眼先老"是难以接受的。因此，眼周年轻化治疗越来越受到人们的重视。

通常，年轻下眼睑的一个最明显的特征是：更短、更饱满，无明显的凹凸不平，皮肤细滑、无皱纹。与老化的下眼睑形成鲜明的对比：老化的下眼睑在临床上常表现为更长，缺乏弹性，皮肤松弛，眼周容积减小，眶隔脂肪经薄弱的眶隔疝出等解剖特征（图8-13）。

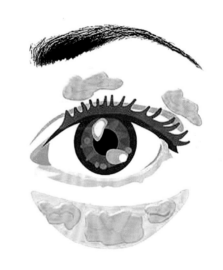

图8-13　眼周（眼袋）解剖

一、眼袋形成的原因

（1）眶内脂肪过多。

（2）眼轮匝肌肥厚。

（3）皮肤及眼轮匝肌张力下降。

（4）眶隔膜退变松弛，弹性丧失，支持力减弱，导致眶内脂肪膨出、移位、脱垂。

（5）眼周组织包括各支持韧带的松弛、萎缩及解剖位置的改变，使眶内脂肪量与下睑支持结构间的平衡关系受到破坏，眶周骨轮廓逐渐明显，眶下缘有不同程度的凹陷。

（6）骨骼重塑在中面部老化进程中起了重要作用。

（7）淋巴水肿。

二、眼袋的分型

（1）皮肤松弛型。

（2）眶隔内脂肪脱垂型。

（3）眼轮匝肌肥厚型。

（4）混合型。

（5）局部淋巴水肿型。

三、眼袋的处理方法

1. 手术治疗

（1）传统手术去眼袋：经结膜入路去眼袋；经皮外切眼袋可能会有淤青、瘢痕、下睑缘的挛缩以及由于去除过多组织而导致的眼窝凹陷。

（2）微创光纤去眼袋

1）微介入、开口小、无痕迹。

2）溶脂紧肤的同时凝固小血管，减少出血。

3）术后无扩散和持续性的水肿以及血清肿。

4）刺激胶原蛋白产生，提高皮肤弹性。

5）恢复期短，满意度高。

2. 非手术治疗　通过注射填充剂填充泪沟，减少泪沟和眼袋之间的落差感，从而从视觉上改善眼袋的外观。

四、光纤去眼袋的原理

1. 生热作用　生物组织吸收了红外激光的光子后，增加生物分子本身的热运动，组织的温度升高，使脂肪细胞膜蛋白变性，改变其通透性，致钠、钾的转运失常，胞外基质中液体进入胞内，增大细胞体积，致胞膜破裂，从而使脂肪细胞发生凝固性坏死。

2. 光机械效应　可见光和紫外激光的光子能量较大，生物组织吸收这种光子后，可引起生物组织的电子状跃进，在它从电子激发态回到基态的过程中释放能量，使其周围分子增加热运动，使组织温度升高。

3. 生物刺激效应　可以促进眼轮匝肌及筋膜的胶原增生并进一步紧实。

五、光纤去眼袋的适应证

（1）轻至中度眼袋患者，希望通过微创手术方式快速消除眼袋且要求自然无痕者。

（2）希望通过一次手术去除眼袋兼顾收紧睑部皮肤者。

（3）不接受下眼睑瘢痕，又有睑部年轻化要求的求美者。

六、光纤去眼袋的禁忌证

（1）有眼部疾患者。

（2）有出凝血障碍者。

（3）女性月经期。

（4）有高血压、心脏病、糖尿病或其他脏器基础疾病者。

（5）心理不健康、有精神疾病者。

七、临床案例

患者，男性，46岁，下睑眶隔脂肪膨出，下睑皮肤轻到中度松弛，皮肤弹性较弱，睑周有细纹，要求行光纤去眼袋（图8-14）。

处理：

（1）术前常规体检（血常规、尿常规、血生化、凝血功能、免疫学四项等），签署术前知情同意书。

（2）术前拍摄正、侧、斜位照片及小视频。

（3）患者站立进行术前设计，标记笔标记术区范围的等高线。

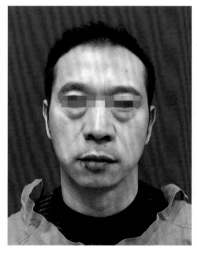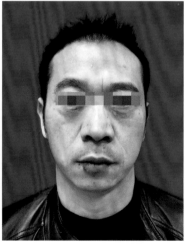

图8-14　光纤溶脂去眼袋术前、术后即刻（崔海燕教授案例）

（4）患者平卧于手术台，常规消毒、铺巾，局部浸润麻醉后，选择外眦外下方1 cm做进针点，用22 G锐针刺破皮肤。

（5）使用200 μm的光纤进入，突破皮下、眼轮匝肌，进入眶隔，右手持光纤，左手中指、示指轻贴在眼袋皮肤表面，起固定支持和感知作用，选择10 W的输出功率，在眶隔脂肪膨出明显处释放能量，左手能感觉到眼袋的消融与下沉，但不能感觉皮肤发烫，否则有烫伤皮肤的可能。

（6）然后嘱患者取坐立位，观察光纤溶脂去眼袋的效果。若有局部眶隔脂肪突起，则再次重复以上操作，最终达到眶隔脂肪的平整。最后，选择能量6 W于皮下浅层收紧皮肤。术区冰敷，术后局部加压包扎2 h。

八、光纤去眼袋术中注意事项

（1）操作过程中要保持室内安静。若操作过程中听不到溶脂的声音，或指示灯出现爆闪、皮肤出现不正常颜色时，应立即停止操作。

（2）操作过程中要注意皮肤温度的控制。

（3）避免过度溶脂，同一部位操作时间不宜过长。

（4）边操作边观察。

九、光纤去眼袋术后处理

（1）冰敷20~30 min。

（2）常规给予抗生素。

（3）创口涂抗生素软膏。

（4）1周内避免揉搓手术部位。

（5）1周内忌辛辣、海鲜食物及烟酒等。

十、光纤去眼袋术后并发症

（1）下眼睑肿胀：一般5~7天可消退，术后可以口服草木樨流浸液片。

（2）溶脂不完全：可以在术后3个月再次给予光纤溶脂。

（3）淋巴水肿：给予理疗。

（4）出血：笔者在2000多例光纤溶脂去眼袋治疗中碰到1例，术后10 min一侧出现血肿，急行眼袋外切口手术，探查到内侧脂肪团的小血管出血，给予止血后，按外切眼袋处理，术后恢复良好。

第 5 节　光纤减脂塑身在面颈部年轻化中的应用

众所周知，面部除了眶周最早、最容易出现衰老以外，中面部的"赘肉"与"松垂"也是影响面部年轻化的重要原因。因此，对中下面部局部脂肪堆积的改善也是非常重要的一个环节，诸如中面部软组织堆积、松弛下垂，下颌缘的松垂，双下巴等。

一、操作方法

（1）术前标记光纤溶脂的范围，如颧颊、下颌缘、鼻唇沟外侧、口角外侧脂肪堆积处、双下巴、颈部等区域。

（2）200 μm 光纤的进针孔很小，可以用 22 G 锐针破皮，并选择相对比较方便操作的部位进针。

（3）0.5% 利多卡因皮下脂肪层（术区）浸润麻醉，或局部麻醉辅以静脉复合麻醉。

（4）右手持光纤沿进针孔进入，如遇阻力，可释放光纤能量穿入溶脂区皮下脂肪层。调整功率至 10 W/HZ，右手持光纤在溶脂范围来回穿行释放能量，左手示指轻放于溶脂部位，以感知溶脂区皮肤温度和置入层次的深度。光纤往复操作 2~5 次，隧道间距 0.3 cm 左右，随时观测溶脂效果，轻轻按压，可见液态状脂肪自溶脂孔溢出。

（5）根据 Rorich 的面部浅层脂肪室的解剖，在操作熟练的基础上，原则上面部臃肿部位都可以利用光纤进行微雕。鼻唇沟外侧、口角外侧、耳前及耳下面部、下颌缘、双下巴等可结合吸脂一起操作。对于脂肪软组织较厚的区域，可以结合脂肪抽吸术。最后选择 6 W/HZ 对皮下加热，以紧致皮肤。

（6）操作区即刻用无菌冰袋冷敷。

二、临床案例

患者，女性，38 岁，中下面部臃肿，伴有双下巴。采用光纤溶脂技术对中下面部及颈部皮下脂肪给予溶脂和皮肤紧致，术后面部轮廓清晰、比例和谐，臃肿下垂明显改善，双下巴得到解决（图 8-15）。

三、操作体会

（1）严格把握适应证。光纤溶脂适用于局部脂肪堆积伴轻度皮肤松弛者，对于严重皮肤松弛者难以达到较好的改善效果。

（2）操作中应先将光纤探头伸入远端，光纤往复运动，扇形多隧道进行溶脂操作。

（3）操作应仔细、精细，层次不宜太浅，以免损伤皮肤，保持在皮下脂肪层之间操作。

（4）操作功率选择：面部溶脂为 10 W，紧肤为 6 W，以达到精确控制，减少不必要的损伤。

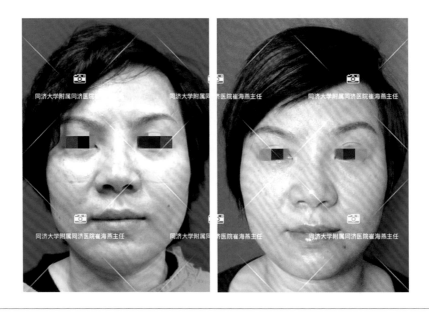

图8-15　面颈部光纤溶脂治疗前、治疗后3个月（崔海燕教授案例）

（5）光纤溶脂后，溶解的脂肪视其量的多少，可吸出或不吸出。

（6）充分了解面部浅层脂肪室的解剖，了解面神经的分布和走行层次。

四、术后并发症及其处理

（1）水肿术中注意冰敷，术后可以口服草木樨流浸液片，必要时肌内注射地塞米松，佩戴颈颌套。正常水肿期为1~3天。

（2）皮下硬结在下颌部位常见，一般术后1周内即可消失，无需处理。

五、小结

我们知道，面部衰老的原因是深层脂肪的萎缩，造成浅层脂肪的移位。同时，随着年龄的增长，出现骨组织吸收、韧带的支撑变弱、肌肉萎缩、皮肤弹性减弱等，从而造成面部软组织的松弛下垂。因此，我们在行光纤溶解局部臃肿脂肪的同时，可联合填充剂注射来补充组织容量，深层支撑面部轮廓塑形；联合线材的埋置，来紧致松弛的皮肤和筋膜组织；联合肉毒毒素注射，来抑制动态皱纹的产生和加深；联合光电仪器以及中胚层疗法，来改善皮肤的色泽与弹性。通过一系列"加、减、紧、亮、弹"五大法宝的联合应用，从而实现美丽化、年轻化的整体呈现。

要点提示

- 眶周是最早也是最容易出现衰老的部位之一，所以眶周年轻化的探寻是我们抗衰老的重要组成部分。
- 遵循微创的理念，我们可以选择光纤的微创手术方式去除眼袋。
- 光纤去眼袋的操作要点：
  - 熟知眶周解剖基础。
  - 把握光纤去眼袋手术的适应证和禁忌证。
  - 严格遵循无菌操作观念。
  - 开口的位置：外眦外下方。
  - 麻醉：术区可选用 1% 利多卡因 +1∶10 万肾上腺素行局部浸润麻醉。
  - 光纤进入的层次：眼轮匝肌下方、眶隔脂肪层内。
  - 溶解眶隔脂肪的功率参数：10 W。
  - 紧致眼轮匝肌及皮肤的功率参数：6 W。
  - 调整合适的仪器参数，进行规范化操作。
- 操作过程中避免烫伤皮肤，避免过度溶脂。
- 正确处理并发症及做好术后管理。
- 颧颊部、下颌缘及下颌脂肪袋处局部脂肪的消融及精准塑形，也是选择光纤溶脂的指征。
- 面部衰老是一个复杂、多元化的表现过程，因此，面部年轻化的治疗也需要联合多种方法、多种器材，通过"加、减、紧、亮、弹"的多元方式，来实现我们的年轻与美丽！

第 6 节　其他激光减脂塑身技术探索

在光纤溶脂获得确定性效果的前提下，一些设备公司也在探索激光无创减脂塑身的可行性。

一、Fotona TightSculpting®（火凤凰无创纤体激光技术）

Fotona TightSculpting® 是一种无创纤体激光治疗系统，其通过同一台激光设备，同时结合两种不同的激光波长处理，以期实现皮下减脂和皮肤收紧功能。该系统有两种模式，即 Nd:YAG 激光模式（Piano 模式）和 Er:YAG 激光模式（Smooth 模式）。

（一）技术原理

Fotona TightSculpting® 激光采用经典的双波长设计，通过 Piano 模式超长脉宽加热技术与 Smooth 模式快速收紧技术相结合，破坏脂肪细胞并促使新的胶原生成，达到溶脂 + 紧肤的双重效果。

Piano 模式利用穿透力最均匀的 Nd:YAG 激光波长（$\lambda = 1.06\ \mu m$）高温溶脂（即所谓"塑形"），它的激光穿透深度很长（$\delta Nd \approx 1\ cm$），可以加热深层真皮和脂肪，使脂肪细胞凋亡。通过对皮下多余脂肪进行热渗透，凋零的脂肪细胞会自然随身体排出体外（图 8-16）。

　　Smooth 模式利用可收紧表皮的 Er:YAG 激光波长（λ =2.94 μm）重塑胶原蛋白，它的激光穿透深度非常浅（δ Er ≈ 1 μm），可以加热表皮和真皮上部，对表皮和真皮进行收紧，减少皮肤松弛，改善皮肤整体结构和纹理（图 8-17）。

身体塑形

减少脂肪

Piano溶层加热溶脂

图8-16　Piano模式示意图

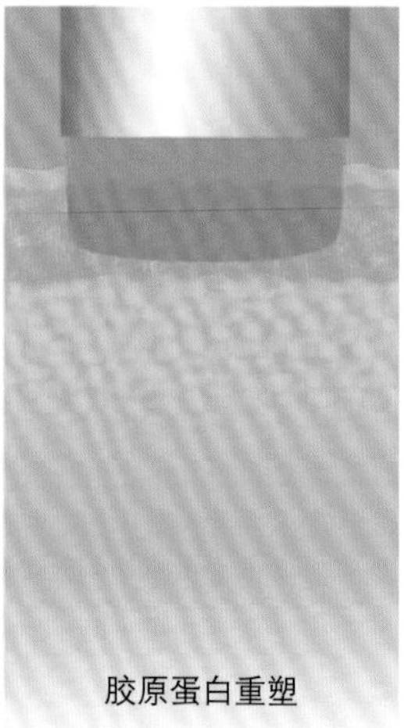

皮肤紧致

胶原蛋白重塑

Smooth快速收紧

图8-17　Smooth模式示意图

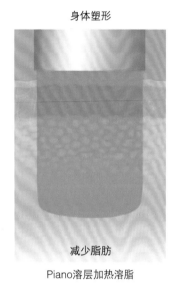

　　两种模式的激光穿透深度对比如图 8-18 所示。

　　1. Piano 模式对脂肪细胞的高温损伤　Nd:YAG 1064 nm 激光在超长脉宽 Piano 模式下，通过热积累将激光热能传导至皮下 1.5~3 cm 脂肪层，使皮下脂肪产生 45 ℃以上高温，并维持足够时间。匀质化的光热作用使热量集中在皮下脂肪层，促进深层脂肪代谢和凋亡，局部血流增加将脂肪细胞的代谢产物带走，这些产物通过淋巴毛细血管的运输进入血液，然后通过身体进行代谢、转化或者排出体外，从而达到溶脂塑形的效果（图 8-19、8-20）。治疗过程中同时结合冷风机，维持表皮冷却舒适，保护表皮，在加热（辐射）和冷空气冷却的剖面上，表面层与脂肪层之间存在 6~9 ℃的差异。

　　Piano 模式的持续时间比表皮的热弛豫时间长得多，此功能使这种模式对于到达更深层的皮肤组织是安全的，对表皮的热效应最小。脉冲持续时间也比任何其他皮肤结构（例如毛囊或血管）的热弛豫时间长。因此，Piano 模式适用于较深皮层（真皮和皮下组织）的整体均匀、大量加热。

　　2. Smooth 模式无创快速收紧技术　Er:YAG 2940 nm 激光在专利的 Smooth 模式下，通过热积累将激光热能传导至 200~700 μm 的真皮层，加热温度可达 55 ℃以上，即刻收缩皮肤，并有效刺激胶原蛋白重塑新生。

　　Smooth 模式以一种最优次序发射出超长脉冲，在数百毫秒内通过热扩散有效地发射出序列微脉冲，这种热扩散从皮肤表面深入表皮和真皮组织。与其他穿透更深的激光（例如二氧化碳激光、二极管或射频）对比，Smooth 铒激光的优势在于可以在非常短的脉冲时间（＜1 ms）内在皮肤表面产生强大的

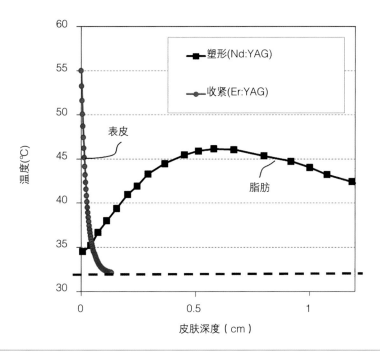

图8-18　Er:YAG激光在人体组织中的光学穿透深度极短（Er≈1 μm），而Nd:YAG激光的穿透极长（Nd≈1 cm）

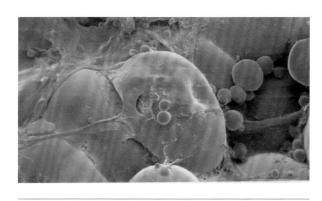

图8-19　高温暴露的脂肪细胞：来自细胞的渗漏

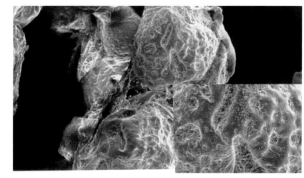

图8-20　高温下的脂肪细胞：细胞膜上的多个大孔

热冲击，另外深层组织也会慢慢加热。Smooth 模式联合了两种再生机制，分别是短曝光生化过程和长曝光生化过程。这种双重组织重塑涉及的作用机制为：短曝光生化过程是对表皮进行快速热冲击，随后引起深层组织再生；长曝光生化过程是热损伤后深层组织相对缓慢地再生。

（二）临床应用

Fotona TightSculpting® 几乎可应用于身体所有部位的溶脂塑身，治疗光斑大小可变，身体各部分都可以治疗。最常见的治疗区域有：侧胸部、背部赘肉、腹部、大腿（外、内、前、后）、腰部赘肉和上臂（"蝴蝶袖"）、乳房提升、吸脂后的纤体塑形（图8-21）。

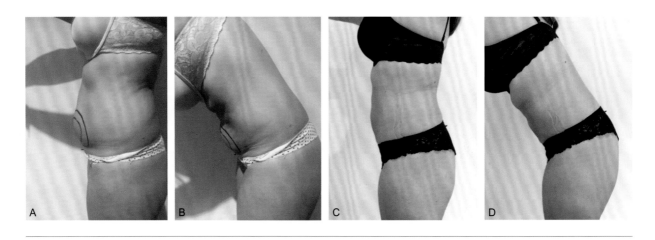

图8-21 Fotona TightSculpting®治疗8次后的效果：A, C. 治疗前；B, D. 治疗后（由阿根廷Adrian Gaspar医生提供）

二、环形激光技术

环形激光技术（surround distributed laser，SDL）是将激光通过 SD 光学透镜后呈 360° 环形均匀发射，使激光能量均匀作用于光纤周围 360° 环形锥状空间内，是一种一体化解决方案。其功能覆盖吸脂、紧肤和自体脂肪移植，吸脂所得脂肪细胞活性高，可达 95.7%，组织损伤小、出血少，恢复期短，手术操作时间短。

（一）技术原理

SDL 选用 1470 nm 波长，水的吸收最高，而脂肪吸收相对较小，因此脂水之间的吸收差值最大（图 8-22），可以在保留脂肪活性的同时获取脂肪，达到减脂的目的；通过激光的光热作用，能够有效收

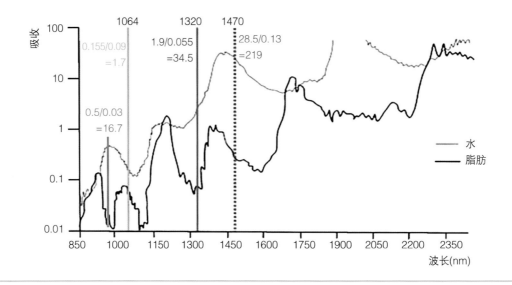

图8-22 1470 nm脂水之间的吸收差值最大

紧皮肤中的胶原组织，达到紧致的作用。

SDL 的最大特点是将激光以 360° 环形均匀作用于脂肪组织，使脂肪组织变得松散，结合负压抽吸脂肪，优化了吸脂操作。环形光纤的另一大优势在于没有脉冲尖峰，能将体内温度控制在 39.5~41.5 ℃，理论上具有较高的安全性（图 8-23）。

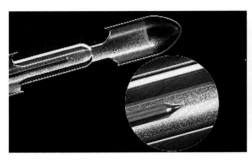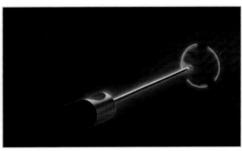

图8-23　环形光纤示意图

（二）临床应用

SDL 几乎可以应用于身体所有部位的溶脂塑身和皮肤紧致。由于处理后所得脂肪的活性较高，同时也可应用于脂肪移植。

（崔海燕　王秀丽　廖彩荷　陶　琳　唐　旭）

参考文献

[1] 崔海燕，谭琳，汪诚，等 . 等离子光纤在面部美化年轻化中的临床应用 . 中国美容整形外科杂志，2016, 27(009): 526-528.

[2] 陈敏，叶中琛，任海萍，等 . 光纤和医用激光设备整体质控的研究 . 中国医疗设备，2014, 29(06): 95-97.

[3] Fakhouri TM, El Tal AK, Abrou AE, et al. Laser-assisted lipolysis: a review. Dermatol Surg, 2012, 38(2): 155-169.

[4] Majdabadi A, Abazari M . Study of interaction of laser with tissue using Monte Carlo method for 1064 nm Neodymium-doped Yttrium Aluminium Garnet (Nd: YAG)laser. J Lasers Med Sci, 2015, 6(1): 22-27.

[5] Reynaud J P, Skibinski M, Wassmer B, et al. Lipolysis using a 980 nm diode laser: aretrospective analysis of 534 procedures. Aesthetic Plast Surg, 2009, 33(1): 28-36.

[6] Wolfenson M, Hochman B, Ferreira LM. Laser lipolysis: skin tightening in lipoplasty using a diode laser. Plast Reconstr Surg, 2015, 135(5): 1369-1377.

[7] Badin A, Moraes L, Gondek L, et al. Laser lipolysis: flaccidity under control. Aesthetic Plast Surg, 2002, 26(5): 335-339.

[8] Youn JI, Holcomb JD. Ablation efficiency and relative thermal confinement measurements using wavelengths 1064, 1320, and 1444 nm for laser-assisted lipolysis. Lasers Med Sci, 2013, 28(2): 519-527.

[9] Mordon SR, Wassmer B, Reynaud JP, et al. Mathematical modeling of laser lipolysis. Biomed Eng Online, 2008, 29(7): 10.

[10] Kim C, Park H, Lee H. Comparison of laser-induced damage with forward-firing and diffusing optical fiber during laser-assisted lipoplasty. Lasers Surg Med, 2013, 45(7): 437-449.

[11] Jung YC. Preliminary experience in facial and body contouring with 1444 nm micropulsed Nd: YAG laser-assisted lipolysis:

a review of 24 cases. Laser Ther, 2011, 20(1): 39-46.

[12] 白光. 1444 nm YAG: Nd 大功率重复率脉冲激光器. 激光与光电子学进展, 2001, 10: 46-47.

[13] 李琼. 1470 nm 半导体介入式激光介导的新型人体轮廓塑形方法的临床研究. 南方医科大学, 2013.

[14] Leclère FM, Vogt PM, Morenomoraga J, et al. Laser-assisted lipolysis for neck and submental remodeling in Rohrich type IV patients: fact or fiction? J Cosmet Laser Ther, 2015, 17(1): 31-36.

[15] Marini L. Twin light rejuvenation technique(Nd: YAG + Er: YAG)vs Er: YAG resurfacing alone: acomparative study. J LA & HA - J Laser Health Acad, 2011, 1: S01-S02.

[16] Matjaz Lukac, Jernej Kukovic, Blaz Tasic Muc, et al.TightSculpting®: acomplete minimally invasive body contouring solution; part I: sculpting with PIANO® technology. J LA & HA - J Laser Health Acad, 2018, 1: 16-25.

[17] Matjaz Lukac, Anze Zorman, Franci Bajd. TightSculpting®: a Complete minimally invasive body contouring solution; part II: tightening with FotonaSmooth® technology. J LA & HA-J Laser Health Acad, 2018, 1: 26-35.

[18] Decorato JW, Chen B, Sierra R. Subcutaneous adipose tissue response to a non-invasive hyperthermic treatment using a 1060 nm laser. Lasers Surg Med, 2017, 49(5): 480-489.

[19] Matjaz Lukac, Zdenko Vizintin, Samo Pirnat, et al. New skin treatment possibilities with PIANO Mode on an Nd: YAG laser. J LA & HA - J Laser Health Acad, 2011, 1: 22-32.

[20] Levenberg A, Scheinowitz M, Sharabani-Yosef O. Higher cell viability and enhanced sample quality following laser-assisted liposuction versus mechanical liposuction. Journal of Cosmetics Dermatological Sciences & Applications, 2015, 05(3): 238-245.

[21] Gassman AA, Pezeshk R, Scheuer JF, et al. Anatomical and clinical implications of the deep and superficial fat compartments of the neck. Plast Reconstr Surg, 2017, 140(3): 405e-414e.

秀色掩今古，荷花羞玉颜。

——李白《咏苎萝山》

第 1 节　射频减脂塑身技术的分类

射频（radiofrequency, RF）是一种电磁波能量，频率范围一般从 3000 Hz～300 MHz。它应用于减脂塑身的主要原理是射频电流流经带有阻抗的组织，组织内带电粒子在电磁波作用下剧烈运动，相互摩擦产热，热效应可以促进脂肪细胞中水代谢而使脂肪细胞体积变小，有时甚至直接破坏脂肪细胞，同时促使真皮胶原纤维收缩、增生，从而达到减脂塑身的目的。

一、按工作原理分类

1. **单极射频**　其最早应用于外科电凝止血。射频电流通过电极传导至组织，最终从贴在患者身上的负极板回流形成回路。一般而言，射频电流流向于阻抗低的含水量较多的组织，在脂肪组织中受到的阻力最大。单极射频由于电流需要通过负极板回流，穿透深度比双极深。治疗的舒适感与射频的脉冲宽度和累积能量相关。

2. **双极射频**　射频电流在两个电极间固定的距离内流动，穿透深度有限。一般认为双极射频的穿透深度等于两电极之间距离的一半，所以它通常不会超出表皮。由于它的局限性，如果无法透过表皮治疗，则需要加大额外的功率来增加热量的累积，同时由于过大的能量累积又需要考虑对表皮组织的保护，因此部分厂商会结合冷却技术来降低表皮的温度和改变组织的阻抗，从技术上增强了双极射频的穿透深度，降低了患者的疼痛水平和减少了术后并发症。

3. **多极射频**　射频电流在多个电极间流动，由于电极间的不同距离和电磁能不断的方向变化而达到更深的穿透深度。

二、按操作技术分类

1. **无创技术**　在没有表皮损伤的前提下，采用射频技术对皮肤组织进行加热。射频电流通过电极直接传导至表皮、真皮和皮下组织。由于表皮耐受的温度有限，通常治疗深层组织时常需要局部热量不断累积才能达到效果。加热的方式有很多种：利用治疗头覆盖治疗区域发射能量，通过射频电容耦合式能量输出方式加热（如热玛吉）；使靶组织极性水分子在交变电场作用下高速旋转，相互摩擦产生热量，从而达到给胶原组织及脂肪细胞加热的目的（如深蓝射频、热拉提）。为了不损伤表皮，通常采用在治疗过程中借助冷冻剂或其他冷接触技术冷却保护表皮。

无创射频技术的优势在于患者接受度高，体验较舒适。通常用于年纪较轻、皮肤松弛和肥胖不太明显的患者，多用于下面部提升塑形。对于脂肪赘积明显的部位，如果追求快速起效，无创射频不是最佳选择，此时盲目地加大能量和延长操作时间容易造成皮肤热损伤。

2. **有创技术**　局部表面麻醉下，穿刺表皮，将射频电流通过电极传导到更深的真皮层、皮下组织层。由于电极直接作用于皮下组织，热量弥散范围得到控制，一般表皮损伤小。有创射频技术可有效作用于靶组织而减少在表皮的能量损耗，同时促进软组织显著收缩，以矫正松垂。目前常见有微针（即点阵射频技术）和双极电极导入等。前者多用于皮肤瘢痕修复。后者则是通过射频电流穿行在内电极顶端和外电极板之间，带来皮肤和内电极之间局限的加热效应，以达到射频减脂塑形的目的；同时由于内电极面积小，电流密度远大于外电极板，所以产热多，这样就可以达到对皮下组织的治疗目的，同时减少表皮热损伤。

有创射频技术的优势在于靶组织作用确切，疗效较佳，可以减少手术带来的较长时间淤血甚至缺血坏死。对于年轻患者，如果有心理恐惧感，又希望停工期短些，并且皮肤松弛和肥胖的程度并没有到必须手术的情况时，可以考虑使用此微创方法。对于下眼睑的脂肪堆积，如果没有明显的皮肤松垂，也是很好的治疗方法。对于脂肪较厚的个体，采用吸脂手术是不可替代的，但术后局部的提升修复借助微创射频技术可以得到很好的短期效果。

第2节　射频减脂塑身技术的适应证和禁忌证

一、适应证

（1）皮下脂肪堆积伴中等程度的皮肤松弛。

（2）小范围的皮下脂肪堆积，尤其是面颈部的局部脂肪堆积。

（3）吸脂术后引起的皮肤凹凸不平的修整。

（4）过度脂肪移植修复。

（5）用传统负压吸脂可能会导致皮肤松弛的部位。

（6）男性乳房肥大。

二、禁忌证

（1）患有系统性疾病，如肿瘤、心血管疾病、糖尿病等代谢性疾病、血液系统疾病，或药物等其他原因引起的凝血异常等情况。

（2）体内安装有起搏器或除颤器。

（3）治疗区域有金属、硅胶或透明质酸植入。

（4）皮肤严重松弛而皮下脂肪组织过少。

（5）手术区域局部皮肤有破溃、感染。

（6）治疗区域有文身，治疗后可能影响本来形态。

（7）心理障碍或期望值过高、对自身形体要求过于苛刻或偏执者。

（8）不能耐受手术者。

（9）妊娠、哺乳期妇女。

（10）患有下肢静脉曲张、静脉炎。

（11）年龄小于 18 岁。

第 3 节　射频减脂塑身技术的设备介绍

目前，广大求美者有迫切的减脂塑身需求，市面上的设备也是品种丰富。这些设备按照工作原理基本分为无创射频和有创射频。以下介绍一些国内外现有的运用这两种技术的设备及其临床应用。

一、Exilis Elite

Exilis Elite 是英国 BTL 公司生产的单极射频联合超声的减脂塑身设备（图 9-1）。该设备的频率是 3.4 MHz，额定功率最大达到 90 W（面部治疗头）/120 W（体部治疗头），冷却温度范围 10~30 ℃，单次治疗区域目标温度 42~45 ℃，持续 4~5 min。其主要技术特点有：①射频联合超声双能量源；②能量流控制系统，不断检测皮肤与治疗头的接触情况，自动调节能量流，提高舒适性和安全性；③实时温度监测，能量输送异常提示。

Robert A. Weiss 研究了无创射频在皮肤紧致和面部轮廓塑形方面的应用。他选取了 30 例双下巴和

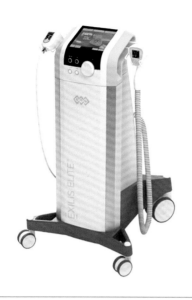

图9-1 Exilis Elite

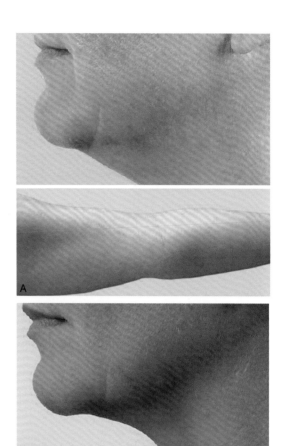

上肢局部脂肪堆积者，共接受了4次Exilis Elite设备治疗。大多数受试者的皮肤皱纹减少，松弛程度减轻，双下巴脂肪减少，手臂的平均周径减少2.1 cm（1.4~3.4 cm）；治疗过程中，受试者无不良反应，无表皮灼伤（图9-2）。

二、Accent Pro

Accent Pro是以色列Alma lasers飞顿激光公司生产的热拉提聚焦射频紧肤治疗仪（图9-3），

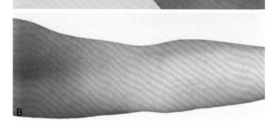

图9-2 Exilis Elite设备治疗前（A）、后（B）

完成了从深蓝射频的技术变革。它与深蓝射频相同，都是组合了单极射频与双极射频功能的治疗平台，其频率为40.68 MHz；穿透深度为皮下1.5 mm、2.5 mm、3.5 mm、4.5 mm四档可调；额定功率最高300 W；负压发射时间1~5 s可调。其主要技术特点有：①NPM新波相聚焦技术可实现隔空加热、精准加热、分层抗衰。②超高频率40.68 MHz，加热方式为极性水分子自转加热。能量集中到皮下，表皮温度在42 ℃左右，不用敷麻药。③波相匹配技术使得加热部位加热程度最大。④波形压缩技术使得热作用更集中，能量更聚焦。⑤相位移动技术使得加热层次更精准。

三、Thermage

Thermage（热玛吉）为美国Solta公司研发生产的一款单极无创射频（图9-4）。FDA批准其用于眶周皱纹、眼周紧致及身体塑形方面的治疗。该设备的频率是6.78 MHz，额定功率最大达到

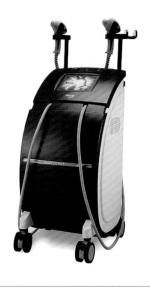

图9-3　Accent Pro

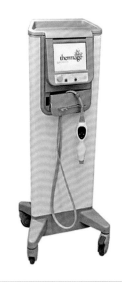

图9-4　Thermage

400 W。其主要技术特点有：①单极有回路射频，容积式皮肤深层加热，作用深度可达 4.3 mm。②舒适脉冲技术（comfort pulse technology, CPT），同步冷却系统起到表皮保护作用，震动模式提高舒适度。该设备选择性加热皮下组织纤维间隔，对脂肪、肌肉无直接加热作用，靶组织作用温度可达到 65~70 ℃。

Robert Anolik 等人为 12 名受试者实施了 Thermage 治疗。评估对比受试者治疗前后腰围、标准照片、皮肤松弛度、美学评分和患者满意度，结果显示治疗后 2、4、6 个月，腰围分别平均减少 1.7 cm、0.2 cm、0.9 cm；美学评分分别改善是 78%、60%、44%；患者满意度分别是 89%、80%、78%（图 9-5）。

四、Vanquish

Vanquish 是英国 BTL 公司生产的非接触性射频（图 9-6），通过电场加热脂肪细胞导致细胞凋亡

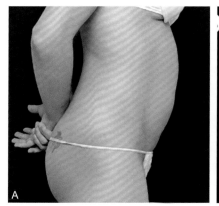
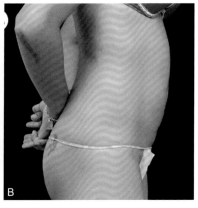

图9-5　Thermage治疗前（A）、后（B）

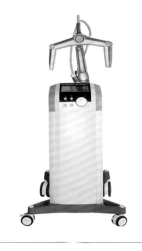

图9-6　Vanquish

以达到减脂的目的。设备的频率是 27.12 MHz。其主要技术特点有：系统阻抗调节，与脂肪阻抗匹配，选择性加热脂肪细胞。

Klaus Fritz 等人对 42 名女性受试者进行每周 1 次的大腿溶脂治疗，共 4 周。治疗组大腿周径平均减少 2.43 cm（$P < 0.05$），对照组 10 例大腿周径无明显变化（$P = 0.297$），无不良事件的报道（图 9-7）。

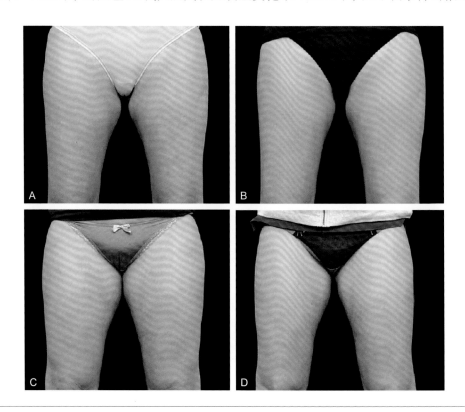

图9-7　Vanquish治疗前（A，C）、后（B，D）

五、Cutera

Cutera 是美国 TruSculpt 公司生产的无创减脂射频（图 9-8）。该设备的频率是 1 MHz，最大功率 300 W。其主要技术特点有：①通过治疗头直接将能量透过表皮；②电场垂直于内部组织；③调节频率控制内部组织电势分布。

Ji-Hye Park 等人使用该设备对 21 名受试者（年龄 22~73 岁）进行了 2 次颏下脂肪治疗，并研究其安全性和有效性。最终 17 名受试者纳入统计比较。首次治疗平均疼痛感评分为（4.9 ± 2.3）分，第二次治疗平均疼痛评分为（4.8 ± 1.7）分。超声测量治疗前后脂肪厚度，治疗后 1 个月颏下脂肪厚度平均减少（1.4 ± 0.6）cm（$P < 0.001$），治疗后 6 个月颏下脂肪厚度平均减少（0.9 ± 0.7）cm（$P < 0.001$）。长期随访中，所有受试者均表示满意（图 9-9）。

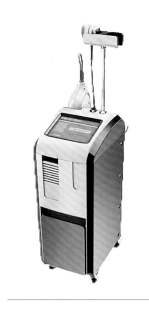

图9-8　Cutera

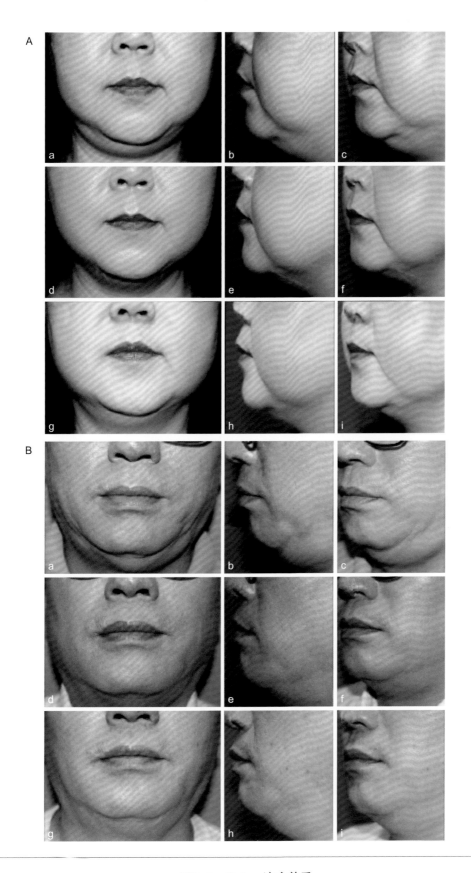

图9-9 Cutera治疗前后

A. 55岁女性受试者；B. 60岁男性受试者。a~c.治疗前；d~f.治疗后1个月；g~i.治疗后6个月。

六、BodyFX

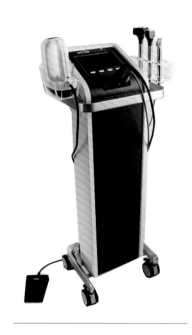

BodyFX 是以色列 InMode Invasix 公司研发生产的无创减脂射频（图 9-10）。设备的频率是 1 MHz，最大输出功率是 75 W，脉冲宽度 1~7 s。其主要技术特点有：①实时温控监测；②负压吸引系统；③纳秒级高压脉冲。

MD Sylvie Boisnic 等人应用 BodyFX 对 24 名腹部局部脂肪堆积的受试者（年龄 31~59 岁，平均 44.7 岁）进行了临床研究，每周治疗 1 次，为期 6 周，治疗腹部右侧，左侧不治疗作为对照，在治疗后即刻、1 个月和 3 个月随访进行临床评估。结果观察到明显的临床改善（$P<0.05$），3 个月的随访复查期间，腰围平均缩小 2.7 cm，皮下脂肪组织厚度平均减少 2.0 cm，脂肪组织重量平均减轻 1.5 kg，受试者的总体重也减轻了，不良反应很小（图 9-11）。

图9-10　BodyFX

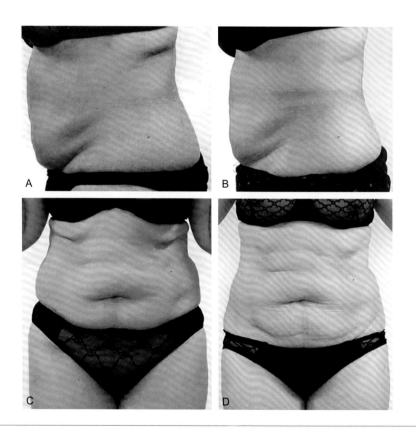

图9-11　BodyFX治疗前（A, C）、后（B, D）

七、ThermiSmooth 250

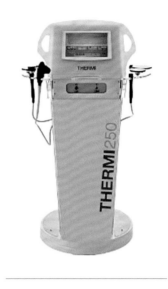

ThermiSmooth 250 是美国 Thermi 公司（属西班牙药企 Almirall 下子公司）研发生产的无创单极射频（图9-12）。该设备频率是 470 KHz，最大功率 250 W。其主要技术特点有：① ThermiSmooth 250 有单极射频和双极射频可供选择；②单极射频穿透深度 6~30 mm，双极射频穿透深度 3 mm；③ 7 个电容式负极板可选，尺寸 20~100 mm，适用于身体各个部位的治疗；④红外监测治疗区域温度。

Douglas J. Key 研究了 14 名女性受试者（平均年龄 55.3 岁）接受 ThermiSmooth 250 治疗后腹部松弛的改善情况，单个部位治疗 2~3 min，达到目标温度 42~45 ℃（基于受试者耐受程度），维持治疗温度 5~7 min，总治疗时间 10~15 min。治疗间隔 2~3 周，每周 1 次，随访 90 天。所有受试者都完成了这项研究，无严重不良反应事件。由 2 位评审人分别评分，治疗结果与基线对比具有统计学意义（$P<0.05$）。

图9-12　ThermiSmooth 250

图 9-13 为 47 岁女性受试者的腹部照片，分别是基线及经过射频治疗后 2 个月、5 个月、10 个月皮肤质地的改善情况。

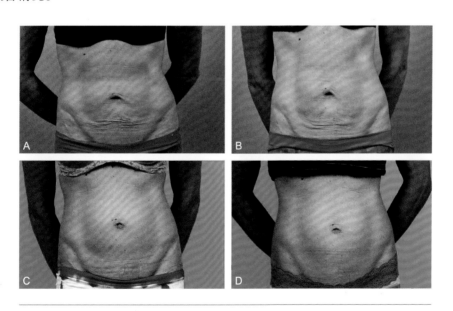

图9-13　ThermiSmooth 250治疗前后
A. 治疗前；B. 治疗后2个月；C. 治疗后5个月；D. 治疗后10个月。

八、Velashape

Velashape 是以色列 Syneron 公司生产的双极射频（图 9-14）。该设备频率是 1 MHz，最大射频输出功率是 24 W，加热板最大输出功率是 12 W，最大光功率密度是 60 mW/cm²。其主要技术特点有：①红外线和双极射频结合光电协同作用；②真空负压吸引；③可对深达 3 mm 和 15 mm 的组织加热。

Marc L. Winter 在产后身体塑形的一项研究中对 20 名健康女性进行了 Velashape 治疗，入选标准年龄≥21 岁，皮肤类型Ⅰ~Ⅳ型，至少生产 1 次，产后腹部皮肤下垂、脂肪堆积≥9 个月，额外治疗部位为臀部和大腿。受试者坚持常规的饮食和锻炼计划，上个月体重变化不超过 4.55 kg。患者每周接受 1 次治疗，最后 1 次治疗后的 4 周内随访。根据受试者的皮肤类型以及脂肪团的程度作为基准对比。受试者治疗过程中无任何不适。治疗的副作用仅限于持续几小时的红斑、水肿和治疗局部热感（图 9-15）。

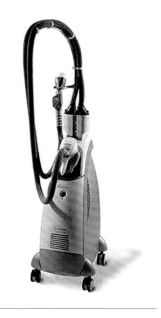

图9-14 Velashape

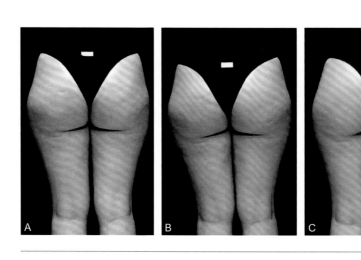

图9-15 Velashape治疗前后

A. 治疗前；B. 治疗6次后；C. 治疗12次后。

九、ThermiRF

ThermiRF 是美国 Thermi 公司（西班牙药企 Almirall 下的子公司）研发生产的微创射频（图 9-16）。该设备频率是 4.7 MHz，温度范围 35~95 ℃，输出功率是 20 W。其主要技术特点有：①可注射式射频；②带有周围神经探测器，用于神经走行定位；③红外监测治疗区域温度。

Rachel N Pritzker 和 Deanne M Robinson 在皮肤紧致提升进展的研究中提到一些临床研究，其中一项研究评估了 ThermiRF 对 70 例受试者颏下和颌部的治疗效果，将皮下电极温度设定在 50~60 ℃，29 名受试者治疗后无吸脂，17 名受试者治疗后吸脂量低于 5 ml。临床疗效由不参加治疗的医师进行评价，评价基于治疗前和治疗后的照片（随访 60~180 天）。根据皮肤松弛度 4 分法评分，从评分上看，受试

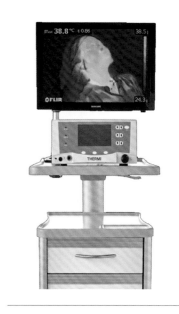

图9-16 ThermiRF

者的皮肤松弛均有临床改善，46% 的受试者评分至少上升了 1 级，平均皮肤松弛改善分数为 0.78 分；72.4% 的受试者中，治疗后吸脂与否无明显差异；1 例患者出现了短暂的水疱。

十、enCurve

enCurve 是韩国 Lutronic 公司生产的无创减脂射频（图 9-17）。该设备的频率是 27.12 MHz，最大输出功率是 300 W。其主要技术特点有：①阻抗适配脂肪组织；②空气冷却提高患者舒适度。

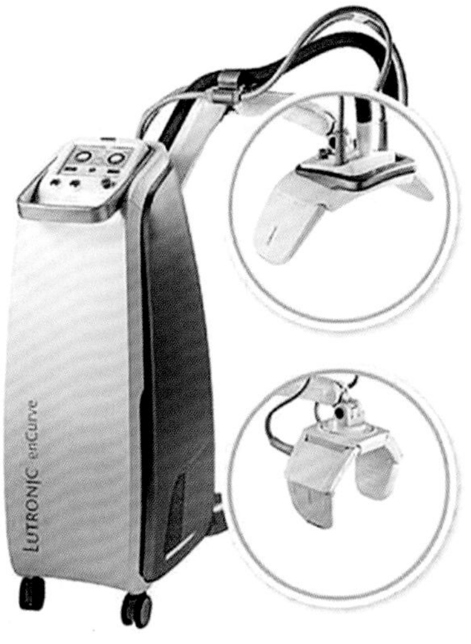

十一、Apollo Regen XL

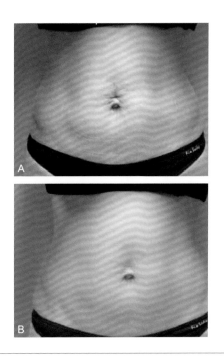

图9-17　enCurve

Apollo Regen XL 是以色列厂商 TriPollar 研发生产的用于减脂和皮肤紧致治疗的无创射频（图 9-18）。Alex Levenberg 在研究该设备用于面部和身体美容的治疗中对 37 名女性受试者进行了皱纹、皮肤松弛和身体脂肪堆积的治疗，其使用照片和测量法进行评估。5 名受试者接受了血液检查以评估肝功能变化和血脂状况。结果显示，身体治疗部位（腹部、臀部、腿部）周长显著减少，平均减少（3.6±2.4）cm；肝功能和血脂在正常范围，证实其用于面部和身体轮廓治疗是安全的（图 9-19）。

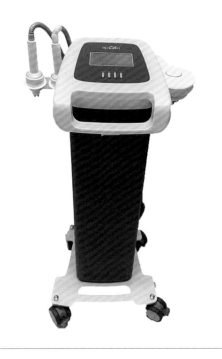

图9-18　Apollo Regen XL

图9-19　Apollo Regen XL治疗前（A）和一次治疗后（B）

十二、BodyTite

BodyTite 是以色列 Invasix 厂商生产的射频辅助抽脂设备（图 9-20）。它的频率是 1 MHz，最大输出功率是 45~75 W。其主要技术特点有：①外部温度控制射频输出；②颈部、身体手柄带有抽吸功能。最新一代的 BodyTite 设备具有皮肤内外双温监测系统以及温度浪涌保护装置，使治疗更加可控，提升了安全性和精准性。

RFAL ™（射频辅助溶脂术）是以色列 InMode（盈美特）公司的专利技术。其工作原理是让电流从深入脂肪层的内电极流向置于皮肤表面的外电极，形成闭合环路，由内而外释放射频能量，溶解脂肪的同时使皮肤真皮层、皮下筋膜层、隔膜层三维收缩（图 9-21）。皮肤紧致提升可达 40%~60%，对面部局部脂肪团、面部松弛、双下巴、"蝴蝶袖"、腹壁脂肪与松弛、四肢脂肪与松弛等非常有效，安全性好，创伤小，恢复快。

Malcolm Paul 等人利用 BodyTite 对 24 名受试者（22 名女性和 2 名男性）进行了腹部和臀部治疗，受试者平均年龄为 39.7 岁（19~52 岁），术前平均体重为 71 kg。在 3 个月随访中观察到了良好的线性收缩效果，收缩了 12.7%~47%（图 9-22、9-23）。

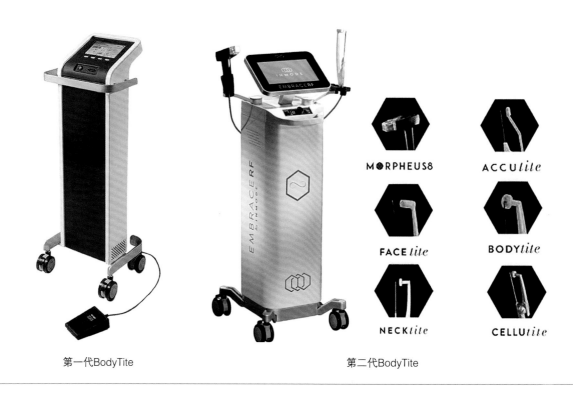

第一代BodyTite　　　　　　　　　第二代BodyTite

图9-20　BodyTite

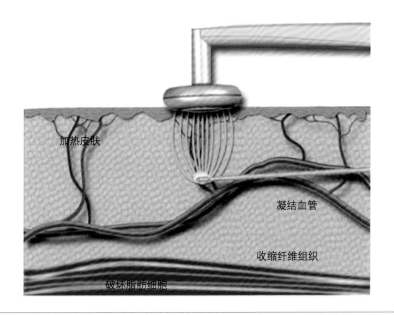

图9-21　RFAL™作用原理示意图

加热皮肤

凝结血管

收缩纤维组织

破坏脂肪细胞

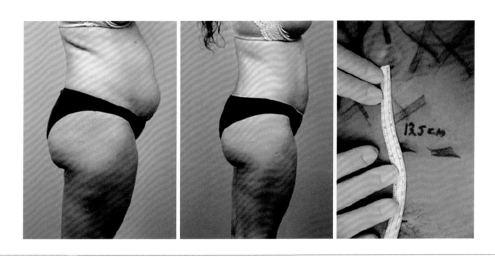

图9-22　治疗前和治疗后术中两点线性收缩标记，从耻骨切口指向脐下方

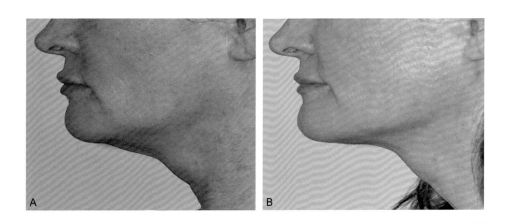

图9-23　FaceTite手具行下面部塑形治疗前（A）和治疗后1个月（B）

十三、Ellman 120IEC

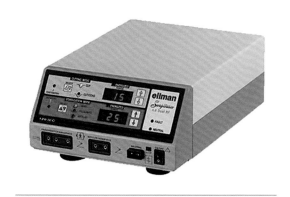

图9-24　Ellman 120IEC

Ellman 120IEC 是美国 Ellman 公司生产的一款双频（4.0 MHz、1.7 MNz）手术用射频设备，俗称射频电刀（图 9-24）。最高功率是 120 W，切割热损伤小于 20 μm。其工作原理是：Ellman 主机发射定向电磁波作用在目标组织上，使组织内的水分子快速振荡，瞬间汽化、细胞破裂，同时射频作用于组织液，使其蒸发，从而达到了皮肤切开的效果，在瞬间气化中随之也会让周边组织温度升高，蛋白变性起到了非常好的凝血作用。其主要技术特点有以下几方面。①低温：切割时，组织温度≤70 ℃，保护组织活性（可以进行组织活检），切面无碳化，电极本身不发热，不会造成误伤。②微创：组织损伤小，侧向热损伤<15 μm，仅为激光的 1/3，水肿小，瘢痕组织小，愈合好，无张力，切面组织层次清晰，切割同时可以凝血。③精准：电极精细，最细直径 0.0762 mm，无需向切割面施加压力，易操控，切口不变形；切割组织轻松，可以采用单、双极两种输出方式进行凝切处理，在"混切"工作模式下，在脂肪分离过程中可以起到 40% 的凝血作用，而在双极模式下可以对大出血点进行封闭止血。④安全：无电流经过人体，无灼伤风险。

在下眼睑脂肪赘积等身体各部位脂肪增多的切除手术中，Ellman 射频设备可以很好地做到在稳定能量输出下精准切除，且不需要刻意用压力进行切除操作，减少神经损伤和肿胀现象发生，组织周围热损伤小，手术创伤小，创面恢复快。

十四、Unite Ⅳ

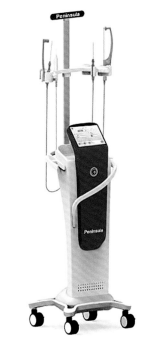

图9-25　Unite Ⅳ

Unite Ⅳ 是深圳半岛医疗 Peninsula 公司自主开发的有创射频溶脂设备（图 9-25）。该设备的频率是 1 MHz，最大输出功率是 45 W。其主要技术特点有：①智能温控技术和阻抗匹配技术控制射频能量输出，外部温度可设置，准确控制在 38~45 ℃；②深度可控，精准选择靶组织释放射频能量；③双极射频工作，内部电极溶脂，外部电极紧致皮肤；④具有多种尺寸手柄，满足身体各部位不同需求；⑤颈部、身体手柄射频联合抽吸功能。

单极射频手术电极分为三个型号，即 LiTi 4、LiTi 8 和 LiTi 15（图 9-26），长度分别为 4 cm、8 cm 和 15 cm。其主要技术特点有：①精细尺寸，LiTi 4 直径仅有 0.7 mm，可用于需要高精度操作的皮肤组织，如下眼睑；②智能温控技术，内嵌高精度温度传感器，用于实时检测组织内部的温度，实现智能温控，精准控制组织温度在 50~70 ℃区间；③高分子绝缘材料，通过阻挡电极与组织间导电进而确保只有电极尖端部位与人体组织产生热量，操作更简便，热量更均匀。

双极射频手术电极分为 LiTi 10 和 LiTi 25 两个型号（图 9-27），长度分别为 10 cm 和 25 cm。其主要技术特点有：①智能温控技术，外部电极内嵌温度传感器，实时检测表皮温度，保护表皮不受损伤，同时起到皮肤紧致的效果，外部温度可设置，准确控制在 38~45 ℃；②内部电极头部采用钝头设计，在方便操作溶脂的同时避免对周围组织产生机械损伤；③深度可控，通过控制旋钮调整内部电极与外部电极的间距，控制内部电极在皮下的深度，治疗区域更精准；④双极射频工作，内部电极溶脂，外部电极紧致皮肤，实现内外电极之间的全层次治疗；⑤ LiTi 25 高频电极联合脂肪抽吸功能，同时可用于吸脂术后的结缔组织重塑。

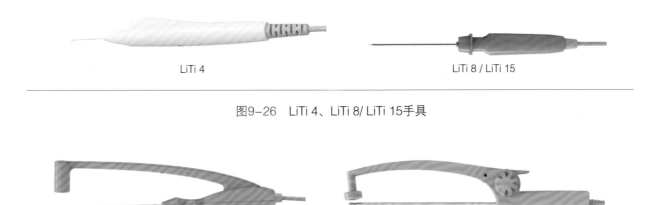

LiTi 4   LiTi 8 / LiTi 15

图9-26　LiTi 4、LiTi 8/ LiTi 15手具

LiTi 10   LiTi 25

图9-27　LiTi 10、LiTi 25手具

LiTi 6S 具有双温度监测的双极溶脂技术，采用双 CPU 智能控制系统，采集系统和运算系统协同运行，保证系统长期安全有效地工作（图9-28）。模拟电路和数字电路的物理隔离避免了高频电场对数字信号的干扰，提高了温度监测及阻抗监测的准确度和实时性。基于先进的工程技术以及人体工程学的升级，LiTi 6S 对面部眼周及

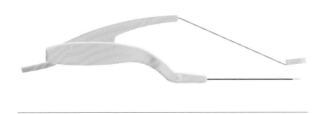

图9-28　LiTi 6S手具

其他精细部位的雕琢更安全、有效，可用于上眼睑松弛，去除眼袋、下颌脂肪袋和其他精细部位脂肪堆积问题的解决。

单极射频溶脂技术和双极射频溶脂技术是半岛医疗的专利技术，射频溶脂核心技术之一是电源的控制及其稳定性，半岛医疗具有自主知识产权的智能数字医疗电源的专利技术。Unite Ⅳ可以有效治疗的面颈部适应证包括：颈部、下颌、脸颊、前额，法令纹、眼袋和颧脂肪垫，上下眼睑松弛及面部各部位的脂肪堆积问题；有效雕塑腹部、背部、大腿、小腿和手臂等部位的脂肪堆积。

崔海燕教授在一项射频溶脂塑形安全性和有效性的临床研究中，对受试者进行了下眼睑和面部的

射频溶脂治疗，并于术后6~12周随访，结果显示，所有受试者均观察到面部皮肤提升效果明显，鼻唇沟及下颌前沟改善明显，下睑眼袋去除效果显著，手术后未出现严重的系统性或局部并发症。长期随访中，所有受试者对治疗效果表示满意（图9-29）。

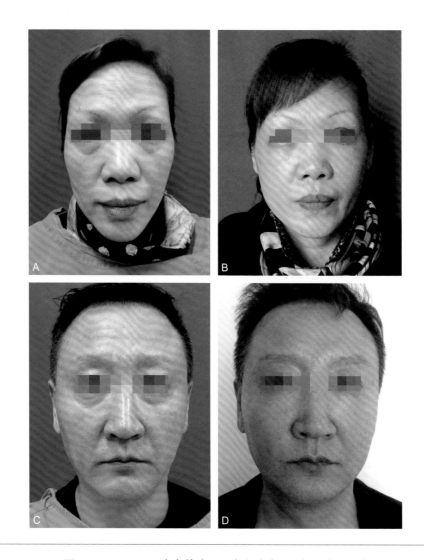

图9-29　Unite Ⅳ治疗前（A, C）和治疗后3个月（B, D）

（图片由崔海燕提供）

十五、United Ⅱ

United Ⅱ是深圳半岛医疗 Peninsula 公司自主开发的采用智能负压技术的微创射频微针溶脂设备（图9-30）。United Ⅱ的射频频率为1 MHz，最大输出功率为45 W。其主要技术特点有：①精密微针制造技术，针体直径仅0.15 mm，可有效减少皮肤痛感和皮肤损伤；②步进电机细分技术，提高微针进针和出针过程的稳定性和流畅性，在0.1 mm深度可控；③最大深度可达皮下4.0 mm，精准到达脂

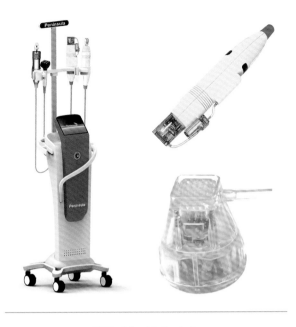

图9-30　United Ⅱ

肪组织；④针体采用高分子绝缘材料，杜绝针体电流弥散，保护皮肤表皮，减小皮损，仅在电极头部位释放射频能量，定向凝固脂肪靶组织；⑤容积式能量发射技术，为半岛医疗的专利技术，在每一个电极四周具有4个极性相反的电极，电流会由中心电极向四周扩展，热弥散在点、面、体积全维度分布，治疗范围更加均匀、广泛；⑥智能能量控制系统采用阻抗监测技术、阻抗数据分析技术，可精准识别脂肪组织凝固的状态，从而智能调整能量的输出，从而提高脂肪凝固溶解的有效率，并减少组织损伤的风险；⑦智能负压技术，采用负压吸引皮肤技术有效解决了松弛皮肤治疗时的不便和按压不适的问题，提高了操作的便捷性，同时压力监控系统检测治疗头贴附组织后的压力变化，只有当压力达到检测标准及皮肤与治疗面充分接触时，治疗头才会进针释放能量，提高了治疗过程的安全性。

United Ⅱ半岛黄金微针射频溶脂技术的原理是通过负压吸引皮肤组织达到紧密贴合的程度，射频微针进入皮肤组织达到脂肪层；电流在脂肪层的正电极流向负电极，形成闭合回路，同时高频电场引起组织带电粒子和偶极子的旋转、碰撞、摩擦；电极四周形成热效应，在溶解脂肪组织的同时引起脂肪纤维隔、筋膜层和真皮层的三维收缩，溶脂的同时达到紧肤美体的效果。采用智能负压技术精准解决精细部位的脂肪堆积，如眼袋、下颌脂肪袋、鼻唇沟的脂肪堆积。MicroRF 9P、MicroRF 25P、MicroRF 49P三种治疗头针对性解决不同组织部位的脂肪堆积问题，MicroRF 9P主要针对眼袋和眼周等精细部位的皮肤松弛（图9-31）；MicroRF 25P主要针对鼻唇沟脂肪堆积和下颌脂肪袋等面颈部脂肪堆积问题；MicroRF 49P具有20 mm×20 mm的治疗面积，可以快速高效地作用在腹部、四肢等大面积部位。

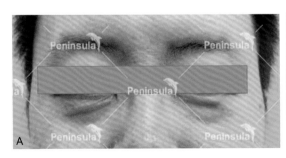
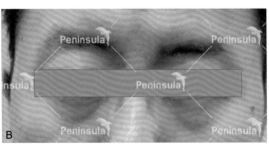

图9-31　黄金微针射频溶脂治疗前（A）和治疗后6个月（B）

十六、SlimTite

SlimTite 是深圳半岛医疗 Peninsula 公司自主开发的无创射频减脂设备（图 9-32）。SlimTite 采用射频频率为 1 MHz，最大输出功率为 45 W。其主要技术特点有：①智能温控技术，实时采集人体组织温度和阻抗，实时调整功率输出；②四路电源独立控制，每一个电极输出能量单独可控；③定点治疗，解放操作者双手，同时具有安全手闸，保证求美者的安全；④高分子能量均化材料，使得电极表面能量释放均匀，透过表皮均匀作用在脂肪组织；⑤通过射频在不同组织电磁场分布的差异引起温度逆差效应，在表皮温度 42~45 ℃，在脂肪层温度可以达到 45~48 ℃，既可以有效引起脂肪细胞的凋亡，又可以合理地保护表皮。

SlimTite 可有效治疗腹部、四肢的脂肪堆积，在治疗过程中无疼痛感，治疗后 1 个月脂肪厚度平均减少（1.9±0.6）cm（$P<0.001$），治疗后 6 个月脂肪厚度平均减少（1.1±0.6）cm（$P<0.001$），受试者体重降低，且无不良反应。

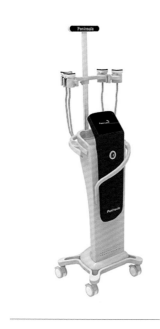

图9-32　SlimTite

十七、Unicorn I

Unicorn I 是深圳半岛医疗 Peninsula 公司自主开发的单针射频减脂设备（图 9-33）。Unicorn I 采用射频频率为 1 MHz，最大输出功率为 45 W。其主要技术特点有：①阻抗匹配技术，实时采集人体组织阻抗，实时调整阻抗匹配，提高能量消融脂肪细胞的有效性；②电极针体采用高分子绝缘材料覆盖，仅在针尖位置释放射频能量，在消融脂肪细胞的同时保护表皮结构；③"T"形针体设计，针体深度固定，操作便捷；④根据治疗深度的需求，单针长度分别为 1.5 mm、2.0 mm、3.5 mm 和 6.0 mm。

Unicorn I 射频单针能够有效精准地作用于衰老的皮肤组织特定层次（SMAS 筋膜、脂肪层、浅筋膜层、真皮层），使受到射频热能刺激的组织产生即刻收缩、紧致、提升的效果，同时后期（未来的 3 个月）在胶原的新生和重塑过程中进一步改善皮肤松弛 / 下垂以及局部脂肪组织堆积（图 9-34）。

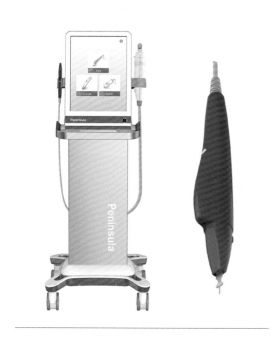

图9-33　Unicorn I

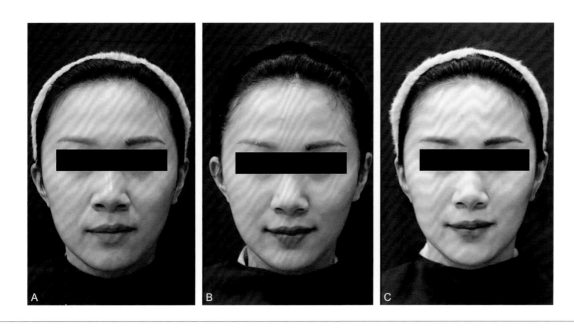

图9-34　Unicorn I治疗前（A）、治疗后3天（B）和治疗后12天（C）

（图片由郑荃、周业松提供）

第4节　有创射频的临床应用

一、有创射频的操作方法和注意事项

（一）技术原理

射频溶脂仪器为双极射频，针体尖端发出射频能量，与圆形回路电极片之间形成回路，加热位于上述两者间的组织。射频于皮下脂肪产生近80 ℃的高温，该温度可溶解脂肪，加热脂肪间隔导致收缩，最终形成胶原重塑。由于针体尖端发出能量后，温度自深层向浅层逐渐衰减，因此可保证皮肤在42 ℃的耐受范围内而不至于发生烫伤；同时，仪器配有温度传感器，当表皮温度超过预设定温度时自动断电，保证其安全性。

（二）麻醉及手术入路选择

1. 麻醉　面颈部可采用局部麻醉，其余区域可选用局部肿胀麻醉联合静脉麻醉。

2. 手术入路选择

（1）眼袋：外眦外下方1 cm进针。

（2）面颈部：手术切口2~3 mm，多选在耳垂前方或者下颌缘下方等比较隐蔽的地方。

（3）背部：主要是背部两侧面，与腋下交界部分。

（4）乳房：一般选择在乳房下皱襞或乳晕边缘。

（5）腹部：一般在脐周、脐上下两侧和耻骨上。

（6）臀部：在臀部和大腿的褶皱处或骶尾部。

（7）四肢：上臂部手术切口选在肘部或腋部，胸部脂肪抽吸切口选择在腋部，大腿可在两侧腹股沟内侧或臀横纹内侧，小腿可选膝后侧或脚踝部。

（三）操作方法

（1）设计切口后，缓慢插入电极在皮下形成通道，皮肤表面涂上无菌凝胶。

（2）助手设置好参数后，踩动脚踏，同时右手往复移动手柄在治疗区域进行治疗，左手指贴附治疗区域皮肤表面，感知皮肤温度和起到支持作用。

（3）治疗过程中，可听到溶脂时发出的"嗞嗞声"，左手能感到皮肤的收缩及下沉。

（4）操作呈扇形界面展开（图9-35）。

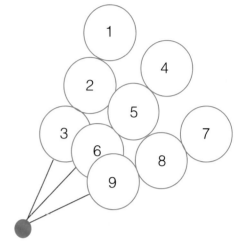

图9-35 扇形操作界面示意

（四）注意事项

（1）第一次操作时，参数设置可以稍保守一点，操作熟练后可上调参数加快治疗速度。

（2）治疗累积能量需要按照治疗面积大小进行粗略估算，必须达到一定的累积能量才能达到较好的治疗效果。

（3）操作时，内部电极与皮肤平面基本平行，主要在皮下脂肪层，外部电极贴紧皮肤表面。

（4）面部操作时需要熟悉重要神经的体表投影，避免损伤相关神经分支。

（5）面颈部治疗时根据求美者肥胖松弛情况，术中可配合脂肪抽吸；腹部、躯干、四肢常规吸脂后辅以射频辅助吸脂纠正凹凸不平，并达到紧致皮肤的目的。

（6）过度脂肪移植和吸脂后凹凸不平的处理需要加大能量，同时结合吸脂和填充。

二、射频减脂塑身的并发症及处理方法

1. **出血** 由于采用了肿胀麻醉技术，肾上腺素收缩了血管，一定程度上可减少出血。然而在抽吸时仍需观察抽吸物颜色，如果抽吸物含血过多则应避免反复抽吸同一位置。同时术前应该严格排除患者自身凝血功能障碍，常规检查血常规、肝功能、凝血酶原时间和部分凝血酶时间。有出血倾向的患者术前应请血液科室会诊调整治疗方案。术后引流和加压包扎可降低血肿发生的风险，小血肿可自行吸收，大血肿需要及时抽吸。一般射频辅助吸脂技术术中由于手具带有足够的热量，可凝固小血管，术后会有局部治疗部位淤青的可能，但极少形成大血肿。

2. **感染** 完善患者术前检查，排除免疫功能不全、高血糖、HIV感染、肝炎等，术中严格遵循无菌操作，加强术后护理，一般较少出现术后感染情况。如有出现，需进行病原微生物的培养和药物敏

感试验，及时使用抗生素并清除分泌物。

3. 血栓栓塞 尽量避免大面积吸脂，同时术前应积极排除患者深静脉血栓和肺栓塞的高危因素，避免手术时间过长，单次治疗部位不宜过多。深静脉血栓一般表现为小腿肿胀、压痛、背屈足部疼痛，可配合超声检查确诊。如患者出现呼吸困难、心动过速、呼吸加快、胸痛、血压下降等症状，应高度怀疑肺栓塞，在 CT 检查确诊前，应积极给予补液、抗凝、溶栓治疗。

4. 皮肤烧伤 在射频参数设置过高、局部定点停留时间过长时会引起皮肤烧伤，表现为皮肤局部隆起、凹凸不平、皮下硬结、皮肤变性皱缩等。应及时纠正操作手法，术中即刻使用生理盐水纱布或无菌冰袋降温，避免再次治疗烧伤部位。另外，每次治疗返回切口附近需停止射频能量输出，避免射频能量多次在切口处累积导致切口烧伤。若出现皮肤烧伤，术后应根据烧伤情况予以局部换药，可配合生长因子凝胶加速创口愈合。

5. 皮肤坏死 治疗过浅或者局部烧伤严重才有可能导致皮肤坏死，一般经专业培训的医师可规避此种情况。从目前临床报道来看，极少出现皮肤坏死的案例。

6. 瘢痕 术前需排除患者是否为瘢痕体质。术后瘢痕常出现在皮肤烧伤案例。

7. 外观不对称 外观不对称多与术前设计与术中能量控制相关，发生这种情况后可与患者沟通，再次行手术吸脂或局部脂肪填充以达到对称美观的目的。

8. 纤维化和结节 术后恢复过程中，患者有时会自觉皮肤组织触感坚硬、盔甲感，这是由于射频辅助吸脂过程中有热量存在，难免会引起组织的炎性和纤维化反应，一般无需特殊处理，术后 6 个月会慢慢软化。术前可与患者沟通好术后可能发生的情况，让患者有心理预期。如必须治疗，可热敷、局部按摩或使用无创射频进行局部加热。

三、临床案例

（一）眼袋操作案例

（1）术前常规体检（血常规、尿常规、血生化、凝血功能、输血前四项等），签署术前知情同意书。拍摄术前正、侧、斜位照片及视频。

（2）患者站立进行术前设计，标记笔标记术区范围的等高线。

（3）患者取平卧位，常规消毒铺巾，局部浸润麻醉后，选择外眦外下方 1 cm 为进针点，用 20 G 锐针刺破皮肤。使用 LiTi 单针双极射频进入，突破皮下、眼轮匝肌，进入眶隔。

（4）右手持射频针，左手中指、示指轻贴在眼袋皮肤表面，起固定支持和感知作用。选择 25 W 的输出功率，在眶隔脂肪膨出明显处释放能量，左手能感觉到眼袋的消融与皮肤的下沉，但不能感觉皮肤发烫，否则有烫伤皮肤的可能（图 9-36）。

（5）然后嘱患者取坐立位，观察射频溶脂去眼袋的效果。若有局部眶隔脂肪突起，则再次重复以上操作，最终达到眶隔脂肪的平整。

（6）最后，选择能量 10 W 于皮下浅层收紧皮肤。术区冰敷，术后局部加压包扎 2 h。

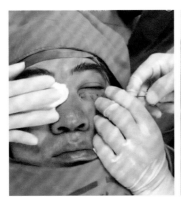
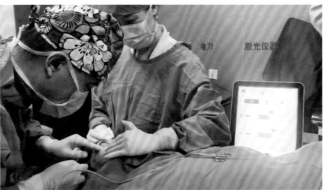

图9-36　射频眼袋术中（崔海燕教授案例）

（二）中下面部操作案例

（1）术前常规体检（血常规、尿常规、血生化、凝血功能、输血前四项等），签署术前知情同意书。拍摄术前正、侧、斜位照片及视频。

（2）患者站立进行术前设计，标记笔标记术区范围的等高线。

（3）患者取平卧位，常规消毒铺巾，局部浸润麻醉后，选择咬肌前缘、下颌缘下方2~3 mm做切口或结合耳垂前切口。使用LiTi单针双极射频或双针双极射频，内电极进入皮下，外电极紧贴皮肤。

（4）踩动脚踏，释放能量，同时右手往复移动手柄在治疗区域进行治疗，左手指贴附治疗区域皮肤表面，感知皮肤温度和起到支持作用。

（5）治疗过程中可听到溶脂时发出的"嗞嗞声"，左手能感到皮肤的收缩及下沉；如果听到"啪"的一声，不用担心，移开操作区，左手可摸到一结节，3个月后可变软。

（6）如果面颈部比较肥胖，可吸脂和射频结合应用。术后佩戴弹力套1周至1个月。

（三）上臂脂肪堆积（"蝴蝶袖"）操作案例

（1）术前根据"蝴蝶袖"类型、皮肤松弛度和脂肪堆积情况，常规B超测量脂肪厚度，充分沟通后制订手术方案。

（2）标记溶脂范围，调节治疗参数。常规消毒铺巾后行肿胀麻醉（图9-37）。

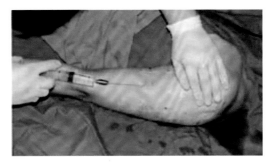
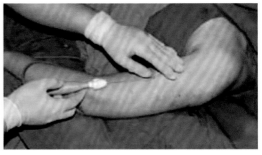

图9-37　肿胀麻醉和射频溶脂

（3）常规切口选择腋下或易操作部位，以16 G或18 G针头刺穿皮肤作为穿刺入口，置入治疗头（单针或双针），针体均速缓慢移动并以定点盖章的方式治疗（间隔1.0 cm左右做单次盖章形式治疗）（图9-37）。

（4）整个术区均匀覆盖一次后，使用内径2 mm面部吸脂针进行机械性吸脂，降低功率及能量进行第二次溶脂，以收紧皮肤。

（5）术后佩戴弹力套1周至1个月。

治疗前后对比照片如图9-38所示。

（四）腹部操作案例

腹部射频溶脂操作主要以吸脂和射频相结合，尤其适合吸脂后凹凸不平的患者，切口可选择在脐、耻骨上以及左右腹股沟处（图9-39），具体操作流程同上。

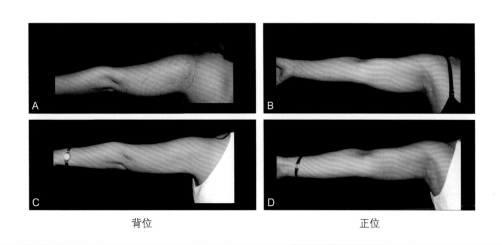

背位　　　　　　　　　　　　正位

图9-38　"蝴蝶袖"射频溶脂术前（A、B）和术后24个月（C、D）对比照片

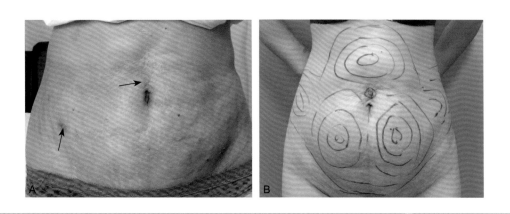

图9-39　射频溶脂技术在腹部脂肪堆积治疗中的应用

A.切口；B.手术设计与肿胀麻醉。

第5节 讨论与小结

射频减脂塑身的相关研究已经比较透彻。组织学上的分析认为，胶原纤维在射频热量的刺激下收缩、变性，真皮层合成更多的胶原蛋白和弹性蛋白，增加了真皮的厚度。由于射频电流高频振荡，射频功率越高，温度上升越快，可有效溶解脂肪和凝固血管，能在减少术后出血的同时提高吸脂效率。皮肤长期的紧致效果甚至在1年后仍然存在，优于传统吸脂手术。但射频只能对具有一定基础条件的皮肤起到加强紧致度的效果，对严重皮肤松弛的超重和减肥患者，不应进行射频减脂塑身治疗。

相对于单纯大面积吸脂，射频辅助溶脂的临床操作安全性大大提高，多数患者能快速恢复，术后几天即可回归到正常生活和工作中。

精准把握临床治疗剂量对疗效和术后恢复具有关键性作用，针对不同肥胖程度、皮肤厚薄的患者，主要治疗参考累积能量如下：全面部治疗累积能量一般为5 kJ；单个部位治疗为：①眼袋1~2 kJ；②上唇、口周、鼻唇沟、下眼睑、前额一般不超过1 kJ；③全颈部6~12 kJ，小部位减小到2~4 kJ；④身体其余部位，皮肤厚度<2.5 cm，每150 cm² 治疗面积累积能量为6~8 kJ；⑤皮肤和脂肪厚度较厚者，每150 cm² 治疗面积累积能量可加大到13 kJ。以上剂量均是未吸脂前的治疗累积能量，如果在吸脂后使用射频设备进行紧肤、修整治疗，累积能量可比参考值再减少20%~30%。

临床对表皮切断温度的设定有一定的争议，一些医师建议设定在40~43 ℃，而另一些则设定在38 ℃以下。在已知的研究中，皮肤温度达到36~38 ℃时就能达到比较好的效果，对于皮肤厚度大的患者效果也很明显。设定过高的切断温度时需要注意操作移动的速度，避免局部停留时间过久引起表皮烫伤。由于表皮升温后，温度传到温度传感器再返回系统时会存在一定时间的延迟，从而导致表皮已经出现烧伤时，系统可能还没有来得及切断射频能量。在临床上，不能单纯地依赖皮温切断设置，主要还是依靠医师的观察和经验，及时调整操作时间、强度和速度，以确保安全。

射频溶脂充分利用射频紧致、塑形的有利条件，根据患者自身状况，结合吸脂手术起到了互补提升的作用，是微创减脂塑身技术的一个重要进步。

（崔海燕 姜 莉 李发成 吴文育 赵 涛 郑 荃）

参考文献

[1] Weiss R A. Noninvasive radio frequency for skin tightening and body contouring. Semin Cutan Med Surg, 2013, 32(1): 9-17.

[2] Mcdaniel D, Samkova P. Evaluation of the safety and efficacy of a non-contact radiofrequency device for the improvement in contour andcircumferential reduction of the inner and outer thigh. J Drugs Dermatol, 2015, 14(12): 1422-1424.

[3] Anolik R, Chapas AM, Brightman LA, et al. Radiofrequency devices for body shaping: a review and study of 12 patients. Semin Cutan Med Surg, 2009, 28(4): 236-243.

[4] Fritz K, Samková P, Salavastru C, et al. A novel selective RF applicator for reducing thigh circumference: a clinical

evaluation. Dermatol Ther, 2016, 29(2): 92-95.

[5] Franco W, Kothare A, Ronan S J, et al. Hyperthermic injury to adipocyte cells by selective heating of subcutaneous fat with a novel radiofrequency device: feasibility studies. Lasers Surg Med, 2010, 42(5): 361-370.

[6] Sugawara J, Kou S, Kokubo K, et al. Application for lower facial fat reduction and tightening by static type monopolar 1-MHz radio frequency for body contouring. Lasers Surg Med, 2017, 49(8): 750-755.

[7] Irvine DD, Kim THM, Robbin T. A prospective study analyzing the application of radiofrequency energy and high-voltage, ultrashort pulse duration electrical fields on the quantitative reduction of adipose tissue. J Cosmet Laser Ther, 2016, 18(6): 257-267.

[8] Sylvie Boisnic MD, Marc Divaris MD, Nelson AA, et al. A clinical and biological evaluation of a novel, noninvasive radiofrequency device for the long-term reduction of adipose tissue. Lasers Sur Med, 2014, 46(2): 94.

[9] Key D J. A preliminary study of a transdermal radiofrequency device for Body Slimming. J Drugs Dermatol, 2015, 14(11): 1272.

[10] Pritzker R N, Robinson D M. Updates in noninvasive and minimally invasive skin tightening. Semin Cutan Med Surg, 2014, 33(4): 182-187.

[11] Winter ML. Post-pregnancy body contouring using a combined radiofrequency, infrared light and tissue manipulation device. J Cosmet Laser Ther, 2009, 11(4): 229-235.

[12] Hexsel D M, Siega C, Schilling-Souza J, et al. A bipolar radiofrequency, infrared, vacuum and mechanical massage device for treatment of cellulite: a pilot study. J Cosmet Laser Ther, 2011, 13(6): 297-302.

[13] Kim H. The combination of extracorporeal shock wave therapy and noncontact apoptosis-inducing radiofrequency achieved significant waist circumferential reduction: a pilot study. Laser Ther, 2017, 26(2): 129-136.

[14] Boisnic S, Branchet MC. Ex vivo human skin evaluation of localized fat reduction and anti-aging effect by TriPollar radio frequency treatments. J Cosmet Laser Ther, 2010, 12(1): 25-31.

[15] Levenberg A. Clinical experience with a TriPollar radiofrequency system for facial and body aesthetic treatments. Eur J Dermatol, 2010, 20(5): 615-619.

[16] Paul M, Blugerman G, Kreindel M, et al. Three-dimensional radiofrequency tissue tightening: a proposed mechanism and applications for body contouring. Aesthetic Plast Surg, 2011, 35(1): 87-95.

[17] Blugerman G, Schavelzon D, Paul MD. A safety and feasibility study of a novel radiofrequency-assisted liposuction technique. Plast Reconstr Surg, 2010, 125(3): 998-1006.

[18] Blugerman G, Schalvezon D, Mulholland RS, et al. Gynecomastia treatment using radiofrequency-assisted liposuction (RFAL). Eur J Plast Surg, 2013, 36(4): 231-236.

[19] Divaris M, Boisnic S, Branchet MC, et al. A Clinical and histological study of radiofrequency-assisted liposuction (RFAL) mediated skin tightening and cellulite improvement——RFAL for skin tightening. J Cosmet Dermatol Sci Applic, 2011, 01(2): 36-42.

众里嫣然通一顾，人间颜色如尘土。

——王国维《蝶恋花》

目前，超声治疗广泛运用于临床，如肿瘤消融、心脏消融、肾结石冲击波治疗以及康复理疗等。近二十年来，超声技术在减脂塑身领域的运用也越来越多。从侵入性超声到非侵入性超声，从非聚焦超声到共聚焦超声，超声减脂技术发展迅速，不仅可作为减脂手术术前、术中和术后的辅助治疗（超声辅助吸脂术，ultrasound-assisted liposuction），甚至在某些情况下还可以用无创共聚焦超声（focused ultrasound）取代手术，达到减脂塑身的目的。

第 1 节　超声减脂塑身技术的原理

一、超声波

超声波是振动频率在 20 000 Hz 以上的机械波，其振动频率超出人耳听觉的一般上限（20 000 Hz），故称为超声波。超声波是一种机械波，具有反射、折射、衍射、散射等机械波传播的基本规律。超声波具有良好的方向性。超声波的波长很短，衍射能力差，在均匀介质中不能绕过障碍物传播，而是趋向于直线传播，因此具有良好的方向性，其频率越高，方向性越好。超声波的组织穿透深度与超声波的频率有关。在传播过程中，超声波的能量会被传播介质吸收或播散，能量不断衰减。在软组织中传播时，超声波衰减能量的 80% 被传播介质所吸收。根据公式：振动周期数 = 传播的距离（L）/ 波长（λ），光速（c）= 频率（f）× 波长（λ），频率与波长成反比。传播相同距离时，频率越高，波长越短，经过的振动周期数就越多。经过的振动周期越多，振幅的衰减也就越多。因此，越高频率的超声波能量衰减越明显，所能够穿透的组织深度也越有限。2 MHz 频率的超声波在体内穿行 3 cm 就会衰减 50%；而 200 kHz 频率的超声波要在体内穿行 30 cm，能量才会衰减 50%。低频率的超声波拥有更深的组织穿透力。

二、超声波对人体的效应机制

超声波通过机械效应、热效应和空化效应对人体组织产生作用。

1. **机械效应**　机械波在传播过程中使传播介质发生往复振动，传播介质被压缩、解压，因而产生机械效应。超声波的机械效应作用于体内可使细胞震荡、旋转、摩擦，细胞质流动，细胞膜通透性增加，结缔组织延伸性提高。当超声波的频率接近介质的共振频率时，介质的振动会更加剧烈，机械效应达到最大化。脂肪细胞体积比周围的其他细胞大得多，其体积是血管内皮细胞的 10 倍，因此脂肪细胞共振频率比其他细胞要低得多。在减脂技术中，超声波的频率接近脂肪细胞的共振频率，较少影响到其他细胞，而选择性作用于脂肪细胞，使脂肪细胞剧烈振动，使脂肪组织从纤维支架上脱离出来，进一步被乳化，便于减脂术中脂肪的抽吸。

2. **热效应**　超声波在传播过程中不断衰减，能量不断被传播介质吸收，使机械能转化为热能，产生热效应。超声波的热效应作用于体内可使组织变性、坏死，血管扩张，加快血液循环。在超声减脂中，热效应可以破坏脂肪细胞，使脂肪细胞坏死、凋亡；能够加快吸脂术后脂质的代谢、液体的引流，利于术后消肿、恢复；还能够紧致皮肤。弥散的热能作用于真皮层，当真皮层温度 >42 ℃时，胶原纤维一方面即刻变性、收缩，另一方面通过自身创伤修复机制缓慢地产生新的胶原，使皮肤紧致，预防或改善减脂术后皮肤松弛的发生。但是超声的热效应是非选择性的，组织温度过高时会不可避免地造成血管、神经的损伤，引起不良反应。

3. **空化效应**　超声波在传播时存在一个正负压强的交变周期，即在正压相位时，超声波对介质分子挤压；在负压相位时，使介质分子稀疏、离散。当用足够大振幅的超声波作用于液体介质时，巨大的负压会使介质分子间的平均距离超过使液体介质保持不变的临界分子距离，这样液体介质就会发生断裂，形成微空泡。这些微空泡迅速胀大、闭合，使液体微粒之间发生猛烈撞击，进一步产生瞬态高温、高压、冲击波和微射流等，可使生物膜（组织屏障和细胞膜）开放、破裂，组织坏死，这种作用称为空化效应。超声波频率越低，越容易产生空化效应。空化效应造成不同组织的破坏所需的能量阈值不同。脂肪细胞结构疏松、密度低，其组织破坏所需的能量阈值低，而血管、神经、淋巴管等较致密的组织所需的能量阈值则高。因此，一定能量的超声波通过空化效应可选择性地造成脂肪组织的破坏，而不影响周围血管、淋巴管、神经的结构。

三、超声减脂塑身系统的工作原理

超声减脂塑身系统的主要组成部分和普通的功率超声系统类似，信号产生模块产生特定频率的信号，经过功率放大器将信号能量放大，通过匹配电路之后加到换能器上，从而使换能器产生具有一定功率的超声信号，最后作用于人体的脂肪层。

超声减脂塑身中起主要作用的是空化效应。空化效应是指液体中存在的微小气泡在超声波作用下产生的振荡、膨胀、收缩以至内爆等一系列动力学过程。空化过程可以把声场能量聚集起来，空化泡崩溃的瞬间，在液体中的极小空间内将其高度集中的能量释放出来，从而在局部形成异乎寻常的高温、高压、强冲击波、射流等极端物理条件，并伴随液体中自由基的产生。这些极端的物理条件和自由基的形成可强烈破坏脂肪细胞的正常结构，往往会造成不可逆的脂肪细胞损伤，达到减少脂肪细胞数量的目的。图10-1是经过功率超声照射前后的脂肪组织切片图。通过对比可以看到，经过功率超声照射后，脂肪细胞完全被破坏掉。

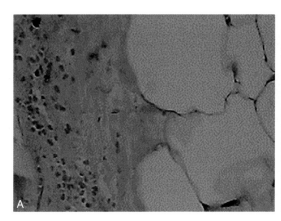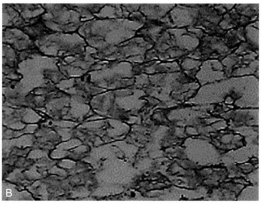

图10-1　A. 正常脂肪细胞；B. 功率超声照射后的脂肪细胞（引自参考文献[12]）

高强度超声波在作用皮肤时会产生一定的刺激。为了保证治疗的舒适性，减少对表皮的损伤，需要使非侵入式超声塑形的发射功率控制在引起皮肤疼痛阈值之下。人体的疼痛阈值为 $75\sim135\ \text{W/cm}^2$，在非侵入式超声塑形过程中，发射功率在疼痛阈值以下可达到破坏脂肪细胞的目的，同时保证治疗的安全性和舒适性。

除了人体的疼痛阈值，超声能量在组织的累积效应也是治疗安全与舒适的一个重要指标。聚焦超声照射时间越长，组织吸收能量越多，温度上升越快，组织就越容易受到热损伤。因此，在治疗时要特别注意超声能量在组织中的累积效应。在聚焦超声设计时，一般使用脉冲方式发射超声，脉冲宽度和占空比可以根据实际需要进行调整。

四、超声减脂塑身系统中的能量发射器

聚焦超声换能器是产生聚焦超声的重要结构单元。聚焦超声换能器将超声波的能量集中到特定的

区域，使得在聚焦区域能够获得很高的超声强度，从而达到有效破坏脂肪细胞的同时将真皮表皮的损伤降到最低。

目前聚焦超声换能器有三种技术类型。第一种是采用球面或柱面压电陶瓷超声换能器，也称为主动式超声聚焦；第二种方法是利用凹面反射镜实现超声聚焦；第三种是使用聚焦超声透镜来实现。主动式超声聚焦使用具有弯曲辐射面的压电陶瓷换能器，直接产生汇聚的声场，不需要其他设备，是目前聚焦超声减脂塑形技术主要采用的换能器方式。后两种主要是通过改变超声传播的声程kl（k为波数，l为声程的几何长度），将平面波或者扩散波变成汇聚波。以上三种方法都是利用声学器件来实现超声聚焦。随着电子技术的发展，人们将电子聚焦和声学聚焦相结合，利用超声换能器阵列实现电子相控阵聚焦。

UltraShape 公司和 Liposonix 公司在其超声塑形仪器中所配备的都是球面换能器。常规的球面换能器如图 10-2 所示，柱面换能器如图 10-3 所示。从理论上讲，球面换能器的聚焦区域是一个点，而柱面换能器的聚焦区是一条线。实际的超声聚焦区域并不是理想的点或线。球面换能器的焦区类似于一个椭圆，柱面换能器的焦区类似于一个圆柱。在聚焦超声系统中，球面换能器和柱面换能器各有优劣。球面换能器聚焦能量集中，但焦区小，一次治疗范围小；柱面换能器焦区大，治疗范围大，但能量分散。

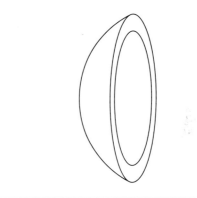

图10-2　球面换能器（引自参考文献[12]）

聚焦超声作用于脂肪层，破坏脂肪细胞后，被破坏的脂肪细胞产生的组织碎片由巨噬细胞吞噬，通过淋巴系统清除。脂肪细胞主要内容物——甘油三酯被分散到细胞间液中，被脂肪酶消化为甘油和游离脂肪酸，甘油及白蛋白结合的游离脂肪酸通过淋巴-血液循环系统被转运至肝。肝如同加工人体消化系统所摄取的脂肪，对其进行正常的加工处理，而不会对机体造成损害。

总之，超声波以其独特的机械效应、热效应和空化效应来乳化脂肪细胞，破坏脂肪细胞，加快脂质代谢，预防或改善皮肤松弛，起到减脂、塑形的作用。

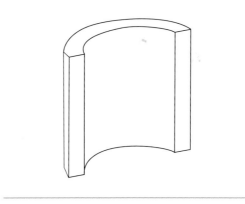

图10-3　柱面换能器（引自参考文献[12]）

第2节　超声减脂塑身技术的分类及设备介绍

超声减脂技术分为体内超声及体外超声。体外超声是指超声治疗仪直接接触皮肤表面，超声波经过表皮传导至皮下组织内发挥作用。体外超声可分为非共聚焦超声及共聚焦超声。由于超声波在体内衰减明显，非共聚焦超声传导至皮下脂肪中的能量很有限，因此不能起到持久的消脂作用，而多作为吸脂术的术前及术后辅助治疗。共聚焦超声通过聚焦方式（例如球面自聚焦、透镜聚焦以及相控阵聚焦），可以将体外低能量的超声聚焦到体内某一靶点，在皮下脂肪组织形成高能量靶点，从而破坏脂肪组织，发挥持久的消脂作用。体内超声则是将超声治疗仪通过皮肤切口，直接进入至皮下组织内发挥作用，用于吸脂术的术前辅助治疗。

一、体外共聚焦超声

（一）概述

体外共聚焦超声（external focused ultrasound）对治疗区域具有选择性。靶点处的超声波强度大，可以通过机械效应、热效应、空化效应作用于靶区域，使靶区域产生不可逆的损伤，而对焦域外的组织（表皮、真皮、肌肉、筋膜等）不产生影响。超声波的频率越高，方向性越好，对靶区域的聚焦越精确。体外共聚焦超声对治疗组织具有选择性。超声波的机械效应、空化效应与作用对象自身的理化性质有关。脂肪细胞体积较大、密度较小。对脂肪细胞产生机械效应、空化效应的超声波，其频率和强度较少引起血管内皮细胞、神经纤维细胞及成纤维细胞的损伤。体外共聚焦超声在组织中的热效应并不具有选择性。热效应使脂肪细胞热凝固坏死，使胶原纤维变性、收缩、增生，也可使血管、神经等组织产生热损伤。超声波频率越高，被介质吸收的热能就越高，热效应就越强。因此，体外共聚焦超声的频率决定了其在组织中的作用特点。按照频率的高低，将共聚焦超声分为低频共聚焦超声及高频共聚焦超声，其作用特点见表 10-1。

表10-1　不同频率共聚焦超声在组织中的作用特点

低频共聚焦超声波	高频共聚焦超声
频率为 0.1~1 MHz	频率为 1~10 MHz
较难精确聚焦	能够精确聚焦
空化效应明显	空化效应较弱
传播速度慢	传播速度快
产生很少的热效应：对血管、神经的损伤很轻微，也无法引起胶原的收缩和增生	热效应较明显：可以使胶原收缩、增加，也会引起血管、神经组织轻度的热损伤，术后常有血肿和较持久的疼痛

低频共聚焦超声及高频共聚焦超声作用后的组织学改变是不同的。动物实验显示，低频共聚焦超声作用于猪皮肤、皮下组织后，可见皮下深度 10 mm 处的脂肪组织的乳酸脱氢酶染色（显示细胞活力）不显色，表明靶区域的脂肪细胞损伤；HE 染色、Masson 染色未见凝固性坏死以及血管、神经、结缔组织等结构的损伤；术后即刻冰冻切片可见皮下脂肪组织中直径 6 mm、长度 10 mm 的损伤带，损伤带内可见一个个 1 mm 左右直径的小孔——空化效应造成了脂肪细胞的溶解，产生了暂时性的组织空缺。低频共聚焦超声的空化效应较难精确地聚焦及控制，作用后的组织损伤区域边界不是十分清晰，虽然损伤主要集中在聚焦的靶区域，但在焦域外的区域，有时很低的能量强度仍然可以引发空化作用，产生焦域外的组织损伤。空化效应的组织选择性很好，对脂肪组织有效的空化效应不会损伤表皮、真皮、血管、神经等组织。组织损伤后的炎症反应轻，创伤后的修复很快，在动物模型中观察到损伤后

大约 3 天炎症反应即消退。

高频共聚焦超声作用后能在聚焦的靶区域内看见离散分布的、边界清晰的组织坏死灶，脂肪组织中产生直径 1 mm、长度 10 mm 的损伤带，损伤带内脂肪细胞膜变性，细胞核皱缩，细胞间质中含有被释放出来的甘油三酯及脂肪酸。2 MHz 的共聚焦超声能在聚焦处产生 1000 W/cm^2 以上的超声能量，而在焦域外能量仅有 1~3 W/cm^2，因此表皮及焦域外皮肤组织无损伤，更深的肌肉及筋膜组织亦无损伤。高频共聚焦超声的热效应显著，在聚焦处暴露于 56 ℃ 及以上温度超过 1 s，脂肪细胞立即发生凝固坏死。高频共聚焦超声对脂肪组织的损伤程度与频率关系密切，当脂肪组织暴露于 1 MHz 的频率时，仅在脂肪组织中见到轻微的损伤表现；而当脂肪组织暴露于 2~3 MHz 的频率时，可以看到脂肪组织完全变性、坏死。高频共聚焦超声的热效应还能引起胶原变性，当频率为 1 MHz 时，真皮层可见胶原部分变性；当频率为 2~3 MHz 时，真皮层可见弥漫的胶原变性、收缩，产生明显的紧肤效果。高频共聚焦超声治疗后，机体局部会产生轻度的炎症反应，而无全身弥漫的、迁延的炎症反应。治疗后 7 天，局部可见以巨噬细胞为主的炎症浸润，伴有很少量的中性粒细胞、淋巴细胞及浆细胞。4 周后，治疗区可见大量泡沫细胞。8 周后，75% 的脂质、塌陷的细胞外基质骨架被吸收；18 周后，95% 的坏死脂肪组织被吸收、清除。

共聚焦超声破坏脂肪组织后，脂肪组织通过人体正常的生理代谢机制被逐渐清除。被破坏的脂肪细胞产生的细胞膜等组织碎片由巨噬细胞吞噬，脂肪细胞内容物甘油三酯（占 90%~99%）及游离脂肪酸、胆固醇、胆甾醇酯、甘油二酯、磷脂、单酸甘油酯等，则被分散到细胞间液中，被淋巴系统吸收，最终被静脉系统转运至肝。肝如同加工人体消化系统摄取的脂肪一样，对聚焦超声治疗产生的脂肪进行加工处理：被释放入间质液的甘油三酯被脂肪酶消化为甘油和游离脂肪酸，甘油被磷酸化并通过循环系统转运，3 个游离脂肪酸连接到白蛋白分子上转运到肝，在肝中以与肠道消化吸收脂肪一样的方式被代谢。健康的肝能够对共聚焦超声减脂后产生的脂肪进行正常的代谢处理，而不会造成机体损害。共聚焦超声术后未发现血中游离脂肪酸、胆固醇、低密度脂蛋白、极低密度脂蛋白、高密度脂蛋白、甘油三酯的异常变化。然而文献报道，共聚焦超声治疗后会引起暂时性的血糖快速升高，胰岛素抵抗指数 HOMA1-IR 会轻度升高。这可能与肝中促进糖异生的物质增加有关，使肝糖原合成增加，进一步造成了血糖升高及胰岛素抵抗。胰岛素抵抗不但影响血糖，还可能激活前炎症信号，引起机体的炎症反应。因此对糖尿病患者治疗时需更加谨慎，并密切关注治疗后的血糖变化。

共聚焦超声治疗腹部脂肪 1 年后随访，患者腹围较治疗后 3 个月时的最佳状态相比，无明显变化，这表明共聚焦超声的减脂塑身效果是长期而持久的。治疗后的效果只需要通过健康的饮食和运动即可维持，不必再进行额外的定期维持治疗。

（二）设备介绍

1. UltraShape（**优立塑**） UltraShape（Syneron and Candela，Tel Aviv，Israel）第一代 Contour I 工作频率为 200 kHz，能量强度为 17.5 W/cm^2，以脉冲模式释放能量，脉冲之间能量中断，占空比为 1∶7，可以促进散热。UltraShape 治疗后焦点处温度上升幅度<0.5 ℃，有效避免了非特异性热损伤。焦点处（垂直距离 15 mm 深度）的压强可达 4.0 MPa，是皮肤表面处压强的 4 倍。组织选择性佳，空化效应即刻破坏脂肪细胞，但不损伤血管、神经、结缔组织及表皮结构。

第二代 Contour II 相较于第一代 Contour I 的优势主要是提高了治疗效率。它升级了内置的操作软件系统，优化了换能器，使换能器在同样情况下能够多发射 50% 的超声脉冲，使第二代 Contour II 治疗的耗材费比第一代 Contour I 减少约 35%，治疗的时间也缩短了约 35%。

第三代 Contour ver3 的特点是将共聚焦超声和负压辅助的射频 Velashape 相结合在一起，发挥协同塑身作用。共聚焦超声和负压辅助的射频整合在一个直立可调节高度的探头内，在一次塑形治疗中，先用射频治疗靶区域，使靶区域预热，血液循环加强，产生轻度水肿的状态，制造相对的"湿环境"。此时再使用共聚焦超声，超声在"湿环境"能够更好地发挥空化效应，增强溶脂的效果。超声治疗后可继续使用射频，利用射频的热效应一方面刺激真皮层胶原的收缩、增生，起到紧肤作用，更好地预防减脂后的皮肤松弛；另一方面继续加强局部的血液循环和淋巴回流，加速脂质的代谢、清除。

UltraShape 以三次治疗为一个疗程，每次治疗间隔 2~4 周。治疗后 2 周临床效果显现，治疗后 3 个月临床效果趋于稳定。Teitelbaum 等研究指出 Contour I 一次治疗后腰围平均减少 1.9 cm。Moreno-Moraga 等研究结果类似，一次治疗后腰围平均减少 1.88 cm，B 超提示腹部皮下脂肪厚度平均减少 1.28 cm；三次治疗后腰围平均减少 3.95 cm，B 超提示腹部皮下脂肪厚度平均减少 2.28 cm。台湾研究者报道 Contour ver3 治疗三次后腹围平均减少 3.9 cm，MRI 显示上腹部脂肪厚度减少 25%，下腹部脂肪厚度减少 21%。Lindsay 等在综述中统计了不同部位的脂肪厚度及治疗的效果：腹部平均脂肪厚度基线值为 4.35 cm，治疗后皮下脂肪厚度减少 2.16 cm；大腿外侧平均脂肪厚度基线值为 5.44 cm，治疗后皮下脂肪厚度减少 3.02 cm；大腿内侧平均脂肪厚度基线值为 3.23 cm，治疗后皮下脂肪厚度减少 0.96 cm；侧腰平均脂肪厚度基线值为 3.36 cm，治疗后皮下脂肪厚度减少 1.63 cm；胸部平均脂肪厚度基线值为 3.38 cm，治疗后皮下脂肪厚度减少 1.88 cm；膝部平均脂肪厚度基线值为 4.30 cm，治疗后皮下脂肪厚度减少 2.06 cm。

2. Liposonix（热立塑）　Liposonix（Liposonix system; Medicis Technologies Corporation, Bothell, WA, USA）的工作频率为 2 MHz，有 0.8 cm 及 1.3 cm 两种聚焦深度，焦点处功率超过 1000 W/cm^2，治疗时的功率及脉冲时间可调节。非聚焦处功率仅为 1~3 W/cm^2，超声波由表皮向下的传播途中不会造成组织损伤。治疗手具具有接触冷却装置，可以保护表皮并轻度缓解治疗时的疼痛。

Liposonix 的治疗疗程一般仅需一次治疗，一次治疗中进行 2~3 个回合，一个回合需要 15~20 min，一次完整的治疗总时长为 45 min 至 1 h。治疗后 2 周临床效果开始显现，随着时间的延长，效果不断增强；至治疗后 3 个月，临床治疗效果完全显现，患者的总体满意度为 93.1%。Fatemi 等对 367 例患者进行的研究显示，腹部及侧腰部一次治疗后，12 周时腰围减少 4.2~4.7 cm。Jewell 等对 180 例患者进行的研究显示，腹部及侧腰部一次治疗后，12 周时腰围减少 2.10~2.52 cm。Solish 等对 45 例患者进行的研究显示，仅前腹部一次治疗后，12 周时腰围减少 2.51 cm。

二、体外非共聚焦超声

（一）概述

体外非共聚焦超声（external non-focused ultrasound）经过表皮、真皮再传导至皮下脂肪层，能量由浅表至深层逐渐衰减，作用到脂肪层的能量是有限的。非共聚焦超声产生的机械效应能够增加脂肪细胞膜的通透性，使细胞内的脂质（主要为甘油三酯）释放到细胞间隙中，通过淋巴回流代谢脂质，减少脂肪细胞的体积。非共聚焦超声在表皮层的温度应控制在 42~43 ℃内，避免表皮的灼伤，而到达皮下脂肪层的叠加的超声波热效应不足以引起脂肪热凝固，引起脂肪热凝固的温度需要达到 65 ℃以上，而非共聚焦超声治疗后皮下脂肪层的温度不会超过 50 ℃。非共聚焦超声产生的热效应主要起到加速血液循环及淋巴回流的作用，有助于脂质的代谢。非共聚焦超声通过机械效应改变细胞膜通透性，使甘油三酯从细胞内释放到细胞外间隙，再通过热效应加速淋巴回流，加快脂质代谢。

Garcia 等的研究报道了非共聚焦超声作用后的皮肤以及淋巴结的组织学改变。治疗后，电镜下可观察到脂肪细胞结构的改变，细胞膜仍然完整但通透性增大，治疗侧细胞外间隙中的脂滴结构较对照侧明显增多，表明非共聚焦超声的机械效应改变了细胞膜的通透性，使细胞内的脂质释放到了细胞外，起到了减脂的作用。治疗后，被治疗侧引流区的淋巴结内可见油红染色阳性的脂质小滴，未见任何脂肪细胞碎片，而对照侧淋巴结内无脂质小滴，表明治疗区内脂质代谢明显增加，且无坏死的脂肪细胞被代谢。

（二）设备介绍

享瘦纤体（Lumenis, Santa Clara，CA）的超声波治疗手具为双发射极的非共聚焦超声，U 形手具发射两束 1 MHz 成角的超声波，两束超声波在 1~5 cm 深度处汇聚，红外线热成像显示治疗时脂肪层的温度保持在 46~48 ℃，高于表皮温度。为了更好地代谢脂质，增加淋巴回流，享瘦纤体还配有淋巴按摩手具，治疗前于锁骨上淋巴结及治疗区浅表淋巴结处按摩，治疗后沿着淋巴巡回路径按摩，加热淋巴液，加快脂质代谢。

享瘦纤体的功效并不在于减少腹围，而在于加快脂质代谢，帮助各种类型的患者维持体重，使患者不需要通过刻意节食及过度运动来消耗每天过剩的摄入。享瘦纤体的优势在于治疗的安全性高，整个治疗过程舒适、无创、无痛。

三、体内超声辅助吸脂术

（一）概述

体内超声辅助吸脂术（internal ultrasound-assisted liposuction，internal UAL）在湿性吸脂术的基础上增加了超声乳化过程，利用超声波的机械效应，选择性地使脂肪细胞脱离纤维支架，使脂肪乳化，便于术中负压抽吸。其优势在于：第一，减少暴力吸引导致的组织损伤及失血；第二，使脂肪抽吸更加均匀，减少术后表面的凹凸不平感；第三，降低术后反弹率，超声乳化后的脂肪细胞不易存活，术后残留的脂肪细胞存活率低，因此减脂效果更加持久；第四，超声波的热效应可刺激真皮层胶原收缩、增生，促进吸脂术后皮肤的回缩。

（二）设备介绍

第一代 UAL 设备是由意大利的 SEMI 公司研发生产的，其具有一个实心的超声探头和一个中空的抽吸套管。超声探头的工作频率为 20 kHz。抽吸套管的直径从远端向近端逐渐增大，远端直径为

3 mm，近端直径为 6 mm。大约每抽吸 100 ml 的脂肪组织需要超声乳化 4 min。

第二代 UAL 设备主要是美国生产的 Lysonix 2000 和 Mentor Contour Genesis，其特点是乳化脂肪和抽吸脂肪可以同时进行，因此工作效率大大提高。Lysonix 2000 超声探头的工作频率是 22 kHz，超声探头为中空的管道，有 4 mm 直径和 5.1 mm 直径两种型号。4 mm 直径的探头顶端外形呈子弹样，而 5.1 mm 直径的探头顶端外形呈高尔夫球钉样。后者吸脂效率更高，因此使用也更广泛。Mentor Contour Genesis 超声探头的工作频率是 27 kHz。与 Lysonix 2000 类似，Mentor Contour Genesis 也是中空的超声管道探头，直径 3.0~5.1 mm，探头顶端扁平，管道侧面开孔用于抽吸脂肪。第二代 UAL 较第一代有以下优势：①每抽吸 100 ml 脂肪组织仅需超声乳化 1 min，因此随着治疗时间的缩短，发生并发症的概率也减小；②塑形效果更佳，可有效地作用于任何程度的肥胖，不会产生治疗抵抗；③超声探头的移动速度更快，能够更安全地控制能量，减少热损伤。

第三代 UAL 设备是美国生产的威塑（vibration amplification of sound energy at resonance，VASER），又称为 VAL（VASER-assisted liposuction）。VASER 的特点是尽量减少超声发挥作用时所需的能量，在有效减脂的同时进一步降低治疗的副作用。VASER 的工作频率是 36 kHz，该频率最接近脂肪细胞的共振频率，利用共振效应，可以使用更低的超声能量使脂肪细胞自身振动，增强乳化作用，而减少对其他组织的破坏。因此为了达到最小的组织损伤，VASER 的设计有如下特点：①再次将超声探头及抽吸套管分开来，使用更小直径的实心超声探针（2.2~3.7 cm），降低传送至组织中的能量，减少组织损伤；②增加探头远端沟槽设计，使超声能量不仅仅从顶端释放，还可从两侧释放，加大超声探头与脂肪组织接触的表面积，提高乳化效率；③抽吸套管负压吸引设计更加柔和，减少对精细组织结构的损伤；④采用脉冲式的能量释放模式，减少热能的叠加效应，降低超声波对周围血管、神经的热损伤。VASER 吸脂效率高，脂肪抽吸更加平滑，治疗过程组织损伤小，更加安全，几乎无并发症发生。VASER 不但可以用于腰背、臀部、腿部纤维组织丰富部位的大面积脂肪抽吸，还可以用于浅表部位（面部、乳房、颈部等）精细的吸脂治疗，这是前两代 UAL 技术所无法比及的。

第 3 节　超声减脂塑身技术的适应证和禁忌证

一、体外共聚焦超声

1. **适应证**　用于减少腹部、腰部、大腿内外侧、臀部局部堆积的脂肪，以及男性的乳腺增生。患者 BMI 要 <30 kg/cm²，治疗区的脂肪深度必须比共聚焦超声的聚焦深度再深 1 cm，一般需要皮脂厚度达 2.5 cm 以上。

2. **禁忌证**　①妊娠；②体内植入电子设备（起搏器、胰岛素泵等）；③血小板或凝血功能异常，近 1 个月有接受抗凝治疗史；④腹壁疝气，治疗区域皮肤破溃、感染或静脉曲张；⑤瘢痕体质；⑥治疗区域感觉损伤；⑦精神疾病；⑧恶性肿瘤、代谢系统疾病、免疫系统疾病以及任何其他系统性疾病未得到控制（如感染、发热、ALT 或 AST>1.5 倍正常值上限、BUN>1.5 倍正常值上限、Cr>正常值上限等）。除以上这些外，高频共聚焦超声治疗的禁忌证还包括接受糖皮质激素或免疫抑制剂治疗，过去3个月治疗部位进行过任何外科手术，包括吸脂术、药物溶脂术、射频溶脂术、冷冻溶脂术、激光溶脂术等。

二、体外非共聚焦超声

1. **适应证** 不同厚度的局部肥胖、橘皮样皮肤及皮肤松弛。
2. **禁忌证** ①妊娠；②体内植入电子设备（起搏器、胰岛素泵等）；③治疗区域感觉损伤；④血栓及血栓性静脉炎；⑤精神疾病；⑥恶性肿瘤、代谢系统疾病，以及任何其他严重的系统性疾病未得到控制。

三、体内超声辅助吸脂术

1. **适应证** 用于结缔组织密集、较难直接抽吸部位（额面、手、小腿）的吸脂治疗；用于大容量脂肪的抽吸治疗。
2. **禁忌证** ①妊娠；②体内植入电子设备（起搏器、胰岛素泵等）；③血小板或凝血功能异常，近1个月有接受抗凝治疗史；④血栓及血栓性静脉炎；⑤腹壁疝气，治疗区域皮肤破溃、感染或静脉曲张；⑥瘢痕体质；⑦治疗区域感觉损伤；⑧精神疾病；⑨恶性肿瘤、呼吸系统疾病、心血管系统疾病，以及任何其他系统性疾病未得到控制（如感染、发热、ALT 或 AST＞1.5 倍正常值上限、BUN＞1.5 倍正常值上限、Cr＞正常值上限等），接受糖皮质激素或免疫抑制剂治疗，治疗部位进行过任何外科手术。

第4节　超声减脂塑身技术的临床应用

一、体外共聚焦超声

（一）术前准备

（1）完善全身检查，排除手术禁忌证。

（2）评估治疗部位皮下脂肪厚度：采用捏肤测试，初步评估捏起的组织厚度是否超过 2.5 cm；再采用 B 超或 MRI 等检测皮下脂肪厚度，确保脂肪厚度深于超声聚焦焦点 1 cm 以上。

（3）直立位记录患者的体重以及治疗部位的围度。

（4）备皮：如果治疗区域毛发旺盛，则需剃除毛发。清洁治疗区域。

（5）麻醉、止痛：低频共聚焦超声无需术前麻醉、止痛。高频共聚焦超声术前 1 h 可口服非甾体抗炎药（布洛芬、对乙酰氨基酚、萘普生等）或小剂量阿片类止痛药（10 mg 羟考酮），或完善心肺检查拟行全身麻醉。

（二）术中操作

在治疗区域四周可用胶带向内挤推脂肪组织后固定皮肤，使脂肪组织充分堆积在治疗区内。划定治疗范围，用笔标记出治疗方格。对治疗区皮肤进行消毒，并铺巾。启动超声治疗仪，调整合适的治疗参数。于治疗区皮肤涂上声学耦合剂，将治疗手具放置于皮肤上，并使治疗手具与耦合剂充分接触。只有治疗手具与耦合剂充分接触才可发射超声脉冲，否则可能会造成表皮、真皮的灼伤，引起水疱及瘢痕。UltraShape 每个部位仅需要 1 个回合的治疗，发射完超声脉冲后可在治疗方格中画上"十"字，标记治疗已完成，避免重复治疗。Liposonix 治疗的总能量可分 2~3 个回合进行治疗，因此每个小格接受 2~3 个脉冲使累积能量达到目标值 140~180 J/cm^2。

（三）术后护理

高频共聚焦超声术后疼痛可能迁延，必要时服用非甾体抗炎药控制疼痛。局部瘀斑、红斑一般无需特殊处理。局部肿块、水肿可通过理疗及按摩来加快缓解。共聚焦超声破坏的脂肪组织需要经过自身肝的生理代谢途径被分解、代谢，建议术后清淡饮食。

二、体外非共聚焦超声

（一）术前准备

（1）询问病史，排除手术禁忌证。
（2）直立位记录患者的体重以及治疗部位的围度。
（3）备皮：如果治疗区域毛发旺盛，则需剃除毛发。清洁治疗区域。
（4）术前需大量饮水。

（二）术中操作

将治疗区域划分为腹部、上背部、腰部、大腿、大臂 5 个区域，每次治疗 A4 纸大小的一个区域。每个治疗部位推荐间隔 7~10 天治疗 1 次，总计治疗 6~10 次。每次治疗均按序完成 3 个步骤：淋巴结按摩、脂肪按摩及淋巴引流。

第 1 步，将淋巴手具放置在锁骨上淋巴结处，以及拟行减脂治疗区域的浅表淋巴结处（腋窝、腹股沟、腘窝），旋转按摩，每处治疗时间至少 1 min。

第 2 步，在拟行减脂治疗区域涂抹按摩油，将 U 波手具紧贴皮肤，按下发射按钮，等待 4~6 s 超声发射完毕，移开手具 3~4 cm，再次按发射按钮，直到完成整个脂肪肥厚区域的治疗。以 A4 纸大小为一个治疗区域，需要进行至少 40 min 治疗，但不宜超过 1 h，表皮发红为良好治疗反应。依据患者耐受程度可调整能量。在患者可承受情况下尽量放慢移动速度，并加大按压力度，增强效果。治疗期间需随时监测表皮温度，保证在 41~44 ℃。

第 3 步，使用淋巴手具按照淋巴回流路线移动，完成淋巴液的引流，帮助脂质代谢。术毕，用酒精清洁各治疗手具。

（三）术后护理

术后大量饮水，健康饮食，并适量运动。

三、体内超声辅助吸脂术

（一）术前准备

（1）完善相关检查，排除手术禁忌证。

（2）直立位记录患者的体重以及治疗部位的围度。

（3）备皮：如果治疗区域毛发旺盛，则需剃除毛发。清洁治疗区域。

（4）用龙胆紫标记吸脂范围，切口设计于低位以利术后引流及伤口隐蔽。

（二）术中操作

1. **肿胀麻醉**　充分的肿胀麻醉至关重要，其作用为：①利多卡因可减轻术中的疼痛；②肾上腺素以及肿胀效应可使局部组织中的血管收缩；③注入大量液体可降低脂肪组织的密度，降低脂肪组织的超声作用阈值，超声波更加选择性地作用于脂肪组织，进一步增强脂肪的乳化效果，减少血管及神经的损伤；④大量的液体可以吸收超声波的热量，减少组织的热损伤。

常规消毒，铺无菌巾。选择切口，用 2% 利多卡因局麻后，切开皮肤长 0.4~1 cm，通过此切口插入局麻注射导管针，按 60~80 ml/min 的注射速度缓慢地呈扇形注入肿胀麻醉液，以超声吸脂区皮下组织中度膨隆、肿胀为宜，此时局部吸脂区皮肤呈苍白、肿胀、橘皮样变。

肿胀麻醉液的配制：生理盐水 1000 ml+2% 利多卡因 20~50 ml+0.1% 肾上腺素 0.5~1 ml+5% 碳酸氢钠 10~20 ml。肿胀麻醉液注入的容量约为预计抽出脂肪组织量的 1~2 倍。利多卡因最大量为 35 mg/kg，肾上腺素用量为 0.035 mg/kg。

2. **超声乳化**　浸润麻醉生效后，置入隔热引流器和超声探头，放射状来回移动超声探头乳化脂肪。超声探头应保持运动状态，若探头局部停留时间过长，可导致局部温度过高，造成组织损伤。每隔一段时间吸除区域内已乳化的脂肪和组织间液混合液。混合液为淡红色或淡黄色。如此反复进行，直至达到理想塑形要求。

VASER 超声探针直径分为四档：2.2 mm、2.9 mm、3.7 mm 和 4.5 mm。根据需要吸脂的容量选择超声探头的直径，面部吸脂术使用 2.2 mm，脂肪容量小的可选择较细的直径，脂肪容量大的可选择较粗的直径。

VASER 超声探针的沟槽分为 1 圈、2 圈和 3 圈沟槽设计，沟槽越多，超声能量从侧面释放的比率会越高。对于疏松质软处的脂肪组织可选用多沟槽超声探针，对于纤维结构丰富处的脂肪组织可选用少沟槽的超声探针，对于男性乳腺增生者可选用特殊的箭头式的超声探针进行治疗。

VASER 治疗模式分为脉冲模式和连续模式。脉冲模式每秒发射 10 个脉冲，可使总能量降低 50%，用于浅表部位及面部的脂肪抽吸治疗；连续模式用于大容量、深部的、富含纤维组织处的吸脂治疗。

（三）术后护理

术后切口内留置硅胶引流管进行负压引流。缝合切口，包扎敷料，外穿弹力加压服，术后 24~48 h 拔除引流管。常规应用抗生素 7 天预防感染，拆线后继续穿弹力服 3 个月。

第 5 节　超声减脂塑身技术的并发症及处理方法

一、低频体外共聚焦超声

UltraShape 治疗后不良事件总发生率低于 0.04%，所有治疗相关的并发症均发生于治疗部位，属于轻度，无中度或重度并发症的报道。整个治疗几乎没有疼痛感。随访中也无游离脂肪酸、胆固醇、低密度脂蛋白、极低密度脂蛋白、高密度脂蛋白、甘油三酯的异常变化。术后罕见的并发症包括偶因治疗手柄未紧密接触皮肤引起水疱，以及少量淤青、红斑。淤青、红斑多为暂时性的，数周可退去，不需要特别处理。水疱一般均较小，无需刺破，可外用水粉剂帮助收敛。如果水疱已破裂，可外用莫匹罗星凝胶预防继发感染。

二、高频体外共聚焦超声

Liposonix 的术后并发症仍是轻度的和自限性的，但其发生率明显高于 UltraShape。Fatemi 研究中的 367 例患者中，约 17% 报道了并发症，主要为剧烈疼痛（2%）、术后持续较长时间的压痛（4%）、瘀斑（8%）、肿块（1%）、水肿（2%），没有严重并发症的报道。而 Solish 研究中 90.2% 的患者出现术中疼痛，56.6% 的患者出现术后疼痛，66.4% 的患者出现瘀斑，9.72% 的患者出现水肿，45% 的患者出现红斑，59% 的患者出现感觉异常，没有严重并发症的报道。两者的差异可能是麻醉方法的差异以及并发症评断标准差异造成的。

疼痛可通过术前、术中、术后服用止痛药物得到有效控制；瘀斑 2~3 周自行消退；结节、肿块、水肿可通过理疗及局部按摩帮助其消退，大多数并发症可在术后 4~12 周缓解。研究证明，并发症的发生与每回合治疗能量的高低有关，低能量组（47 W/cm^2）的并发症发生率低于高能量组（59 W/cm^2）；高能量组并不比低能量组作用深度更深，高能量组可能比低能量组显效更快，但两者最终治疗效果差异不明显，因此建议使用较低的能量进行治疗。

在术后随访的 1~6 周，无游离脂肪酸、胆固醇、低密度脂蛋白、极低密度脂蛋白、高密度脂蛋白、甘油三酯的异常变化；无淀粉酶、脂肪酶、血常规异常；未见萎缩、钙化、脓肿、漏道发生。

三、体外非共聚焦超声

非共聚焦超声治疗安全性高，治疗过程无疼痛，术后基本无并发症发生，无停工期。术后随访中亦无游离脂肪酸、胆固醇、低密度脂蛋白、极低密度脂蛋白、高密度脂蛋白、甘油三酯的异常变化。

四、体内超声辅助吸脂术

体内超声辅助吸脂术的并发症大多是抽吸手术本身造成的，超声乳化技术实际上减少了这些手术并发症的发生。吸脂手术并发症有毒性休克综合征、脂肪栓塞综合征、失血、心律失常、坏死性筋膜炎、血肿、皮肤凹凸不平和不对称、瘀斑、切口感染、皮肤坏死、暂时性感觉减退（详见第15章"微创吸脂塑身技术"）。

第6节　讨论与小结

超声波具有独特的机械效应、热效应和空化效应。机械效应可以使脂肪细胞从纤维支架上游离出来而被乳化，可以增加脂肪细胞膜的通透性和增加脂质的释放；热效应可以使脂肪细胞热凝固坏死，加快血液循环及淋巴回流，加速脂质代谢，还可以使真皮胶原组织受热收缩、新生，紧致皮肤；空化效应可以选择性地破坏脂肪细胞，而不引起周围血管、神经、结缔组织的损伤。

超声技术在减脂塑身领域运用十分广泛，主要分为体外共聚焦超声、体外非共聚焦超声以及体内超声辅助吸脂术这三类。

体外共聚焦超声用于非肥胖患者（BMI < 30 kg/cm²）腹部、腰部、大腿内外侧、臀部局部脂肪堆积处的减脂治疗（皮脂厚度 > 2.5 cm），一个疗程可改善围度 2~4 cm。低频共聚焦超声以 UltraShape 为代表，空化效应特异性地破坏脂肪组织，而不损伤周围组织，无疼痛感，安全性及有效性均颇高。高频共聚焦超声以 Liposonix 为代表，热效应突出，非选择性地使脂肪组织热凝固坏死，并发症发生率较 UltraShape 高，但总体仍比较安全，其优势在于治疗时间及治疗次数更少，紧肤效果更突出。

体外非共聚焦超声传导至皮下脂肪中的能量很有限，不会使脂肪细胞坏死，主要是通过机械效应改变脂肪细胞膜的通透性，增加脂质的释放，再通过热效应加速淋巴回流，加快脂质代谢。其优势是舒适、无创、无痛，和饮食及运动一样，可作为长期维持体重、控制体脂的手段之一，也可作为吸脂术等术后的辅助治疗。

体内超声辅助吸脂术则适用于肥胖患者（BMI > 30 kg/cm²）的大容量吸脂治疗，超声乳化技术可以明显减少传统负压抽吸手术的风险，减少并发症并提高塑形效果。

（卢　忠　蒋　敏　高　琳　李　凯　宋为民　赵可佳）

参考文献

[1] Moreno-Moraga J, de la Torre JR. Body contouring with focused ultrasound. In: Shiffman MA, Di Giuseppe A (ed) Body Contouring: Art, Science, and Clinical Practice. Berlin: Springer Berlin Heidelberg, 2010: 473-483.

[2] Jewell ML, Solish NJ, Desilets CS. Noninvasive body sculpting technologies with an emphasis on high-intensity focused ultrasound. Aesthetic Plast Surg, 2011, 35(5): 901-912.

[3] Moreno-Moraga J, Valero-Altes T, Riquelme AM, et al. Body contouring by non-invasive transdermal focused ultrasound. Lasers Surg Med, 2007, 39(4): 315-323.

[4] Elhelf I, Albahar H, Shah U, et al. High intensity focused ultrasound: The fundamentals, clinical applications and research trends. Diagn Interv Imaging, 2018, 99(6): 349-359.

[5] Brown SA, Greenbaum L, Shtukmaster S, et al. Characterization of nonthermal focused ultrasound for noninvasive selective fat cell disruption (lysis): technical and preclinical assessment. Plast Reconstr Surg, 2009, 124(1): 92-101.

[6] Kwon TR, Im S, Jang YJ, et al. Improved methods for evaluating pre-clinical and histological effects of subcutaneous fat reduction using high-intensity focused ultrasound in a porcine model. Skin Res Technol, 2017, 23(2): 194-201.

[7] Tonucci LB, Mourao DM, Ribeiro AQ, et al. Noninvasive body contouring: Biological and aesthetic effects of low-frequency, low-intensity ultrasound device. Aesthetic Plast Surg, 2014, 38(5): 959-967.

[8] Chang SL, Huang YL, Lee MC, et al. Long-term follow-up for noninvasive body contouring treatment in Asians. Lasers Med Sci, 2016, 31(2): 283-287.

[9] Sklar LR, El TA, Kerwin LY. Use of transcutaneous ultrasound for lipolysis and skin tightening: a review. Aesthetic Plast Surg, 2014, 38(2): 429-441.

[10] Chang SL, Huang YL, Lee MC, et al. Combination therapy of focused ultrasound and radio-frequency for noninvasive body contouring in Asians with MRI photographic documentation. Lasers Med Sci, 2014, 29(1): 165-172.

[11] Brown SA, Greenbaum L, Shtukmaster S, et al. Characterization of nonthermal focused ultrasound for noninvasive selective fat cell disruption (lysis): technical and preclinical assessment. Plast Reconstr Surg, 2009, 124(1): 92-101.

[12] Juhasz M, Korta D, Mesinkovska NA. A review of the use of ultrasound for skin tightening, body contouring, and cellulite reduction in dermatology. Dermatol Surg, 2018, 44(7): 949-963.

[13] Jewell ML, Baxter RA, Cox SE, et al. Randomized sham-controlled trial to evaluate the safety and effectiveness of a high-intensity focused ultrasound device for noninvasive body sculpting. Plast Reconstr Surg, 2011, 128(1): 253-262.

[14] Garcia OJ, Schafer M. The effects of nonfocused external ultrasound on tissue temperature and adipocyte morphology. Aesthet Surg J, 2013, 33(1): 117-127.

[15] Roustaei N, Masoumi LS, Chalian M, et al. Safety of ultrasound-assisted liposuction: a survey of 660 operations. Aesthetic Plast Surg, 2009, 33(2): 213-218.

[16] Gibas-Dorna M, Szulinska M, Turkowski P, et al. The effect of VASER abdominal liposuction on metabolic profile in overweight males. Am J Mens Health, 2017, 11(2): 284-293.

[17] Hoyos A, Perez ME, Guarin DE, et al. A report of 736 high definition lipoabdominoplasties performed in conjunction with circumferential VASER liposuction. Plast Reconstr Surg, 2018, 142(3): 662-675.

第11章

冷冻减脂塑身技术

醉后不知天在水，满船清梦压星河。

——唐温如《题龙阳县青草湖》

随着人们生活水平的提高，越来越多的爱美人士开始在意自己的形体仪态，溶脂塑身相关技术逐渐得到诸多医学美容医师的关注和研究。激光、射频、超声、注射、吸脂等技术目前应用广泛，但各有利弊和不同受众。冷冻减脂（cryolipolysis）作为无创溶脂塑身的新型策略越来越受到大家的关注。冷冻减脂对于亚洲人群到底疗效和安全性如何，尚待进一步观察和阐明。本章旨在就冷冻减脂的原理、设备、适应证、禁忌证、临床应用、并发症及处理方法、特色优势等方面进行论述。

第1节　冷冻减脂塑身技术的原理

20世纪六七十年代，有学者报道寒冷诱发的脂膜炎，后来人们通过可控低温诱导脂肪细胞凋亡用于减脂，称为冷冻减脂。冷冻减脂技术是一项使用冷却控制系统去除多余皮下脂肪组织，用于局部减肥及全身塑形的有效方法。通过负压抽吸脂肪组织，同时选择性冷却脂肪，将其冷冻并通过引发脂膜炎和脂肪细胞凋亡并最终促使脂肪细胞死亡，从而达到溶脂目的。

具体而言，冷冻减脂的问世来源于脂肪细胞对于低温的敏感度。在冰箱保鲜层的脂肪被冻成固态，而同样情况下表真皮、神经和血管则不会。将皮下脂肪组织冷却到5 ℃时，脂肪细胞会发生结晶化，结晶化的脂肪细胞通过程序性地逐渐凋亡，脂肪细胞开始崩塌死亡，经由自然的炎症代谢过程，通过淋巴系统或血液流动自然移除掉死亡的脂肪细胞。在冷冻减脂中，常规治疗 1 h 左右不会对周围皮肤、神经、血管造成损伤，但是脂肪细胞却开始发生凋亡。90 天后，生理性的炎症修复过程移除凋亡的脂肪细胞，随之而来的结果则为脂肪层的减少，达到减脂塑形的目的。与大面积坏死不同，脂肪细胞是单体凋亡，产生凋亡小体的细胞片段，而白细胞能够快速清除这些细胞片段，因而并不造成大面积的红肿、热痛等炎症反应。

上述机制得到了动物实验的充分验证。有学者以猪为动物模型，在动物 22 个部位给予冷冻治疗，采用超声、照片、组织病理等指标进行检测。组织学检查显示脂肪层显著减少，但并未观察到真皮、表皮、神经或血管等其他组织有炎症反应或纤维化的现象，3 个月时评估动物血脂各项指标均正常，从动物实验角度证明了冷冻减脂的安全性和有效性。实验显示，治疗后即刻观察到脂肪细胞完好无损；术后第 2 天开始发现脂肪细胞损害，脂肪细胞的凋亡刺激周围组织的炎症浸润，炎症反应在术后约 14 天达到高峰；在术后 14~30 天，炎性浸润更多的是单核细胞，单核细胞开始吞噬和消化凋亡的脂肪细胞，从而促进脂肪细胞在体内的消除。在这个过程中，脂肪细胞变得大小不一，脂肪层的纤维间隔扩大，实际从体内消除脂肪细胞的过程至少用了 90 天，所以术后 3 个月溶脂塑形的效果更明显。

具体到实际操作系统，有设备采取吸入式的冷冻探头（图 11-1），保证了脂肪进入冷冻腔内，采取了实时温控设备，保证温度不至于下降过快、过低，同时为保护正常皮肤组织，皮肤表面贴上防冻的保护膜，治疗结束后即刻进行按摩，让脂肪细胞更多被内部的冰晶划伤，促进凋亡。冷冻减脂的优势在于低温诱导的脂肪细胞凋亡，是细胞的程序性死亡，不会发生复发或者反弹，是长期稳定的减脂治疗策略。

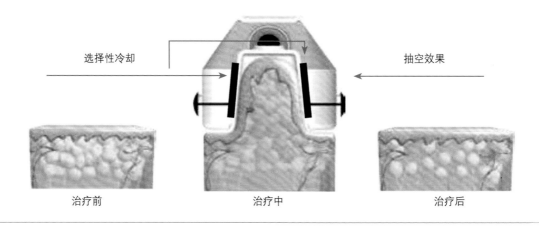

选择性冷却　　　　　　　　　　　　抽空效果

治疗前　　　　　　　　　　治疗中　　　　　　　　　　治疗后

图 11-1　冷冻减脂机制模式图

第 2 节　冷冻减脂塑身技术的设备介绍

自 2007 年有学者发现低温可以无创减脂以来，目前通过 FDA 或 CE 认证的冷冻减脂设备主要有美国的 CoolSculpting（酷塑）和西班牙的 COOLtech（冰纤脂）（图 11-2、11-3）。二者在机器特点和参数

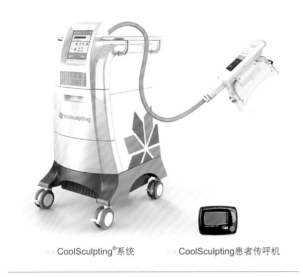

>> CoolSculpting®系统　　>> CoolSculpting患者传呼机

图11-2　CoolSculpting

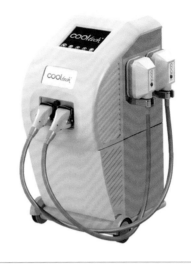

图11-3　COOLtech

上有相同点，也有部分差异。总体而言，冷冻减脂设备主要由主机和手具组成。

CoolSculpting 由 Dieter Manstein 及 R. Rox Anderson、Wellman 影像医学中心、麻省总医院和哈佛医学院共同研发。基于早期的研究，研究者们推测脂肪细胞对冷刺激的敏感度远远超过皮肤、神经和肌肉，低温可以启动脂肪细胞凋亡，经过一系列临床试验后，CoolSculpting 于 2010 年获得 FDA 批准用于减脂。该设备具有组织选择性，可通过精确的冷却系统，透过皮肤表面冷却体内脂肪，诱发脂肪细胞凋亡。该设备具有 5 个不同型号手具，用于不同部位治疗，主要包括下颌、上臂、腹部、侧腰部、大腿等脂肪易堆积部位。手具呈狭长形状，负压开启后可将皮下脂肪组织吸入手具的治疗腔中，每次只能应用一个手具进行单部位治疗。参数设置比较简洁，只需要设定治疗时间即可，每次治疗 60 min；治疗温度为 4~5 ℃；治疗时需要应用防冻膜和防冻液对表皮进行保护。值得一提的是，CoolSculpting 具有两项专利技术，一是热耦合凝胶片技术，治疗前贴于皮肤表面，确保稳定均匀的接触点，可隔离皮肤以防止冻伤表皮；二是温控探测软件的应用，该技术可实时监控表皮温度，一旦出现异常，系统可即刻停止治疗。具体操作可见本章第 3 节。

COOLtech 与 CoolSculpting 在治疗机制和治疗步骤、模式上大同小异，只是在有些参数和操作上存在区别。参数设定上，COOLtech 在治疗前需进行患者皮下脂肪厚度检测，输入皮下脂肪厚度，最小厚度不得少于 10 mm，负压设定在 200~240 MB，治疗时间和温度自动产生。与 CoolSculpting 的不同点在于，COOLtech 具有两个手具，可同时进行两个部位的治疗，单次治疗约 70 min，温度是 -8 ℃。

总之，二者均利用脂肪细胞对低温的敏感性，具有选择性，而且是无创治疗，无需麻醉和镇痛，无误工期和恢复期，临床应用前景广泛。

第3节　冷冻减脂塑身技术的适应证和禁忌证

冷冻减脂的原理机制和设备特点决定了其治疗的适应证。治疗区域必须具有多余的脂肪堆积，并且脂肪以皮下脂肪为主，而不是内脏脂肪；负压能吸入治疗区域的堆积脂肪，保证局部脂肪细胞的低温。要满足以上条件，冷冻减脂的主要治疗部位包括：下颏部（双下巴）、上臂部（"蝴蝶袖"）、腹部、侧腰部、大腿、背部等部位（图11-4）。

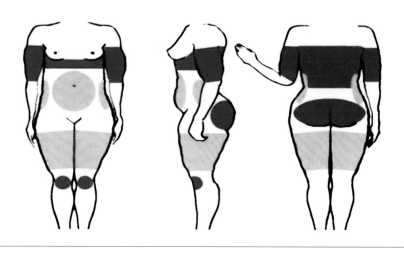

图11-4　美国FDA许可的冷冻减脂技术治疗部位模式图，蓝色部分是美国FDA许可的治疗部位，紫色部分同样有效，但是许可外的治疗部位

就禁忌证而言，可分为全身禁忌证和局部禁忌证。前者主要包括自身免疫病（系统性红斑狼疮、系统性硬皮病、皮肌炎、雷诺征）、冷球蛋白血症、冷纤维蛋白原血症、寒冷型荨麻疹、糖尿病、各脏器功能衰竭（肝、肾、心脏等脏器）、不明原因的发热、妊娠和哺乳期、恶性肿瘤等；局部适应证主要包括治疗区域的活动性感染、静脉曲张、静脉炎、脂膜炎等病变；另外，还有一些患者的治疗存在争议，需要综合考量，例如瘢痕体质的患者。

第4节　冷冻减脂塑身技术的临床应用

冷冻减脂的基本过程是：首先经皮控制选择性冷冻脂肪组织，特定时间后脂肪细胞结晶，诱发凋亡发生，随后通过淋巴系统消除脂肪细胞。本节将对冷冻减脂的术前评估、操作要点、术后护理、注意事项、并发症等环节做简要介绍。

一、术前评估

术前评估主要是询问病史和专科查体。医师应当询问求美者的一般情况和既往史，排除冷冻减脂的禁忌证，同时评估求美者对于治疗的期望值是否合理；然后进行专科查体，评测求美者的体型，检测治疗区域的皮下脂肪厚度，确定治疗区域和点位，签署知情同意书；以标准方法照相，常规正面、侧面45°、侧面90°共计5张照片；测量求美者体重，卡尺测量治疗区域围径，测量3次取平均值；条件允许时，采用B超测量皮下脂肪厚度，记录数据；最后标记治疗区域，确定在求美者身上放置手具的最佳位置。

二、操作要点

完成术前评估和准备后，在溶脂区域涂上防冻凝胶或防冻膜，放置手具，直至吸附结束，移开手具并检查凝胶标记是否在冷冻盘的中间或上方。如果到达手具容积的一半，可在没有适配器的条件下完成溶脂，此时应使用纳米防冻贴膜，完成操作过程。

安装手具后，根据皮下脂肪厚度设定治疗时间和其他参数。治疗一般需要60~70 min，其间至少询问求美者感觉和变化3次，通常在治疗的前10 min会有负压的抽吸感和低温的疼痛感，随后皮肤逐渐出现麻木，直至治疗结束。对于部分皮下脂肪不厚的求美者，疼痛感可能会持续，但基本都能耐受。仅少数求美者疼痛感持续时间较长，可至2周。

治疗结束后拆下手具，最佳的治疗终点是手具内负压低温的皮下脂肪组织变成固体状，呈"黄油棒"状，该表现说明脂肪组织发生结晶，为后续脂肪细胞凋亡的启动提供了必要条件。然后按摩治疗区域5~10 min，开始时轻柔，1 min后缓慢增加压力。术后的按摩可以使结晶的脂肪细胞发生物理摩擦，破坏一部分细胞器，从而促进凋亡的发生。临床数据也说明冷冻减脂联合术后即刻物理按摩的疗效优于单独应用物理减脂。

治疗后建议患者休息10 min，然后缓慢坐起。治疗后30~60 min，溶脂区域会出现可逆性红斑。开始按摩时会感到疼痛，并立即出现血肿、水肿、青紫，大约24 h内消退，1~8周内可能会出现过敏反应、刺痛感和麻木。术后当天嘱患者饮水2 L。治疗后低热量饮食，并建议在溶脂后至少1个月内通过运动来消耗热量。

三、注意事项和并发症

冷冻减脂首要应当注意的是适应证的筛选和禁忌证的排除，前者决定了临床疗效，后者决定了临床安全性。例如，内脏脂肪占优势的患者其治疗效果将会事倍功半；病史采集中，如果遗漏了冷冻减脂的禁忌证，治疗后可能导致严重并发症的发生，如严重的脂膜炎甚至瘢痕的发生。

治疗过程中一定不要忽视防冻措施的应用，每台设备都配有相应的防冻材料，如防冻膜和防冻液，要认真并准确使用。还需注意切勿应用仿制设备或者未通过认证的设备或者耗材，因为仿制设备缺乏安全机制，可能导致"冻伤"（图11-5），并涉及法律风险。

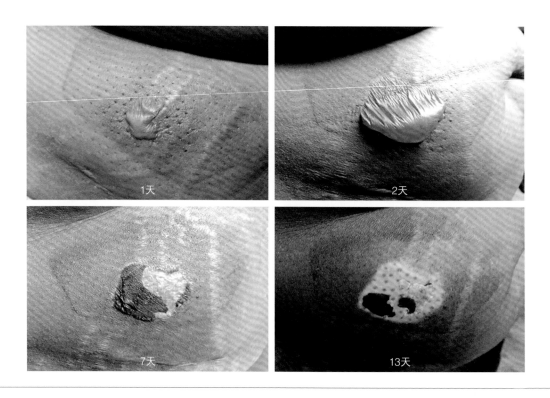

图11-5　无资质设备导致的表皮冻伤

此外，冷冻减脂的治疗区域可能会出现持续数分钟到几小时的红斑（发红）；负压抽吸过程中可能出现局部青紫；溶脂区域可能出现异常感觉（皮肤麻木），持续时间一般不超过8周；有时24 h内可能出现疲劳或类似流感的症状；治疗后7~10天内，溶脂区域可能出现疼痛感和肿胀，但不影响日常活动。

冷冻减脂的并发症主要包括表皮冻伤、寒冷性脂膜炎、炎症后色素沉着、瘢痕等，但只要选用正品设备和严格做好防冻措施，严格筛选适应证，以上并发症的发生率很低。一旦出现表皮冻伤，可给予表皮修复外用药物，如表皮生长因子凝胶、碱性成纤维细胞生长因子等，同时防止感染，可外用夫西地酸或者莫匹罗星；若渗出明显，可给予3%硼酸或者呋喃西林溶液湿敷。

四、冷冻减脂的特色优势

冷冻减脂作为新型无创减脂策略优势明显。第一，由于低温诱导的脂肪细胞凋亡是细胞的程序性死亡，是脂肪细胞数量的减少，而非暂时的脂肪去除，因此冷冻减脂复发率低，可终身减除脂肪组织，并且单次治疗即有显著效果；第二，该治疗完全无创，无需使用注射针和手术刀，无需麻醉或止痛，无需停工休息或恢复期；第三，冷冻减脂配有实时温控，安全可靠，治疗时间短，无需医护人员时刻陪护操作，可提高医护人员工作效率；第四，求美者体验感和依从性好，为该治疗的推广和普及提供了先决条件。

第 5 节　临床案例及讨论

冷冻减脂区别于传统的激光、射频、超声等减脂策略，其诱导脂肪细胞凋亡，在无创减脂中扮演着愈发重要的角色。本节就冷冻减脂在临床应用中的常见问题，结合文献报道进行讨论，并分享 2 个临床案例。

一、冷冻减脂的安全性和有效性

国外学者就冷冻减脂的安全性和有效性提供了诸多循证医学证据。其中样本量最大的研究纳入了 518 例受试者，共治疗 891 人次，治疗部位包括侧腰部（59%）、腹部（28%）、背部（12%）、大腿内侧和膝盖（1%）、臀部（1%），均采用 CoolSculpting 系统。该研究采用多中心病例对照研究，治疗后应用卡尺测量、问卷调查、临床照片、疼痛评分等指标评估冷冻减脂的安全性和有效性，短期副作用在治疗后 1 个月评估，临床疗效在治疗后 3 个月评估。结果显示患者疼痛耐受度好，达到 96%，满意度达 73%，脂肪厚度减少达 23%，82% 的受试者会推荐其他患者进行冷冻治疗，不良反应仅有红斑和感觉麻木，均为一过性，未见严重不良事件。

为了更加准确地评估临床疗效，有研究纳入 11 例受试者，治疗部位为侧腰部，该研究采用新型 3D 成像测量技术，直接评估脂肪减少的体积。治疗后 2 个月随访发现，治疗后脂肪容量从（56.2 ± 25.6）ml 减少到（38.6 ± 17.6）ml，平均减少 39.6 ml，卡尺测量则显示围径从（45.6 ± 5.8）mm 减少到（38.6 ± 4.6）mm，患者满意度达到 82%。以上研究均提示冷冻减脂疗效确切，安全性好，有望成为局部脂肪堆积的新型治疗策略。

二、冷冻减脂与机械按摩的协同作用

Bernstein EF 等人进行了一项研究，纳入 10 例受试者，采用自身对照策略，实验侧在冷冻减脂治疗后进行机械按摩治疗 2 min，对照侧不进行机械按摩，比较腹部脂肪堆积应用冷冻减脂联合机械按摩的疗效，随访时间为术后 2 个月和 4 个月。结果发现，2 个月随访时，联合治疗侧脂肪厚度的减少比对照侧增加 68%，4 个月随访时联合治疗侧优于对照侧 44%，提示二者联合治疗优于单一治疗。组织学检测显示联合治疗未导致组织坏死和纤维化发生。

三、冷冻减脂的适应证拓展

随着冷冻减脂的普及应用，其治疗的适应证和适用部位不断得到拓展。有学者对乳房切除术后的脂肪堆积实施冷冻减脂治疗并进行了相关研究。大多数乳房切除术后患者在侧胸壁留有残余的脂肪，可能引起疼痛、衣物不合身及皮肤刺激等不适。对于这些问题再进行手术解决是难以被患者接受的。该研究纳入了 31 名乳腺癌术后患者，使用真空杯型冷冻减脂装置（CoolCurve+）治疗侧胸壁残余脂肪（-10 ℃，60 min，术后 2 min 手动按摩及 60 min 直接按摩；治疗 1 次，术后 2 个月随访），采用图像回顾及患者调查对研究结果进行评价。结果显示三盲的医师可以正确识别 84% 患者的治疗前图像，证实了治疗的效果；87% 的受试者表示冷冻治疗达到了她们的预期；84% 的受试者观察到不良组织的减少；85% 的受试者认为文胸较前更合身；74% 的受试者注意到衣物较前更合身。问卷调查显示 61% 的受试者在治疗后生活质量得到了改善，主要表现为疼痛程度的减轻，衣物摩擦导致的皮疹及溃疡减少甚至消失。治疗的不良反应主要集中在水肿、红斑、麻木感上，无需特殊处理即可缓解，无严重不良反应发生。研究结果表明，非手术冷冻疗法可减少乳腺癌术后患者胸壁残余脂肪，并可减少残余脂肪引起的不适。

四、短时低温治疗对冷冻减脂有效性及安全性的影响

既往冷冻疗法对于颏下脂肪堆积的治疗已经显示出显著的有效性，但是并没有冷冻温度低于 -10 ℃ 的研究。有实验研究了降低治疗温度的同时减少治疗时间对颏下脂肪堆积治疗的安全性及有效性。研究中，使用 CoolSculpting 系统治疗颏下脂肪堆积，分别在 -12 ℃治疗 45 min 及 -15 ℃治疗 30 min，共进行 2 次治疗，间隔为 10 周。第一次治疗后 10 周及第二次治疗后 12 周进行评价，方法包括 MRI、卡尺测量、图像对比等。结果显示卡尺测量的脂肪厚度平均减少 33%（3.2 mm 和 1.7 mm，组间差异无统计学意义）；MRI 显示脂肪厚度平均减少 1.78 mm 和 1.157 mm（组间差异有统计学意义）；图像对比显示颏下脂肪堆积改善率可达 60%，15 名受试者中有 12 名（80%）达到满意或非常满意。副作用轻微（常见有红斑、水肿、麻木感、刺痛），并在 10 周内完全消退。仅一名受试者出现局部色素沉着，于末次治疗后 6 个月消退。针对颏下脂肪堆积，冷冻治疗参数设置为更低的温度及较短的治疗时间是安全有效的。

五、短时多部位冷冻减脂的安全性

Klein 等做了一项关于下腹部和双臂部冷冻减脂的多中心、前瞻性、无对照临床研究，以评估同日内多部位冷冻减脂治疗的安全性，验证其是否影响患者的血脂和肝功能。研究共纳入了 35 名受试者，治疗温度设定为 -10 ℃，治疗时间 60 min。下腹部采用大真空抽吸（CoolMax），双上臂采用中真空抽吸（CoolCore/CoolCurve +），治疗顺序为下腹部起始，随后双上臂同时治疗，两者治疗间隔小于 30 min。实验开始前及实验后 1 周、4 周、12 周分别进行血清脂质水平（极低密度脂蛋白、高密度脂蛋白、低密度脂蛋白、甘油三酯和总胆固醇）和肝功能检测（总胆红素、碱性磷酸酶、谷丙转氨酶和谷草转氨酶），术后即刻和术后 12 周评估治疗部位的不良反应。结果显示，治疗后即刻，大部分受试者出现了局部不良反应，包括红斑（100%）、水肿（70%）和麻木感（86%），小部分受试者出现刺痛（46%）、挫伤（38%）的表现，且不良反应均在可耐受范围内。治疗后 12 周，所有治疗部位在未干预的情况下均恢复正常。治疗前后血清脂质水平和肝功能差异无统计学意义。上述结果表明，同日下腹

部及双上臂冷冻减脂对血脂和肝功能无影响，同日多部位冷冻减脂治疗的安全性及耐受度佳。

六、冷冻减脂仪器的改进

随着工艺的发展，有学者对冷冻减脂仪器进行了改进，并评估了改良型冷冻减脂仪改善臂部脂肪堆积的有效性和安全性。虽然多项研究已证实冷冻减脂治疗改善臂部脂肪堆积是有效的，但治疗过程耗时、耗力。Carruthers 等做了一个双臂冷冻减脂的多中心、前瞻性、开放式、干预性队列研究。研究采用改良型的冷冻减脂仪器（CoolCup），以期减少治疗时间，增加治疗接触面，提高治疗舒适度。研究共纳入了 30 名受试者，治疗温度设定为 −11℃，治疗时间 35 min。在治疗前和治疗后 12 周搜集治疗区域图片和超声下脂肪厚度的资料，治疗后 1 周、4 周和 12 周评估治疗区域面积和感觉改变。结果发现，在治疗时间节省 25 min 的情况下，图片对比脂肪堆积平均改善 85.2%，超声下脂肪厚度平均减少（3.2 ± 2.7）mm，差异均具有统计学意义（$P < 0.0001$）。12 周的随访过程中，4 名受试者治疗后局部出现了麻木感，1 名受试者出现红斑，另 1 名受试者出现疼痛，未干预情况下均自行恢复。结果表明 CoolCup 改良型冷冻减脂仪能快速、安全、高效地减少臂部脂肪堆积。

综上所述，冷冻减脂虽然问世不久，但已有诸多临床研究证实了其有效性和安全性。目前采用的客观疗效评价指标有脂肪减少体积、卡尺测量围径、临床对比照片等，主观疗效评价指标包括满意度、舒适度、耐受度和推荐度，安全性评价指标包括血脂、神经损伤、瘢痕、脂膜炎等。简言之，冷冻减脂以其确切的疗效和安全性有望在无创减脂领域日益普及。

七、临床案例

案例 1：该案例由 Jos A. Pinilla C 医师提供，患者为 44 岁女性，产后腹部脂肪堆积，应用 COOLtech 设备治疗一次，检测患者治疗前后体重和上、中、下腹部围径变化（表 11-1、图 11-6），结果显示临床疗效显著，无严重不良反应发生。

表11-1　案例1：治疗前后体重及围径对比

检测指标	时间					
	25/5/2013	25/6/2013	9/7/2013	19/7/2013	4/9/2013	17/10/2013
体重（kg）	66.80	66.80	66.2	66.2	65.2	66.4
背部（cm）	104.5	87	85.5	84	84	83.2
上腹部（cm）	98.5	82.5	81.5	80	79	80
中腹部（cm）	94.5	86.5	85.5	84.5	82	81.5
下腹部（cm）	91.5	90.5	88.5	87	84.5	86

案例 2：该案例由 CoolSculpting 冷冻减脂系统公司提供，患者为 38 岁女性，经过冷冻减脂治疗腹部脂肪堆积 1 次，分两个部位治疗，结果显示疗效明显，脂肪厚度减少（图 11-7）。

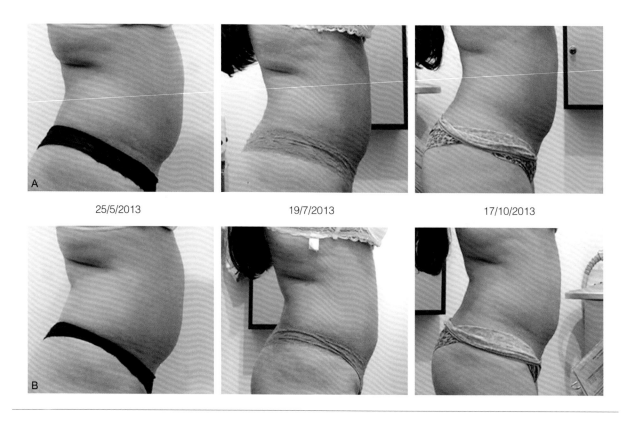

| 25/5/2013 | 19/7/2013 | 17/10/2013 |

图11-6　案例1：冷冻减脂治疗前（A）、后（B）对比

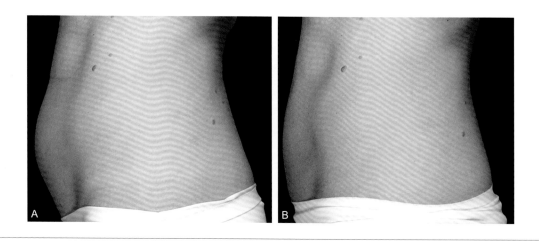

图11-7　案例2：冷冻减脂治疗前（A）、后（B）对比

（栾　琪　陈锦安　陈俊光　董钦晓）

参考文献

[1]   Manstein D, Laubach H, Watanabe K, et al. Selective cryolysis: a novel method of non-invasive fat removal. Laser Surg Med, 2008, 40(9): 595-604.

[2]   Zelickson B, Egbert BM, Preciado J, et al. Cryolipolysis for noninvasive fat cell destruction: initial results from a pig model. Dermatol Surg, 2009, 35(10): 1462-1470.

[3]   Dover J, Burns AJ, Coleman S, et al. A prospective clinical study of noninvasive cryolipolysis for subcutaneous fat layer reduction-interim report of available subject data. Laser Surg Med, 2009, 33: 482-488.

[4]   Riopelle J, Tsai MY, Kovack B. Lipid and liver function effects of the cryolipolysis procedure in a study of male love handle reduction. Laser Surg Med, 2009, S1: 82.

[5]   Zelickson B, Egbert BM, Preciado J, et al. Cryolipolysis for noninvasive fat cell destruction: initial results from a pig model. Dermatol Surg, 2009, 35(10): 1462-1470.

[6]   Shek SY, Chan NP, Chan HH. Non-invasive cryolipolysis for body contouring in Chinese—a first commercial experience . Lasers Surg Med, 2012, 44(2): 125-130.

[7]   Ferraro GA, De Francesco F, Cataldo C, et al. Synergistic effects of cryolipolysis and shock waves for noninvasive body contouring. Aesthetic Plast Surg, 2012, 36(3): 666-679.

[8]   Boey GE, Wasilenchuk JL. Enhanced clinical outcome with manual massage following cryolipolysis treatment: a 4-month study of safety and efficacy. Lasers Surg Med, 2014, 46(1): 20-26.

[9]   Dierickx CC, Mazer JM, Sand M, et al. Safety, tolerance, and patient satisfaction with noninvasive cryolipolysis. Dermatol Surg, 2013, 39(8): 1209-1216.

[10] Boey GE, Wasilenchuk JL. Enhanced clinical outcome with manual massage following cryolipolysis treatment: a 4-month study of safety and efficacy. Lasers Surg Med, 2014, 46(1): 20-26.

[11] Garibyan L, Sipprell WH 3rd, Jalian HR, et al. Three-dimensional volumetric quantification of fat loss following cryolipolysis. Lasers Surg Med, 2014, 46(2): 75-80.

[12] Harrington JL, Capizzi PJ. Cryolipolysis for nonsurgical reduction of fat in the lateral chest wall post-mastectomy. Aesthet Surg J, 2017, 37(6): 715-722.

[13] Leal SH, Carmona HE, Grijalva VM, et al. Noninvasive submental fat reduction using colder cryolipolysis. J Cosmet Dermatol, 2017, 16(4): 460-465.

[14] Klein KB, Bachelor EP, Becker EV, et al. Multiple same day cryolipolysis treatments for the reduction of subcutaneous fat are safe and do not affect serum lipid levels or liver function tests. Lasers Surg Med, 2017, 49(7): 640-644.

[15] Carruthers JD, Humphrey S, Rivers JK. Cryolipolysis for reduction of arm fat: safety and efficacy of a prototype CoolCup applicator with flat contour. Dermatol Surg, 2017, 43(7): 940-949.

第 12 章

中医减脂塑身技术

请君莫羡解语花，腹有诗书气自华。

——苏轼《和董传留别》

第 1 节　中医减脂塑身技术的原理

中医减脂是以中医整体观念和辨证施治的理论为基础，结合现代医学的针灸实验研究结果，运用针刺、艾灸、点穴、埋线、拔罐、耳穴等多种治疗方法，刺激相应穴位，调节脏腑功能，再加上其他中医学的常用治疗手段比如中草药，以达到减重和减脂的目的。本节重点论述穴位埋线的临床运用。

现代医学认为单纯性肥胖多伴有内分泌紊乱，各种激素尤其是胰岛素、性激素、肾上腺皮质激素、瘦素等指标异常，刺激相应穴位可以调理内分泌，使之趋于正常。从中医学传统理论角度来说，肥胖主要与肝、脾、肾三脏的功能有关，通过刺激穴位可以调理脏腑，使肝、脾、肾脏之功能恢复正常。

穴位埋线疗法是针灸刺法灸法的一个重要组成部分，也是一种结合多种疗法、多种效应于一体的复合性治疗方法。穴位埋线疗法是将医用可吸收缝线植入相应腧穴，通过线体对腧穴的长期持续刺激作用，提高腧穴的兴奋性和传导性，达到良性、双向性调节的目的。穴位埋线疗法经历了几个发展阶段：20 世纪 60 年代最先出现穴位埋藏法；20 世纪 70 年代探索出穴位埋线疗法，并应用于临床各科；20 世纪 80 年代，穴位埋线疗法被正式收录进入各类专业针灸书籍。

以下先从中医辨证的角度详细论述肥胖的临床分型，这是穴位埋线疗法的理论基础。中医临床将一般肥胖分为脾肾阳虚、胃肠腑热、肝郁气滞、脾虚湿阻、气滞血瘀、老年肝肾两虚等类型。

1. 脾肾阳虚型

（1）肥胖特点：症见形体肥胖，面色㿠白，形寒肢冷，少腹、腰骶冷痛，纳少腹胀，大便稀溏，疲乏无力，尿少肢肿，女子经乱无期，或由崩而淋，甚或闭经，经色淡红质稀，带下量多，色白，质清。舌质淡胖，苔白滑，脉濡细或沉迟。

中医学认为，饮食不节，嗜食肥甘，可致身体肥胖，肥胖之人易聚湿生痰，日久必损伤脾胃，累及肾阳，而致脾肾功能失常。脾胃为后天之本，职司运化水谷，脾虚则运化失职，水谷之气不能化为精微布散全身反致痰湿，内则阻脾困胃，外则泛溢肌肤为湿为肿；"肾者水脏，主津液"（《素问·逆调论》），肾气不足，其气化功能失常，必致湿浊留于体内。

（2）常见人群：此类型人群多见于平素体弱、易疲乏，处于亚健康状态的人群。

2. 胃肠腑热型

（1）肥胖特点：肌肉结实，食欲旺盛，消谷善饥，口渴喜饮，口气臭秽，头胀、头晕，头重若裹，胸满痞塞，嗳气频作，肢体困重怠惰，皮肤亮泽，油脂分泌较多，湿疹、痤疮，或带下黏黄，外阴瘙痒，大便黏腻，有时秘结。脉滑稍数，舌质红，苔黄厚腻。

（2）常见人群：此类型多见于年龄较轻，20~35岁人群。

3. 肝郁气滞型

（1）肥胖特点：常郁闷叹气，失眠多梦，头痛，容易紧张，烦躁，疲倦，女性常有月经失调。

中医学认为，肝是调节脂肪代谢的重要器官，情绪不稳会导致肝主疏泄的功能失常，引起肝郁气滞，脂肪代谢紊乱，形成肥胖。有18%~20%的人属于这种类型。

（2）常见人群：此类型多见于平素思虑过多、睡眠质量不好的人群。

4. 脾虚湿阻型

（1）肥胖特点：肌肉松软，易疲倦，四肢浮肿，食欲差、食量少，产后妇女居多。这类人消化系统功能较差，平时需要多加运动，锻炼肌肉。可常使用一些具有健脾功效的药物如黄芪、茯苓、山药等，还可多吃些帮助水分排出的食物如薏仁、红豆等。

（2）常见人群：此类型多见于胃肠功能紊乱的人群。

5. 气滞血瘀型

（1）肥胖特点：臃肿体胖，急躁易怒，多食，眼袋肿胀，月经不调或闭经，失眠多梦，舌质黯红、苔白，脉细。

（2）常见人群：此类型多见于自觉腹部胀满，触诊时局部疼痛感明显的人群。

6. 肝肾两虚型

（1）肥胖特点：年龄通常超过50岁，合并有高血压、糖尿病等慢性基础疾病，虽吃得少，但体重仍上升。50岁以后，人的身体功能衰退，脏腑机能减弱，加上激素水平改变，新陈代谢趋缓，减肥更加不易。

（2）常见人群：此类型多见于更年期或更年期之后的老年人群。

除了以上的分型，中医减脂的辨证论治根据个体不同的症状也有不同的穴位加减，还根据局部肥胖的部位来选取穴位和治疗方法，以达到更好的减脂又塑形的疗效。此部分内容在后面的临床应用章节将分别详细论述。

第2节　中医减脂塑身技术的适应证和禁忌证

1．中医减脂适应证

（1）超重或轻、中、重度单纯性肥胖症患者。

（2）年龄在 16~60 岁。

（3）局部脂肪堆积，皮下脂肪肥厚。

（4）合并高脂血症。

（5）合并脂肪肝。

（6）合并高血压病。

（7）合并内分泌问题。

（8）合并多囊卵巢综合征。

（9）合并异常子宫出血。

（10）合并慢性胃肠疾病。

2．中医减脂的禁忌证

（1）严重的心、脑、肝、肾病患者（询问病史）。

（2）严重高血压、糖尿病（询问病史）。

（3）有出血倾向者（凝血功能检查）。

（4）有严重传染病、皮肤病、局部皮肤破损者患处。

（5）女性"三期"（经期、妊娠期、哺乳期）。

（6）过饱、过饥、过劳、过度紧张、过度饮酒后及不配合手术者。

（7）儿童与 60 岁以上老人慎用此法。

第3节　中医减脂塑身技术的临床应用

临床中，我们一般最多运用的中医减脂方法有针刺、艾灸、穴位埋线、耳穴、拔罐等方法。本节主要论述穴位埋线疗法的临床运用和操作方法。

在穴位选用上，减脂的主要穴位有：天枢、带脉、上脘、中脘、下脘、滑肉门、大椎、丰隆、三阴交、梁丘、内庭、大椎、至阳、背俞穴等，这些穴位主要分布在腹部的任脉、背部的督脉、胃经和脾经的腹部段和下肢段。在主要穴位的基础上，根据体质类型、症状和脂肪分布的不同，也分别选用不同的穴位加减。以下是按各个部位分区的穴位。

一、腹部穴位

1. **上脘（任脉）**

【定位】位于上腹部，前正中线上，脐上5寸处。

【解剖】在腹白线上，深部为肝下缘及胃幽门部；有腹壁上动、静脉分支；布有第7肋间神经前皮支的内侧支。

2. **中脘（任脉）**

【定位】在上腹部，前正中线上，脐上4寸。

【解剖】深部为胃幽门部；有腹壁上动、静脉；布有第7、8肋间神经前皮支的内侧支。

3. **下脘（任脉）**

【定位】在上腹部，前正中线上，当脐上2寸。

【解剖】在腹白线上，深部为横结肠；有腹壁上、下动、静脉交界处的分支；布有第8肋间神经前皮支的内侧支。

4. **气海（任脉）**

【定位】在下腹部，前正中线上，脐下1.5寸。

【解剖】在腹白线上，深部为小肠；有腹壁浅动、静脉分支，腹壁下动、静脉分支；布有第11肋间神经前皮支的内侧支。

5. **关元（任脉）**

【定位】在下腹部，前正中线上，脐下3寸。

【解剖】在腹白线上，深层有腹壁浅动、静脉的分支以及腹壁下动、静脉的分支，布有第12肋间神经前支的内侧皮支。

6. **梁门（胃经）**

【定位】在上腹部，当脐中上4寸，前正中线旁开2寸。

【解剖】当腹直肌及其鞘处，深层为腹横肌；有第7肋间动、静脉分支及腹壁上动、静脉；当第8肋间神经分支处（右侧深部当肝下缘，胃幽门部）。

7. **滑肉门（胃经）**

【定位】在上腹部，当脐中上1寸，距前正中线2寸。

【解剖】当腹直肌及其鞘处，有第9肋间动、静脉分支及腹壁下动、静分支，布有第9肋间神经分支（内部为小肠）。

8. **天枢（胃经）**

【定位】脐中旁开2寸。

【解剖】当腹直肌及其鞘处，有第9肋间动、静脉分支及腹壁下动、静脉分支，布有第9肋间神经分支（内部为小肠）。

9. **水道（胃经）**

【定位】在下腹部，当脐中下3寸，距前正中线2寸。

【解剖】当腹直肌及其鞘处；有第12肋间动、静脉分支，外侧为腹壁下动、静脉；布有第12肋间神经（内部为小肠）。

10. 归来（胃经）

【定位】在下腹部，当脐中下 4 寸，距前正中线 2 寸。

【解剖】在腹直肌外缘，有腹内斜肌、腹横肌腱膜；外侧有腹壁下动、静脉；布有髂腹下神经。

11. 大横（胃经）

【定位】在腹中部，距脐中 4 寸。

【解剖】在腹外斜肌肌部及腹横肌肌部，布有第 11 肋间动、静脉，布有第 12 肋间神经。

12. 带脉

【定位】在侧腹部，章门下 1.8 寸。

【解剖】当第 11 肋骨游离端下方垂线与脐水平线的交点上；有腹外斜肌、腹内斜肌、腹横肌；浅层布有第 9、10、11 胸神经前支的外侧皮支和伴行的动、静脉；深层有第 9、10、11 胸神经前支的肌支和相应的动、静脉。

二、背部穴位

1. 大椎（督脉）

【定位】位于第 7 颈椎棘突下凹陷中。

【解剖】有腰背筋膜、棘上韧带及棘间韧带；有第 1 肋间后动、静脉背侧支及棘突间静脉丛；布有第 8 颈神经后支。取穴时正坐低头，该穴位于人体的颈部下端，第七颈椎棘突下凹陷处。若突起骨不太明显，让患者活动颈部，不动的骨节为第 1 胸椎，约与肩平齐。

2. 身柱（督脉）

【定位】在背部，当后正中线上，第 3 胸椎棘突下凹陷中。

【解剖】布有第 3 胸神经后支的内侧支和第 3 肋间动脉后支。

3. 至阳（督脉）

【定位】在背部，第 7 胸椎棘突下凹陷中。

【解剖】有腰背筋膜、棘上韧带及棘间韧带；有第 7 肋间后动、静脉背侧支及棘突间静脉丛；布有 7 胸神经后支的内侧支。

4. 命门（督脉）

【定位】当后正中线上，第 2 腰椎棘突下凹陷中。

【解剖】在腰背筋膜、棘上韧带及棘间韧带；有腰动脉后支及棘间皮下静脉丛；布有腰神经后支内侧支。

5. 大杼（膀胱经）

【定位】在背部，第 1 胸椎棘突下，后正中线旁开 1.5 寸。

【解剖】大杼穴下为斜方肌、菱形肌、上后锯肌、骶棘肌；有肋间动、静脉后支的内侧支；皮肤有第 7 颈神经和分布有第 1、2 胸神经后支的内侧皮支，深层为外侧支。皮下筋膜致密，由脂肪及纤维束组成。纤维束连于斜方肌表面的背深筋膜与皮肤。副神经在斜方肌前缘中下 1/3 连接处深进该肌下面，与第 3、4 颈神经的分支形成神经丛，支配该肌。针经上列结构深进，可进第 1 肋间隙，或经横突间肌及其韧带。如盲目进针，经胸内筋膜，穿胸膜腔至肺，极易造成气胸。

6. 肺俞（督脉）

【定位】在背部，当第 3 胸椎棘突下，旁开 1.5 寸。

【解剖】有斜方肌、菱形肌、上后锯肌、竖脊肌；浅层布有第 3、4 胸神经后支的内侧皮支和伴行的肋间后动、静脉背侧支的内侧皮支；深层有第 3 胸神经后支的肌支和第 3 肋间动、静脉的分支。

7. 心俞（督脉）

【定位】在背部，第 5 胸椎棘突下，旁开 1.5 寸。

【解剖】有斜方肌、菱形肌，深层为最长肌；有第 5、第 6 肋间动、静脉后支；布有第 5、第 6 胸神经后支的皮支，深层为第 5、6 胸神经后支外侧支。

8. 膈俞（督脉）

【定位】在背部，第 7 胸椎棘突下，旁开 1.5 寸。

【解剖】在斜方肌下缘，有背阔肌、最长肌；布有第 7 肋间动、静脉后支；布有第 7 或第 8 胸神经后支的皮支，深层为第 7 胸神经后支外侧支。

9. 肝俞（督脉）

【定位】在背部，当第 9 胸椎棘突下，旁开 1.5 寸。

【解剖】位于背阔肌、最长肌和髂肋肌之间；有第 9 肋间动、静脉的分支，布有第 9、10 胸神经后支的皮支，深层为第 9、10 胸神经后支的肌支。

10. 脾俞（督脉）

【定位】在背部，当第 11 胸椎棘突下，旁开 1.5 寸。

【解剖】位于背阔肌、最长肌和髂肋肌之间；有第 10 肋间动、静脉的分支，布有第 11、12 胸神经后支的皮支，深层为第 10、11 胸神经后支的肌支。

11. 胃俞（督脉）

【定位】在背部，当第 12 胸椎棘突下，旁开 1.5 寸。

【解剖】在腰背筋膜、最长肌和髂肋肌之间；有肋下动、静脉后支；布有第 12 胸神经和第 1 腰神经后支的皮支，深层为第 12 胸神经和第 1 腰神经后支外侧支。

12. 三焦俞（督脉）

【定位】在腰部，当第 1 腰椎棘突下，旁开 1.5 寸。

【解剖】有第 1 腰动、静脉后支；分布有第 10 胸神经后支外侧皮支，深层为第 1 腰神经后支的外侧支。

13. 肾俞（督脉）

【定位】在腰部，当第 2 腰椎棘突下，旁开 1.5 寸。

【解剖】在腰背筋膜、最长肌和髂肋肌之间；有第 2、3 腰动、静脉分支；布有第 2、3 腰神经后支的皮支，深层为腰丛。

14. 大肠俞（督脉）

【定位】在腰部，当第 4 腰椎棘突下，旁开 1.5 寸。

【解剖】有背阔肌、骶棘肌、腰方肌、腰大肌，皮肤由第3、4、5腰神经后支分布；在骶棘肌和腰方肌之间有腰动、静脉经过。

15．肩井（督脉）

【定位】在肩上，前直乳中，当大椎穴与肩峰端连线的中点上。

【解剖】深部正当肺尖，慎不可深刺，以防刺伤肺尖造成气胸。有斜方肌筋膜、斜方肌、肩胛提肌、上后锯肌。皮肤由第4、5、6颈神经后支重叠分布。

16．肩中俞（督脉）

【定位】在背部，当第7颈椎棘突下，旁开2寸。

【解剖】有斜方肌筋膜、斜方肌、肩胛提肌、小菱形肌。皮肤由第8颈神经和第1、2胸神经后支的外侧支分布。皮下筋膜致密，纤维呈束状，束间有少量脂肪。针经皮肤、皮下组织，穿斜方肌表面的背部筋膜入该肌，依序深进其深面的小菱形肌及肩胛提肌相重叠部分。前肌由副神经支配，后肌由肩胛背神经支配。

17．肩外俞（督脉）

【定位】位于背部，当第1胸椎棘突下，旁开3寸。

【解剖】有斜方肌、肩胛提肌和菱形肌；有颈横动、静脉；布有第1胸神经后支内侧皮支、肩胛背神经和皮神经。

18．天宗（督脉）

【定位】在肩胛部，大致在肩胛骨的正中，冈下窝中央凹陷处，与第4胸椎相平。

【解剖】有斜方肌筋膜、斜方肌、冈下肌。由第3、4、5胸神经后支的外侧皮神经重叠分布。皮下组织内布有旋肩胛动、静脉的分支。针由皮肤、皮下筋膜穿斜方肌表面的背部深筋膜入该肌及其深面的冈下肌。前肌由第11对脑神经——副神经支配，后肌由臂丛的肩胛上神经支配。

19．肩贞（督脉）

【定位】在肩关节后下方，肩臂内收时，腋后纹头上1寸。

【解剖】在肩关节后下方，肩胛骨外侧缘，三角肌后缘，下层是大圆肌；有旋肩胛动、静脉；布有腋神经分支，最深部上方为桡神经。

20．华佗夹脊

【定位】华佗夹脊穴有34个穴位。第1胸椎至第5腰椎，各椎棘突下旁开0.5寸。

【解剖】在横突间韧带和肌肉中，一般位置不同，涉及的肌肉也不同。大致分三层：浅层有斜方肌、背阔肌和菱形肌；中层有上、下锯肌；深层有骶棘肌和横突棘突间的短肌。每穴都有相应椎骨下方发出的脊神经后支及其伴行的动、静脉丛分布。

三、下肢穴位

1．足三里（胃经）

【定位】在小腿前外侧，当犊鼻下3寸，距胫骨前缘一横指（中指）。

【解剖】有胫骨前肌、趾长伸肌、小腿骨间膜、胫骨后肌。浅层有腓肠外侧皮神经分布；深层有腓深神经肌支和胫前动脉分布；小腿骨间膜深面有胫神经和胫后动脉经过并分布。

2．丰隆（胃经）

【定位】位于人体的小腿前外侧，外踝尖上8寸，条口穴外1寸，距胫骨前缘二横指。

【解剖】在趾长伸肌外侧和腓骨短肌之间，有胫前动脉分支，当腓浅神经处。

3．阴陵泉（脾经）

【定位】位于小腿内侧，胫骨内侧下缘与胫骨内侧缘之间的凹陷中，在胫骨后缘与腓肠肌之间，比目鱼肌起点上。

【解剖】前方有大隐静脉、膝最上动脉，最深层有胫后动、静脉；布有小腿内侧皮神经本干，最深层有胫神经。

4．三阴交（脾经）

【定位】在小腿内侧，当足内踝尖上3寸，胫骨内侧缘后方。

【解剖】在胫骨后缘和比目鱼肌之间，深层有屈趾长肌；有大隐静脉，胫后动、静脉；有小腿内侧皮神经，深层后方有胫神经。

5．风市（胆经）

【定位】在大腿外侧部的中线上，当腘横纹水平线上7寸。或简便定位法：直立，手下垂于体侧，中指尖所到处即是。

【解剖】在阔筋膜下，股外侧肌中；有旋股外侧动、静脉肌支；布有股外侧皮神经、股神经肌支。

6．阳陵泉（胆经）

【定位】在小腿外侧，当腓骨头前下方凹陷处。

【解剖】有膝下外侧动、静脉。当腓总神经分为腓浅及腓深神经处。有小腿深筋膜、腓骨长肌、腓骨短肌。皮肤由腓肠外侧皮神经分布。

四、上肢穴位

1．曲池（大肠经）

【定位】屈肘成直角，当肘弯横纹尽头处；屈肘，于尺泽与肱骨曲池定位外上髁连线的中点处取穴。

【解剖】当桡侧腕长伸肌起始部，肱桡肌的桡侧；有桡返动脉的分支；布有前臂背侧皮神经，内侧深层为桡神经本干。

2．臂臑（大肠经）

【定位】在臂外侧，三角肌止点处，当曲池与肩髃连线上，曲池上7寸。

【解剖】布有臂背侧皮神经、桡神经及旋肱动、静脉的分支和肱深动、静脉。

3．外关（三焦经）

【定位】俯掌，腕背横纹上2寸，桡骨与尺骨之间的凹陷中。

【解剖】在尺骨与桡骨之间，深部有小指伸肌、指伸肌、拇长伸肌和示指伸肌；布有头静脉和贵要静脉的属支，骨间后动、静脉；有前臂后皮神经和骨间后神经分布。

4．支沟（三焦经）

【定位】在前臂背侧，当阳池穴与肘尖的连线上，腕背横纹上3寸；伸臂俯掌，尺骨与桡骨之间，与间使穴相对处取穴。

【解剖】在尺骨与桡骨之间，深部有小指伸肌、拇长伸肌和前臂骨间膜；布有头静脉、贵要静脉的属支及骨间后动、静脉；有前臂后皮神经和骨间后神经分布。

第4节　中医减脂塑身技术的穴位选取、麻醉及操作方法

1．选穴　根据体质分型先选取主要穴位10~12个（以穴位名计，除任脉和督脉外，一般双侧取穴，以下同），再根据症状及肥胖部位加减穴位6~8个。每人取穴30~40穴（单双侧总量）。

2．麻醉　1%盐酸利多卡因注射液皮丘注射穴位点麻醉（每穴0.05 ml），或复方利多卡因乳膏涂敷各穴位点1 h，二者目的都是减轻进针时疼痛，对穴位深部的胀痛感改善不明显。

3．材料　紫晶丹丝线（江西龙腾）0#线2 cm，高冠埋线针8#。

4．操作方法

（1）体位：取背部及四肢后侧穴位时，患者俯卧。取腹部及四肢前侧穴位时令患者仰卧，充分暴露埋线部位。复方聚维酮碘溶液常规皮肤消毒。

（2）步骤：选择镊取一段1 cm或2 cm长的医用可吸收线，放置在穴位埋线针管前端，左手拇指、示指绷紧或捏起进针部位皮肤，右手持针刺入到所需深度，当出现针感后边推针芯、边退针管，将线体埋植在所需深度，出针后用消毒干棉球按压针孔15~30 s以防出血，针孔处敷盖创可贴。

1）腹部穴位

深度：根据肥胖者腹部脂肪而异，一般2~5 cm。

层次：在浅、深筋膜之间，针尖处遇阻力时推针芯，后出针。

进针角度：脐（包括脐水平）以下一般垂直于穴位点，脐（不包括脐水平）以上一般斜刺45°向下进针。

2）背部穴位

深度：1~2 cm。

层次：皮下。

进针角度：30°以内斜向下进针，不宜过深，避免刺伤肺脏。

3）四肢穴位

深度：2~3 cm。

层次：肌层。

进针角度：直刺或循经，走向45°。

疗程制定：2~3个月一次，3次为一疗程。避开月经期及前后3天。一般埋线1个月后可接受针刺、拔罐、艾灸等治疗方法加强疗效。

第 5 节　中医减脂塑身技术的并发症及处理方法

1. **创伤性气胸**　主要表现为突发性胸痛、呼吸困难，偶有少量咯血。随即出现气胸的体征及 X 线表现。如果并发血胸，则有胸腔积液和内出血的表现。建议及时送医院救治，否则严重时有生命危险。

2. **晕针**　在埋线过程中，患者突然发生头晕、目眩、心慌、恶心、冷汗甚至晕厥的现象。晕针常由于患者体质虚弱、精神紧张，或饥饿、大汗、大泻、大出血之后，或体位不当，或医者在针刺时手法过重以致针刺时或留针时发生此证。

出现晕针时，应立即停止进针。让患者平卧、去枕、头部放低，松解衣带，注意保暖。轻者仰卧片刻，给予温茶或糖水，即可恢复。若病情危急则应配合其他抢救措施对症治疗。为避免晕针，对初次接受埋线或针刺者，要做好解释工作，消除其恐惧心理；采用舒适体位，选穴少、手法轻；对身体不适者，休息后再针；发现问题及时处理。

3. **线头外露**　局部消毒后用灭菌剪刀剪掉外露的部分，以不露皮肤为度；或直接拉出来弃掉再埋。

4. **局部红肿**　红外线照射局部治疗 30~40 min，温度以皮肤温热、舒适为宜。每天 1~2 次，一般 3~5 次即可改善症状。

5. **疼痛**　口服非甾体抗炎药，如塞来昔布（西乐葆）、布洛芬（芬必得）等，按常规用量，3~5 天即可减轻疼痛。注意 1 周内避免剧烈运动。

6. **线体排异**　该并发症在羊肠线使用中有报道，改用 PPDO 或 PGA 等第三代可吸收缝合线后可避免排异反应，故建议采用第三代可吸收医用缝合线替代羊肠线。目前，第三代化学合成缝合线应用已经非常广泛，包括聚乙醇酸（PLGA）、聚乳酸（PLA）等。国家标准《针灸技术操作规范第 10 部分：穴位埋线》中已经提及羊肠线被淘汰。合成线的分解不同于羊肠线，羊肠线的分解吸收是蛋白水解酶分解的过程，而第三代化学合成可吸收线通过普通体液水解，无需酶的参与，炎性反应较羊肠线小，具有良好的生物相容性，排异反应小，吸收周期适中，可完全降解为水及二氧化碳。

第 6 节　临床案例及讨论

患者，女，24 岁，身高 173 cm，体重 92.3 kg，未婚未育，全身脂肪分布相对均匀。2016 年 12 月 8 日初诊，自诉平日身体困重，很少参加体育运动，食欲佳，每次月经周期延后 7~10 天，量中等，大便 1 天 2~3 次，面部散在红色丘疹、脓疱样痤疮，舌淡胖多津，边有齿痕，舌尖红，苔根薄黄腻，脉沉缓。生殖激素：睾酮 11.2，其余指标正常。三围：105 cm，98 cm，108 cm。BMI：30.8，体脂率 33.5%，辨体——脾虚湿阻型。埋线选穴：天枢、滑肉门、带脉、水道、上脘、中脘、下脘、关元、大椎、至阳、脾俞、三焦俞、次髎、曲池、丰隆、三阴交、阴陵泉。

患者于 2017 年 2 月 16 日二诊，体重 80.9 kg，减重 11.4 kg，三围：98 cm，85.5 cm，100 cm。患者于 2017 年 5 月 5 日三诊，体重 72.2 kg，减重 20.1 kg，三围：93 cm，81 cm，96 cm，体脂率 28.1%。二诊及三诊根据初诊埋线穴位，随症增减。

1．案例分析　患者自青春期发育后即体型肥胖，月经不调，而患者父母体重均在正常范围内，三代内并无肥胖者，排除遗传因素。由于其平日食量偏大，加之基本不参加体育运动，摄入大于消耗，致体重一直上升。考虑从肝、脾、肾入手调理：疏肝以调畅气机，理脾以化痰祛湿，补肾以补先天不足。其中又以调脾为主。身体困重是由于脾虚所致，脾虚湿盛身困，"肥人多痰湿"，故致局部脂肪堆积，脾失健运故致大便不成形，痰湿郁热于肌肤故散发痤疮，均由无形之痰所致。月经延后、睾酮值偏高，故补肾以滋肾阴为主。

2．随访　该患者随访至今 1 年余，体重一直保持在 65~68 kg，月经周期 30~32 天，经期前偶有痤疮散发，大便基本正常，每天 1~2 次。

3．小结　穴位埋线疗法是传统针刺的一种延续，它是将可被人体吸收的线体埋入穴位，通过线体长时间持续刺激穴位，以防治疾病的一种疗法。与普通针刺相比，穴位埋线具有效应持续时间长、就诊次数少、远期疗效好的优势，提高了患者的生存质量并节省了医疗成本。它可增强身体各系统的功能，促进脂肪分解氧化，消耗多余的脂肪，同时可使患者饥饿感下降，降低食欲及延缓餐后胃的排空时间，使肥胖者的自主神经系统达到平衡状态而达到减肥目的。

（王凌鸿　游　捷　邵启蕙　曹　慧）

参考文献

[1] 中华人民共和国国家质量监督检验检疫总局，中国国家标准管理委员会.GB/T 21709. 10 − 2008 针灸技术操作规范第 10 部分穴位埋线 [S]. 北京：中国标准出版社，2008.
[2] 温木生. 试论穴位埋线疗法的综合性效应及治疗机理. 陕西中医学院学报，1993,16(2): 6-7.
[3] 邓云志，孙文善. 影响微创埋线疗效的几个关键因素. 中国针灸，2007,27(4): 291-292 .
[4] 廖建琼，宋翔，陈莹，等.穴位埋线治疗单纯性肥胖随机对照临床研究文献 Meta 分析. 中国针灸，2014,34(6): 621-626.
[5] 章闻，杨联胜，唐济湘，等.铬制羊肠线穴位埋线后排异反应案及分析. 中国针灸，2015,35(4): 621-626.

第13章

微创增肌减脂塑身技术

欲把西湖比西子，淡妆浓抹总相宜。

——苏轼《饮湖上初晴后雨》

第1节　高强度聚焦电磁场增肌减脂塑身技术

微创减脂塑身技术大部分是以改变组织温度为基础的，通过增加肌肉张力而减少局部的脱垂、松弛和膨出，进而重塑身体轮廓，打造更健美的人体曲线，也是重要的减脂塑身技术思路和研发方向之一。高强度聚焦电磁场（high intensity focused electromagnetic，HIFEM）就是这样的技术，其通过非热能的手段诱导肌肉生长和脂肪细胞凋亡。本文就HIFEM的技术原理、临床应用、适应证、禁忌证、有效性评估及展望等方面进行论述。

一、高强度聚焦电磁场技术的原理

1. **神经去极化诱导"肌肉超缩"运动**　在正常的自发性肌肉收缩过程中，由于中枢神经系统不能在前一个脉冲仍然起作用时发出下一个脉冲的信号，所以肌肉纤维会在神经脉冲间隙恢复松弛。HIFEM设备产生的脉冲独立于大脑功能，极高的频率不存在松弛的间隙。肌肉在正常情况下，生理上可以发生和保持的最大张力称为最大主动收缩。通常，最大主动收缩只持续一瞬间。张力高于最大主动收缩的收缩被定义为"肌肉超缩"。HIFEM设备有能力产生"肌肉超缩"，并保持数秒，这大大增加了肌肉需要适应的生理压力和负荷。

2．对肌肉组织的影响 当处于"肌肉超缩"状态时，肌肉组织被迫适应这样的极端条件，并对其内部结构进行深层重塑。原有肌原纤维的生长以及新的蛋白质和肌肉纤维产生（肌肉增生），会增加肌肉密度和体积，从而会使肌肉的张力提高，产生更清晰的肌肉线条（图 13-1）。

3．对脂肪组织的影响 在体力活动中，肌肉需要能量来产生收缩。能量主要来自三磷酸腺苷（ATP），其次来自磷酸肌酸和糖原，为肌肉提供能量。当这些物质被消耗殆尽时，身体的分解代谢过程以脂解的形式发生，即脂质（甘油三酯）分解为游离脂肪酸和甘油。这些释放出来的分子通常作为肌肉活动和身体代谢所需的能量来源。在 HIFEM 治疗期间，肌肉收缩超出最大自愿收缩水平，向大脑发出的信号是需要大量的能量来提供这些收缩，肾上腺素的释放会急剧增加。这导致了一种极端的分解代谢反应和超常规脂肪分解，从而导致了游离脂肪酸的爆发性释放。当释放的游离脂肪酸超过正常水平时，它们开始在附近的脂肪细胞内积累（图 13-2），最终导致其功能障碍。这种分解代谢和超常规脂肪分解作用主要发生在肌肉收缩的区域，这是由于脂肪组织血流量增加和收缩肌肉释放的旁分泌效应物质所致。

二、高强度聚焦电磁场技术的临床应用

HIFEM 技术注重腹部肌肉组织的重塑，而腹部肌肉组织正是腹部健美的重要因素。

（一）受试人群的选择

排除标准包括处于妊娠期或哺乳期、任何禁止使用电磁场的医疗情况、心脏疾病、腹部未愈合的伤口，以及任何已知会引起腹胀或影响体重的药物治疗。

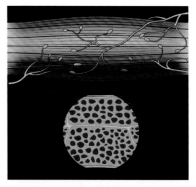

治疗前

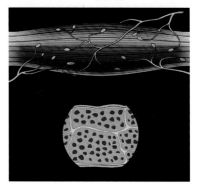

治疗后

图13-1 暴露于极端负荷后肌肉结构变化示意图

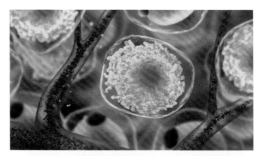

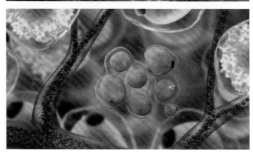

图13-2 脂肪细胞诱导游离脂肪酸外溢和相应凋亡示意图

（二）HIFEM设备疗程

在治疗过程中，患者不必接受任何麻醉，取仰卧位。所有治疗都在腹部进行，整个疗程由 4 次治疗组成，分两周（每周 2 次，间隔 2~3 天）完成，每次治疗持续 30 min。

一个治疗头（图 13-3）放置在与脐水平的皮肤上，目标肌肉为腹直肌、腹外肌和腹内斜肌。磁线圈的中心位于脐的正上方。使用消毒固定带固定，以减少治疗过程中的移动。治疗强度从 0 开始，在治疗开

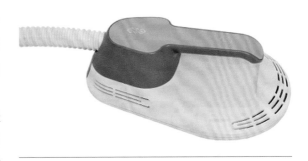

图13-3 HIFEM治疗头

始后的 60 s 内，操作员根据患者的耐受阈值，缓慢增加治疗强度，直到达到 100%。操作员需定时询问患者对于腹部不同区域舒适度和收缩平衡的反馈。

（三）有效性评估方法

患者在治疗前、最后一次治疗后以及 3 个月的随访中，分别进行体重、腹围测量和正面及侧面的数字摄影（图 13-4、13-5）。

Kinney BM 等选择 22 例受试者使用 HIFEM 设备接受了 4 次腹部治疗。在治疗前基线、治疗后 2 个月和 6 个月分别记录人体测量评估数据和照片。采用 MRI 对比测量脊椎 T12 至脊椎 S1（FIESTA 和 FSPRG 序列）腹部肌肉和脂肪组织冠状断面图像的尺寸，以评估该技术引起的组织解剖变化。

图 13-6 中的受试者为男性（30 岁），基线 BMI 为 24.8 kg/m^2，2 个月时为 24.5 kg/m^2，体重减少 2.2 磅（减少 1.2%），皮下脂肪减少 30.3%（图中白色标记），肌肉厚度增加 13.7%（图中绿色标记），腹部分离减少 24.9%（图中红色标记），腰围减少 3 cm。

图 13-7 中的受试者为女性（52 岁），基线 BMI 为 25.1 kg/m^2，2 个月时为 24.4 kg/m^2，体重减少 4.4 磅（减少 2.9%），皮下脂肪减少 32.9%，肌肉厚度增加 19.4%，腹部分离减少 15.9%，腰围减少 5.7 cm。

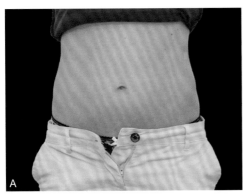
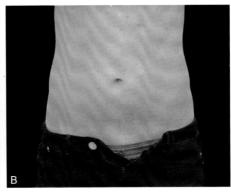

图13-4 A.治疗前；B.治疗后3个月，BMI为18.9，腰围减少3 cm（4.0%），体重不变

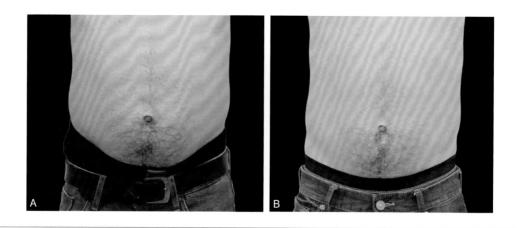

图13-5　A.治疗前；B.治疗后3个月，BMI为25.2，腰围减少7 cm（7.7%）

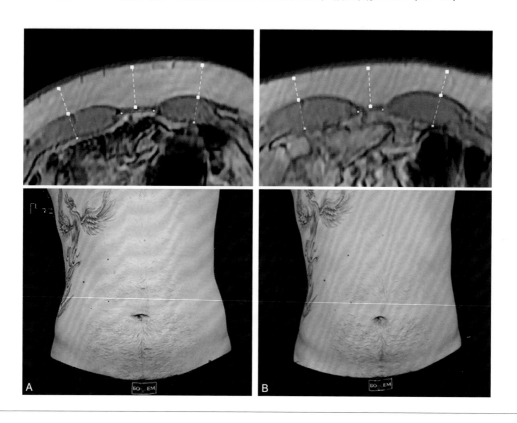

图13-6　30岁男性受试者治疗前（A）、治疗后2个月（B）的MRI和数字图像

（四）HIFEM技术的特色优势

HIFEM 技术是以一种频率发射脉冲，产生人体无法自主实现的"超缩运动"。肌肉在两种连续刺激之间没有放松时间，暴露在这样的极端条件下，会在组织中引发应激反应。提供收缩的能量是通过脂肪分解从脂肪细胞中获取的。与其他无创减脂塑身技术相比，**HIFEM** 技术在减少腰围方面有优势，具有减少脂肪和加强腹壁肌肉的共同作用。

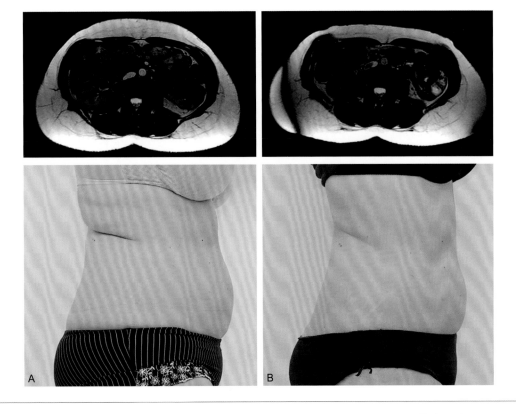

图13-7　52岁女性受试者治疗前（A）、治疗后2个月（B）的MRI和数字图像

　　HIFEM 技术具体的特色优势包括以下几方面：第一，通过 MRI 扫描结果显示，HIFEM 技术对三种不同的腹部组织（脂肪、肌肉和腹壁）的非侵入治疗是有效的。术后 2 个月观察到患者外观的视觉改善非常类似于非侵入性热能或冷冻减脂治疗与高强度体育锻炼结合的效果。第二，目前绝大多数疗法的目的是减少皮下脂肪层（手术或无创），但还没有加强肌肉张力的方法。目前，加强核心肌群的唯一方法是体能锻炼。HIFEM 技术可在 30 min 的治疗中释放近 2 万个脉冲。这种神经刺激的频率会导致超过极限的肌肉收缩，这是不可能通过自主锻炼实现的。肌肉组织被迫适应这种运动强度，促使肌肉增厚。现有的文献研究已经证实强烈的肌肉收缩可引起肌肉肥大和增生。第三，关于高强度肌肉训练的研究表明，收缩肌肉附近的脂肪组织会发生脂解反应。MRI 扫描显示脂肪组织减少不是在治疗后立即出现，而是发生在术后 2 个月。可能的解释是脂肪分解反应如此强烈，释放大量的游离脂肪酸，使脂肪细胞中毒并导致死亡。第四，该治疗完全无创，无需使用注射针、手术刀或切割，无需麻醉或止痛，无需停工休息或恢复期。第五，求美者体验感和依从性好，为身体塑形提供了更多的选择。

（五）HIFEM技术的适应证和禁忌证

　　1. **适应证**　事实上，在较瘦患者身上观察到的腹部组织变化更加显著。由于随着治疗头作用间距的增加，磁场强度会减小。对于 BMI 较高的患者，治疗头和靶组织神经元之间的距离会由于脂肪沉积而增大。与正常体重个体相比，这些患者的肌肉收缩可能无法达到足够强度。尽管 HIFEM 技术的治疗效果随着距离的增加而逐渐减小，但在距离治疗头 7 cm 以上的距离仍能感觉到收缩。针对 HIFEM 技术，皮下脂肪小于 2.5 cm 的患者或者低到中等 BMI 是理想的适应证。

2. **禁忌证**　处于妊娠期，体内有心脏起搏器、植入电子设备、金属植入物者，心律失常和任何禁止使用电磁场的疾病均不适用。

第 2 节　TruSculpt 增肌减脂塑身技术

TruSculpt 技术（Cutera, Brisbane, CA）是 FDA 批准的一种射频治疗技术，包括 TruSculpt 3D 和 TruSculpt flex 两部分。TruSculpt 3D 是一种新型的高频单极射频装置，可以增加脂肪温度，同时并不会增加皮肤温度，从而在患者可耐受的安全范围内减少治疗部位的脂肪含量。TruSculpt flex 装置可配备电脉冲，通过放置在皮肤上的电极传递到肌肉，从而进行刺激，模拟神经肌肉系统的动作电位产生，使肌肉收缩。这一原理已用于损伤后的肌肉康复领域，通过增加肌肉张力和力量来改善受损肌肉的质量。

一、TruSculpt 3D

TruSculpt 3D 是通过非侵入式单极射频技术达到减脂、紧致的身体雕塑设备。其在临床上被证明能够均匀地传递能量，针对脂肪层进行持续性加热，达到临床治疗温度，可针对局部性松弛、脂肪囤积甚至小部位的问题进行改善。体外实验显示以 45 ℃持续加热 3 min，60% 的脂肪细胞活性降低。该技术可以实现实时监测，将可控的能量通过手柄传递输出，将温度提升至 45 ℃或更高，通过封闭式温度反馈机制，维持治疗温度，同时保持患者的舒适度，在 15 min 的治疗期内实现临床疗效（图 13-8）。

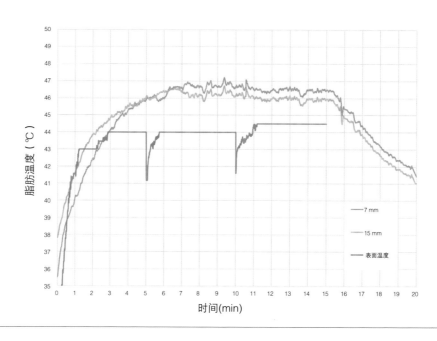

图13-8　使用TruSculpt 3D时，身体深部温度与体表温度比较

二、TruSculpt flex

TruSculpt flex 是一台肌肉形体改善设备，通过生物电流刺激装置为肌肉提供多方位的刺激，用于改善肌肉张力，增强肌肉力量，根据求美者的健康水平、体形和目标来提供定制化治疗方案，例如加强、调理和紧实臀部及大腿，或者增强腹肌肌力。该设备由一个触摸屏 LCD 用户界面和四芯电极电缆组成，为 16 个手具供电。手具放在身体上，可以同时处理多达 8 个区域。电子肌肉刺激器有多种强度设置，可以有节奏地收缩肌肉，刺激新陈代谢和血液流动。TruSculpt flex 不同于其他使用电磁或磁刺激的设备，因为它直接向特定目标肌肉提供相等的电流分布。TruSculpt flex 提供 10~30 mA 的能量来刺激运动神经元，通过实时改变电极的极性以实现不同类型的扭转收缩。图 13-9 为一位 36 岁女性受试者治疗前后效果对比。

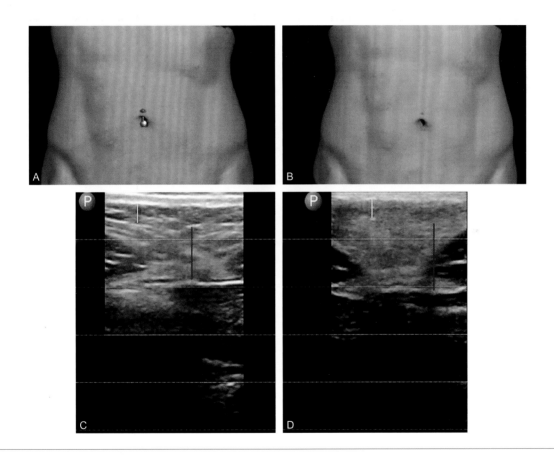

图13-9　36岁女性受试者腹部接受了4次治疗，为期8周，与治疗前（A,C）相比，12周后（B,D）肌肉厚度增加了27%

（唐　旭　王国宝　崔海燕　王　艳）

参考文献

[1] Jacob CI, Paskova K. Safety and efficacy of a novel high-intensity focused electromagnetic technology device for noninvasive abdominal body shaping. J Cosmet Dermatol, 2018, 17 (5): 783-787.

[2] KinneyBM, Lozanova P. High intensity focused electromagnetic therapy evaluated by magnetic resonance imaging: Safety and efficacy study of a dual tissue effect based non-invasive abdominal body shaping. Lasers Surg Med, 2019, 51(1): 40-46.

[3] Charette SL, McEvoy L, Pyka G, et al. Muscle hypertrophy response to resistance training in older women. J Appl Physiol, 1991, 70(5): 1912-1916.

[4] Schoenfeld BJ. The mechanisms of muscle hypertrophy and their application to resistance training. J Strength Cond Res, 2010, 24(10): 2857-2872.

[5] Seynnes OR, de Boer M, Narici MV. Early skeletal muscle hypertrophy and architectural changes in response to highintensity resistance training. J Appl Physiol, 2007, 102(1): 368-373.

[6] Alway SE, Grumbt WH, Gonyea WJ, et al. Contrasts in muscle and myofibers of elite male and female bodybuilders. J Appl Physiol(1985), 1989, 67(1): 24-31.

[7] Marconnet P, Komi P. Muscular Function in exercise and training. 3rd Internati onal symposium on biological sciences in sport, nice, October/November 1986. Med Sport Sci, 1987, 26: 67-89.

[8] FerraroGA, De Francesco F, Cataldo C, et al. Synergistic effects of cryolipolysis and shock waves for noninvasive body contouring. Aesthetic Plast Surg, 2012, 36 (3): 666-679.

[9] Savoia A, Landi S, Vannini F, et al. Low-levellaser therapy and vibrationtherapy for the treatment of localized adiposity and fibrous cellulite. Dermatol Ther, 2013, 3 (1): 41-52.

[10] Fajkošová K, Machovcová A, Onder M, et al. Selective radiofrequency therapy as a non-invasive approach for contactless body contouring and circumferential reduction. J Drugs Dermatol, 2014, 13 (3): 291-296.

注射药物减脂塑身技术

云想衣裳花想容，春风拂槛露华浓。

——李白《清平调·其一》

第 1 节　注射药物减脂塑身技术的原理

注射药物减脂塑身技术主要是以中胚层疗法为基础逐渐发展而来的，将具有调节脂肪代谢、破坏脂肪细胞等作用的药物成分直接注射至人体的皮下脂肪层，药物产生局部效应，从而达到溶解脂肪组织、减小脂肪组织体积的目的，是中胚层疗法中的新技术。其运用最多的药物成分是磷脂酰胆碱及其乳化剂脱氧胆酸。从 2002 年起，越来越多的整形美容医师对注射溶脂治疗局部脂肪堆积感兴趣。虽然是以中胚层疗法为基础，但注射溶脂与最初的技术在许多方面有所不同。本章将重点介绍注射溶脂技术。

一、中胚层疗法概述

中胚层疗法（mesotherapy）又称为美塑疗法、美索疗法或间皮治疗，为原始的皮下注射治疗技术，主要用于治疗血管性和淋巴性疾病。1952 年，法国的 Michel Pistor 首创并开展了中胚层疗法；1964 年，Mesotherapy 学会在法国成立，并于 1976 年在法国首次召开 Mesotherapy 学术会议；1987 年，法国医学会将该治疗技术批准为一项医学专业治疗技术。2004、2005 年，该技术分别被推广到澳洲和亚洲，并得到迅速发展。2005 年，中胚层疗法也通过了我国卫生部和检验局的认证。

该技术泛指通过多次皮下注射药物、维生素、提取物或其他生物活性物质或将物质灌注到表皮层下各层结构（如皮内、筋膜、脂肪、肌肉等）以产生局部效应。中胚层疗法目前主要用于运动损伤、各种皮肤病和慢性疼痛以及医学美容等方面。中胚层疗法所用的制剂包括血管扩张剂、肌肉松弛剂、减轻挛缩剂、蛋白酶溶解剂、生物制剂（包括各种维生素、矿物质和植物精制品）、疫苗、抗感染制剂、激素、激素阻滞剂和麻醉剂等。总的来说，中胚层疗法的特点是：①一种注射技术；②一种药物的应用技术；③一种药物注射在皮内的吸收慢、见效慢的技术；④一种药物可渗入深层组织的技术；⑤一种多点针刺技术。

二、注射溶脂原理

注射溶脂技术是由意大利医师 Sergio Maggiory 于 1988 年在罗马举行的第五届 Mesotherapy 大会上首次报道，他提出向黄斑瘤注射卵磷脂后可以获得改善。2001 年，巴西医师 Rittes 发表了关于睑袋的治疗。后来在医学美容领域有医师将中胚层疗法用于减肥或脂肪团（cellulite）治疗、皱纹治疗、各部位的填充、缩紧筋膜组织、脱发等。其优点有：①促进血液循环的恢复；②降解多余的堆积脂肪（溶脂）；③清除较硬的纤维结缔组织（细胞溶解）；④改善淋巴回流等。

（一）局部药物注射溶脂原理

注射溶脂技术主要通过两种不同的途径来减少脂肪组织：一种是消融中胚层疗法（ablative mesotherapy），即使用组织去污剂直接破坏脂肪细胞（fat ablation），导致炎症和细胞坏死，从而达到脂肪层体积减小的目的，单次治疗效果明显；另一种是促进脂解（lipolytic stimulation）中胚层疗法，即注射药物使细胞内脂肪酶的数量增加，促进脂肪细胞的脂解过程，从而达到脂肪含量减少，但是因为脂肪细胞不会被破坏，可能需要多次治疗才能达到一定效果。两种途径都是通过体内一段时间的组织反应来达到治疗目标。

消融中胚层疗法常使用磷脂酰胆碱配置于脱氧胆酸中或单独使用脱氧胆酸注射至脂肪层。其作用机制目前还无定论，其机制的相关研究还比较缺乏，但该类物质的使用对细胞的溶解和死亡起到关键作用，引发细胞坏死、组织炎症、脂肪吸收、纤维机化等反应，从而达到脂肪体积减小的目的。

促进脂解反应的中胚层疗法是基于脂肪细胞内脂解过程的活化，多年研究已经证实了至少有三种途径可以促进溶脂过程：①抑制磷酸二酯酶或腺苷受体；②激活 β- 肾上腺素受体；③阻断 α_2- 肾上腺素受体。其中 β- 肾上腺素受体激活后能促进脂肪溶解，而 α_2- 肾上腺素受体的活性抑制 β- 肾上腺素受体活性。这三种途径最终都会影响细胞内环磷酸腺苷（cAMP）的水平。通过增加腺苷酸环化酶的活性或抑制 cAMP 降解，来提高 cAMP 的水平。高含量的 cAMP 可激活蛋白激酶 A，继而增加激素敏感脂肪酶的活性，促进甘油三酯降解为脂肪酸和甘油并从细胞内释放（图 14-1）。氨茶碱、异丙肾上腺素或毛喉素、育亨宾等都被证实可通过此途径促进脂肪代谢。

（二）静脉注射药物溶脂原理

通过静脉注射的溶脂药物以瘦素为主。瘦素是一种神经内分泌激素，可调节诸多与脂肪代谢相关

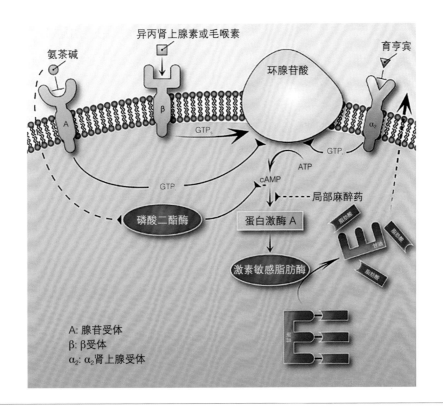

图14-1 氨茶碱、异丙肾上腺素或毛喉素、育亨宾及局部麻醉药在细胞内对脂肪溶解反应的影响（⋯⋯抑制；——激活）

的生理功能。这些调节功能主要通过中枢神经系统的作用和外周神经系统的作用来实现。因为瘦素可促进能量消耗，所以临床上有通过注射瘦素进行全身减肥、消除脂肪堆积的用法，但该疗法尚未见大量相关报道，本章只作简要介绍。

第2节　注射溶脂药物的种类及介绍

目前，国内市面上流行的注射溶脂产品种类繁多，不乏欧美国家的大品牌，但在国内运用的所有产品均未得到中国食品药品监督管理局（CFDA）的批准，属于不合规使用。各类产品的使用都是基于有限的临床经验。

本节中，我们基于国际公开发表的刊物及文献，简要介绍用于注射溶脂的药物或在其中起主要作用的成分。注射溶脂的产品多为复方制剂，含有两种以上的有效成分，各种商品的成分及比例有所不同，但相同成分的基本原理类似。根据药理作用可分为三大类：①局部注射破坏脂肪细胞作用的药物，主要有磷脂酰胆碱及脱氧胆酸；②局部注射促进细胞脂解反应的药物，主要成分有氨茶碱、左旋肉碱等；③静脉注射促进脂肪代谢的药物，该类药物鲜有报道，如瘦素等。

1. **磷脂酰胆碱及脱氧胆酸盐** 磷脂酰胆碱（phosphatidylcholine，PC）又称卵磷脂，是一种两性分子，是细胞膜的一部分，在肝细胞膜和脂肪细胞中的含量较高。其分子是由亲水的头部和疏水的尾部组成，可乳化分解油脂，在人体内可降低血液中的甘油三酯、胆固醇及中性脂肪酸浓度。目前，磷脂酰胆碱主要用于治疗肝、心血管系统、神经系统等方面的疾病，许多学者在动物实验和临床应用中获得了明显的效果。磷脂酰胆碱在水中不能溶解，其溶剂一般为生理盐水及脱氧胆酸盐，目前临床常用的溶脂配方主要为磷脂酰胆碱及脱氧胆酸盐。

脱氧胆酸盐（deoxycholate，DC）是一种水溶性化合物。在人体内，脱氧胆酸盐是肠道细菌的代谢副产物，存在于肠道中乳化脂肪。作为一种外源性化学物质，脱氧胆酸盐可作为一种温和的去污剂来溶解磷脂酰胆碱。不同形式的脱氧胆酸盐作用于细胞，可直接导致细胞损伤或动员脂肪细胞释放脂肪。

对于磷脂酰胆碱及脱氧胆酸盐注射后的溶脂作用，许多研究者将脂肪细胞的破坏归因于磷脂酰胆碱的作用，但没有任何原理和证据支持这一理论，其溶脂机制都缺乏确定性结论。有研究认为，因为其具有亲水性和亲脂性，可对脂肪细胞中的大量脂肪进行乳化，从而使组织酶对乳化后的成分进行水解。但也有人认为，用来溶解磷脂酰胆碱的脱氧胆酸盐作为实验室常用的去垢剂，可能对脂肪细胞的溶解和死亡起到了关键作用。另有研究证实了在磷脂酰胆碱和脱氧胆酸盐混合溶液中，脱氧胆酸盐是活性成分，而单独的磷脂酰胆碱不会导致细胞发生溶解，磷脂酰胆碱可降低脂肪坏死的强度和严重程度，并减少瘢痕形成。

磷脂酰胆碱和脱氧胆酸盐对任何组织都具有一定的破坏作用，不仅对脂肪细胞，还可能对其他肌肉组织、血管、表皮组织产生一定的损害，继而发生炎症反应、纤维化反应和机化。若注射层次不正确，或药物渗透至其他层次，容易造成与治疗目的无关的副作用，所以其在临床应用的有效性和安全性方面还需要进一步的研究。

目前只有德国、俄罗斯等国家许可磷脂酰胆碱产品用于静脉注射治疗脂肪栓塞、高血脂、动脉粥样硬化等。我国没有任何磷脂酰胆碱或脱氧胆酸盐产品被批准用于医疗美容方面的治疗。目前唯一有美国 FDA 批文的注射溶脂产品是 Kybella，其主要成分就是脱氧胆酸盐。

2. **氨茶碱** 氨茶碱（aminophylline）是一种用于治疗哮喘的短效、弱效的支气管扩张剂。在细胞中，它也是磷酸二酯酶抑制剂和非选择性腺苷受体阻断剂。其中，腺苷受体激活后可通过抑制性 G 蛋白来降低细胞膜上腺苷酸环化酶的功能，从而使 cAMP 水平降低。磷酸二酯酶受抑制，cAMP 降解受限，导致细胞内 cAMP 水平增高；腺苷受体被阻断也可使细胞内 cAMP 水平增高。细胞内 cAMP 水平升高会激活蛋白激酶 A，从而增加激素敏感脂肪酶的活性，刺激脂肪细胞中的脂肪溶解。

3. **异丙肾上腺素** 异丙肾上腺素（isoproterenol）是一种用于治疗心动过缓和房室传导阻滞的药物。在细胞中，异丙肾上腺素的结构类似于肾上腺素，可非选择性地激活 β 受体。通过兴奋性 G 蛋白增加腺苷酸环化酶的活性，从而导致细胞内 cAMP 水平增高，刺激脂肪细胞中的脂肪溶解。

4. **毛喉素** 毛喉素（forskolin）是一种用作血管扩张剂的草药提取物，有时用于治疗高血压、哮喘和青光眼。在细胞中，毛喉素是一种 β 受体激活剂，与异丙肾上腺素的作用机制类似，可激活腺苷酸环化酶，从而刺激脂肪细胞中的脂肪溶解。

5. **育亨宾** 育亨宾（Yohimbine）是一种生物碱，是从育亨宾树的树皮内提取出来的，作为一种非处方药在许多国家被用于壮阳剂。在细胞内，育亨宾通过阻断 α_2 受体，从而阻止了通过抑制性 G 蛋白对腺苷酸环化酶的抑制，进而提高 cAMP 水平，促进脂肪溶解。

6. **左旋肉碱** 左旋肉碱（L-carnitine）又称 L- 卡尼丁，是一种能促进脂肪转化为能量的类氨基酸。在细胞中，左旋肉碱作为载体把脂肪酸从线粒体外运入线粒体内膜，然后氧化分解释放能量。左旋肉碱不是人体必需的营养物质，人体内可自行合成足够的左旋肉碱，除非运动量过大（如运动员或健身爱好者），通常不会出现左旋肉碱缺乏的问题。注射成分中含有左旋肉碱可补充其局部浓度，辅助脂肪的代谢。

7. **胰岛素样生长因子 -1** 胰岛素样生长因子（insulin-like growth factor, IGF）是一种多功能细胞增殖调控因子。在人体内，脑垂体分泌的生长激素被运送至肝后，即可合成为胰岛素样生长因子 -1，在细胞分化、增殖、个体的生长发育中具有重要的促进作用。有研究发现，加入胰岛素样生长因子可用于肌肉组织，促进局部的脂肪分解，消耗堆积的脂肪。

8. **去甲肾上腺素** 去甲肾上腺素（norepinephrine）既是一种神经递质，也是一种激素，循环血液中的去甲肾上腺素主要来自肾上腺髓质，是抗休克的血管活性药，主要用于抢救急性低血压和周围血管扩张引起的休克等。在细胞中，去甲肾上腺素通过 β- 肾上腺素受体来调节脂肪溶解，其激活 β- 肾上腺素受体，可促进脂肪溶解。

9. **朝鲜蓟** 朝鲜蓟（artichoke）是一种可食用的药用植物，产于北非和地中海，与朝鲜并无关系。国内外研究朝鲜蓟已有多年历史。在中胚层疗法中，它是脂肪溶解的优良制剂，可起到利尿和刺激淋巴引流的作用。

10. **瘦素** 瘦素（leptin）是一种神经内分泌激素，可调节诸多生理功能。这些调节功能主要通过中枢神经系统作用和外周神经系统作用来实现。其主要机制是：①作用于神经中枢，增加交感神经活性，使外周去甲肾上腺素释放增加，激活脂肪细胞膜受体，使去偶联蛋白合成增加，导致储存的能量转变为热能而释放出来，从而使能量消耗增加；②通过减少脂肪酸合成酶的表达，如乙酰辅酶 A 羧化酶、脂酸合成酶等，减少甾醇调节因子结合蛋白 -1 在肝的 mRNA 表达及碳水化合物调控因子结合蛋白在脂肪组织的 mRNA 表达，从而抑制脂肪生成；③同时减少磷酸丙酮酸二氧化碳激酶 C 在脂肪组织的表达和细胞色素 C 氧化酶的产生，抑制脂肪合成。因为瘦素可促进能量消耗，所以临床上有通过注射瘦素进行全身减肥、消除脂肪堆积的用法，但未见大量相关报道。

第 3 节　注射美容相关药物的组合运用

一、相关药物的组合运用

有研究发现，将异丙肾上腺素或氨茶碱单独处理与用异丙肾上腺素和氨茶碱一同处理的人脂肪细胞中的脂解作用进行比较，发现组合使用的脂解作用可增强 30%。在脂肪溶解的各个环节中，多个位点的同时激活可能产生累加效应，但各种药物相互作用的原理还需进一步研究。

目前，中胚层疗法注射应用的药物大多是两种以上的配伍制剂，尚无一种配方是得到国家认可批准的，多个药物在组合运用时还需谨慎。以下几种药物虽然本身没有溶解脂肪的作用，但国内外有研究报道将它们与溶脂药物配伍使用。

1. **透明质酸**　透明质酸（hyaluronic acid）是一种酸性黏多糖，其独特的分子结构和理化性质在机体内显示出多种重要的生理功能，如润滑关节，调节血管壁的通透性，调节蛋白质、水电解质扩散及运转，促进创伤愈合等。其运用于美容产品中可促进局部创伤修复和保持皮肤水分，紧致、光滑皮肤。

2. **曲安奈德**　曲安奈德（triamcinolone acetonide）是一种适用于各种皮肤病如神经性皮炎、湿疹、银屑病等的肾上腺皮质激素类药物。在人体内，曲安奈德理论上可以增强软组织的局部萎缩作用，常于肉毒毒素注射治疗时一并加入。有医师在脂肪溶解治疗中加入曲安奈德成分，从而增强缩小组织体积的效果，但其对于脂肪溶解的确切作用还有待进一步研究。

3. **胶原蛋白水解酶**　胶原蛋白水解酶（collagenases）又称为胶原酶，是一种从微生物的代谢产物中提取的酶制剂，能够在生理 pH 及温度条件下，特异性地水解天然胶原蛋白的三维螺旋结构，而不破坏其他蛋白质和组织。国内外有大量应用胶原酶治疗腰椎间盘突出的报道，取得了比较令人满意的治疗效果。近年来，国外有开展注射胶原酶治疗脂肪瘤的临床试验，发现其可使瘤体缩小。但是胶原酶能否消除局部脂肪组织的堆积，目前还没有详尽的文献报道。

二、关于局部麻醉药的使用

微创美容手术常用的局部麻醉药有利多卡因、普鲁卡因、丙胺卡因等。目前有多项对比试验验证了局部麻醉药能够抑制脂肪分解，抑制神经中的钠通道。在细胞中，包含钠离子通道阻滞的麻醉剂可使腺苷酸环化酶与激素敏感脂肪酶解耦，从而降低脂肪酶的活性，使脂解水平下降，因此一般不将局部麻醉药应用于注射溶脂治疗药物中。

除上述药物外，还有多种药物被运用到注射溶脂治疗中，如替拉曲考（Tiraticol）、间质聚糖等。虽然有细胞实验或动物实验能够证实其可能的药理作用，但它们的临床应用报道还较少。

三、注射溶脂药物应用现状

虽然目前某些药物用于注射溶脂已在欧美一些国家开展数年，但大部分药物尚未获得美国食品药品监督管理局（FDA）批文。注射溶脂仅属于一种经验疗法，安全性难以得到保证，并且大部分新开发的产品还处于临床试验阶段。

目前世界上唯一有 FDA 批文的注射溶脂产品是美国 FDA 于 2015 年 5 月批准通过的 Kybella（ATX-101），用于成年人中重度颏下脂肪的治疗。该产品的主要成分与体内产生的脱氧胆酸相同，有助于机体脂肪吸收，但不宜用于除颏下以外的其他任何部位。该产品在国内的应用情况尚未见报道。

获得欧盟 CE 认证的产品有 AQUALYX™、Cellulyse & Cellulift（赛雷斯和赛雷弗）等，这些产品在欧洲应用范围较广，在我国也有应用的报道。

我国市场上其他可见的注射溶脂产品均没有批文认证，所谓的"溶脂针"其主要成分多为磷脂酰胆碱、脱氧胆酸等，再配以不同比例的左旋肉碱、咖啡因、肾上腺素、利多卡因、碳酸氢钠等辅助成分。

注射后脂肪组织体积缩小的效果明显，注射创伤小，但注射后炎症反应明显，并发症发生风险高。虽然有动物实验及小样本的临床应用证据支持其溶脂效果，但其用于人体临床治疗的安全性仍有待进一步评估。

第4节　注射药物减脂塑身技术的临床应用

注射溶脂技术是中胚层疗法中的一种新技术，未来可以在临床上视作吸脂手术的延续、拓展和补充治疗，适用于小范围的局部减脂塑身，但并不适用于全身肥胖者的系统性减脂。

中胚层疗法要求有明确的适应证，治疗前先进行正确的临床评估，医师也需充分了解技术理论及掌握准确的操作技巧。目前我国市场上流行的注射溶脂针的产品种类繁多，不乏欧美国家的大品牌，但目前尚没有任何产品拥有国内的批文，纯属经验性用药，在使用时要格外谨慎。

一、注射溶脂技术适应证

注射溶脂可在全身多部位应用，产生局部减脂塑身的作用：

（1）面部轮廓，如鼻唇部、眼袋、双下巴等。

（2）躯体，如肩部、上臂、腹部、髂腰部、臀部、大腿内外侧等。

（3）局部脂肪团，如臀部、大腿的脂肪团等。

二、注射溶脂技术禁忌证

（1）未成年儿童，备孕、妊娠及产后哺乳期的女性禁用。

（2）高血压、糖尿病、肝病等慢性疾病，尤其是心脏病、肾功能障碍者禁用。

（3）某些自身免疫性疾病患者，如硬皮病、系统性红斑狼疮等患者禁用。

（4）各种急慢性感染风险、炎症性结缔组织疾病（心肌炎、风湿性关节炎等），以及局部皮肤溃烂、感染者禁用。

（5）长期使用抗凝剂和凝血功能障碍者禁用。

（6）对大豆过敏者以及对其他注射药物成分及其来源物过敏者禁用。

三、临床注射方法

（一）步骤

目前的溶脂产品尚未规范，但注射方法大致可分为以下几个步骤。

（1）清洁术区，遵守无菌原则，标记治疗区域，5% 利多卡因软膏表面麻醉 30 min 以上。

（2）根据产品说明配置药物。

（3）以高密度、低剂量为原则进行脂肪层内注射，尽量注射到脂肪层中间位置，过深或过浅都有可能导致并发症发生。切勿注射到肌肉、皮肤、血管等其他组织中，可将皮肤捏起注射。

（4）根据脂肪厚度来确定注射量与注射间距，具体按照实际药物说明确定。

（5）术后做好术区消毒，保持创口干燥，冰敷。

（二）注射方法

掌握正确的注射方法，少量多次注射治疗，坚持无菌操作即可大幅度降低针孔感染的风险。推荐采用以下注射方法：

1. **多点位注射法**　对于较厚的脂肪层，可使用多点位垂直注射法，即捏起皮肤后注射至两层表皮最中间的脂肪中即可。该方法层次不易出错，并容易掌握。若针对大范围的注射溶脂，该方法会产生过多的针孔，存在一定风险，现在已较少使用，取而代之的是单孔多隧道扇形注射法。

2. **单孔多隧道注射法**　单孔多隧道注射法是尽可能通过1个注射孔注射大面积的区域，用较长的针头进入注射层，在脂肪层内形成一个全部存在于脂肪层中央的隧道，边退针边注射，即用少量的针孔进行大面积注射，特别适用于四肢及躯干部位的注射。

3. **单孔扇形注射法**　与单孔多隧道注射法类似，通过1个注射孔注射大面积的区域，垂直进针至脂肪中层后，不断改变注射角度，将药物注射至四周扇形（或锥体）范围内的脂肪层中，尽可能注射更大面积的脂肪组织。该方法一般使用较短、较锐的针头，由于单个针孔的注射面积过小，往往需要多个进针孔才能覆盖注射范围，故适用于双下颏等小面积注射溶脂。

（三）术后医嘱

（1）注射区域24 h内不沾水，48 h内多饮水，1周内忌烟酒及辛辣、刺激性食物。

（2）治疗期间应遵循"三低三高"饮食，即"低糖、低脂、低热量"和"高蛋白、高纤维、高维生素"，严格控制体重，禁忌暴饮暴食。

（3）注射完成后即可感觉注射部位发红、发热，偶尔出现头晕现象；还可能出现厌食、口渴、大小便次数增多、身体疲劳等；面部注射后可能感觉僵硬发胀，做表情困难。这一系列症状可随时间逐渐缓解，若仍不消失应及时就诊。

（4）术后2~3天，术区肿胀可配合红霉素眼药膏涂抹及热敷理疗消肿。

（5）注射点多、范围小时，术区易出现淤血，可随时间逐渐缓解。

（6）术后4~7天，注射部位的皮肤可能因为脂肪变性而摸起来较硬，可结合激光射频来加快液化变硬的脂肪细胞吸收。

（7）若术后出现皮疹等过敏现象，可口服抗组胺药物。

（8）根据注射药物的不同及患者个体差异，可能出现不同程度的疼痛，一般3周到1个月疼痛会逐渐消失。

（9）如有其他不适，随时就诊。

（四）注意事项

（1）术中严格遵守无菌操作原则，采用正确的注射方法，少量多次注射。

（2）由于每个患者对不同药物的敏感度不同，为避免不良反应及严重并发症，首次注射应为试探性注射，即少量注射于较安全的部位，注射范围不宜过大，根据结果调整药物剂量用于后续的治疗或其他部位。

（3）注射不同产品时严格按照说明书操作，切勿过多使用。过于肥胖者应分次治疗或使用其他减脂手段。

第5节　注射药物减脂塑身技术的并发症及防治

市场上的注射溶脂产品形形色色、多种多样，且绝大部分没有批文认证，但已经被很多机构经验性地运用于临床。而且，开展中胚层疗法前应在有正规认证的培训基地进行技术培训并进行资质认证。但目前市场混乱，很多非医疗美容机构和无证从业人员仍非法开展该项治疗，使治疗的有效性和安全性得不到保障，这些因素都增加了并发症的发生率。

此外，注射溶脂药物的成分大部分对脂肪细胞缺乏选择特异性，药物效果对脂肪细胞并不专一，因此高浓度、大剂量的药物或注射位点偏差同样会对肌肉、皮肤、腺体、血管等其他组织造成损害。再次，病患之间存在个体差异，即使相同的药物也可能产生不同的反应，所以医师应该了解注射溶脂的并发症，规范操作，预防并发症的发生，并掌握正确处理并发症的方法。

一、正常反应

注射溶脂药物后，可能即刻出现红、肿、热、痛、胀的轻微炎性反应的表现。根据注射药物成分及个体的差异，这些症状的剧烈程度和持续时间差异较大，正常情况下持续数日后可逐渐缓解。

根据目前文献报道的临床经验，注射后1~2周，发红、发热可基本消失，但触之仍有疼痛及水肿症状。肿胀消退后，在注射区深部可触摸到脂肪发生纤维化后形成的硬结。注射后2周至3个月，皮下的硬结可逐渐吸收、消失，局部异常感觉消失，皮肤恢复至术前柔软手感，外观较术前体积有所减小。

注射后还可能出现注射部位淤青的表现。若注射时损伤真皮下毛细血管网，会使淤青加重，难以消退。注射后多进行热敷理疗可有效加快淤青的消退。

若注射药物成分中含有咖啡因，可能会出现咖啡因相关的不良反应，如紧张、烦躁、心率加快、呼吸加速、血压升高、胃肠不适、便秘、腹泻、恶心、呕吐、抽筋等。过量咖啡因还可引起胰岛素敏感性降低，血清肾上腺素水平升高。所以注射溶脂禁忌证中就包括患有心血管和慢性内分泌疾病的人群及孕妇。

二、并发症

1. **色素沉着** 注射部位出现的淤青因为注射过浅可能使症状加重，消退更慢，愈后还会伴有色素沉着。

处理： 轻度的色素沉着通常在数月后可自行淡化直至消失。频繁注射容易出现大面积的严重色素沉着。一旦出现色素沉着应避免再次注射，以免颜色加深、加重。若注射频次过多，注射部位过浅且范围广，可能使皮肤基底层受到损伤而造成永久性的皮损。

2. **异常肿胀** 前文提到，注射溶脂产品成分复杂、品牌多、商品种类多，在我国均无正式批文，使用方法、效果评估标准也没有统一；再者患者个体差异大，同一种治疗方式在不同患者身上可能产生不同的结果。异常肿胀是注射溶脂最常见的并发症，在出现其他并发症前几乎都会出现异常肿胀的症状。异常肿胀是比正常反应的红肿严重得多或持续性加重、经久不消的红肿热痛及功能障碍。

预防：

（1）掌握正确的注射层次，少量多次注射。

（2）试探性用药，即少量注射于较安全的部位（如颏下脂肪层），以判断患者对药物的敏感度，根据结果调整药物剂量用于其他部位。

（3）分次治疗，即患者要求治疗多个部位时，分部位、分区（或分侧）、分次给药，每次注射1~2个分区。这样不仅可以对比各区域疗效，而且一旦出现不良反应可立即停止治疗，不会引起全身性的重大并发症。

处理：

（1）分析异常肿胀的原因，排除其他器质性损害、过敏等原因后及时进行对症治疗，缓解症状。

（2）注射后2天内应多次间歇性冰敷，每次15 min，切勿冰敷过度后引起冻伤。

（3）注射3天后可局部热敷理疗促进血液循环和自体修复。

（4）多饮水。

（5）水肿严重难消退者，可酌情使用地塞米松等糖皮质激素类药物减轻水肿，还可用呋塞米、甘露醇等脱水利尿药。

（6）若有感染迹象，及时服用抗生素。

3. **超敏反应** 超敏反应即异常的、过高的免疫应答，又称"变态反应"或通常称作"过敏"。几乎任何注射药物都可能存在超敏反应，注射溶脂的药物成分复杂，有一定的发生过敏反应的概率，最大的影响因素还是人与人之间的个体差异，有时还会遇到一些患者在正式治疗前就出现了对消毒液或局部麻醉药软膏过敏的情况。

各种过敏症状较为类似，例如红、肿、热、痛、痒、丘疹、风团，严重瘙痒伴风团样过敏症状最为常见，另有部分患者可能出现小颗粒丘疹样过敏症状，有时过敏症状还可能异位出现。严重者会出现呼吸道阻塞、循环衰竭的表现以及意识方面的改变，甚至在极短时间内出现过敏性休克。

目前市场上的注射溶脂产品主要成分大多包含磷脂酰胆碱，该成分从大豆中提纯，因此对大豆蛋白过敏的患者在注射溶脂针后往往会有严重的过敏症状。

预防：

（1）应仔细对患者进行问诊，确定有无过敏史及家族史，对过敏体质的患者应引起关注。

（2）在正式注射前进行皮肤过敏试验，可有效预防过敏反应的发生，增加注射的安全性。

处理： 一旦出现超敏反应症状，应立即按以下流程及时治疗。

（1）脱离过敏源，清洗麻醉药软膏或消毒剂，立即停止注射药物等。

（2）若在注射后出现过敏，应按"三阶治疗法"进行治疗，即"一阶"抗组胺药：马来酸氯苯那敏（扑尔敏）、开瑞坦、息斯敏三选一；一阶治疗效果不佳使用"二阶"，即肾上腺皮质激素类药醋酸泼尼松龙（强的松）；二阶治疗效果不佳或急救时使用"三阶"，即激素类用药地塞米松肌内注射。

（3）其他的辅助治疗方法包括保持病变部位无菌清洁；若水肿严重，可进行利尿治疗以减轻水肿。若以上处理无效，应请皮肤专科医师会诊。

（4）若出现严重的过敏症状，如呼吸道阻塞、循环衰竭的表现以及意识方面的改变，甚至过敏性休克时，应及时进行抢救。由于一些医疗美容机构急救能力较差，一旦出现过敏性休克的症状，应在积极抢救的同时及时将患者转送至急救条件更好的三级甲等综合性医院进行治疗。

4．腮腺漏　腮腺漏是指注射时损伤腮腺导管或腺体，腮腺分泌的唾液从注射通道漏出，直接渗出到面颊部软组织中，唾液中的酶等成分会对正常组织造成刺激而产生炎症反应，形成持久性的肿胀。规范操作时，出现腮腺漏的概率很小。患者大多自觉有肿胀感，无明显疼痛，使用抗生素、理疗、激素类药物无明显治疗效果，通常持续2~3个月后逐渐缓解。

腮腺漏须与正常的术后肿胀相鉴别：正常的术后肿胀往往呈双侧对称，于1~2周自行消肿，注射3日后热敷理疗可加速消肿；腮腺漏多发生于单侧，常表现为对侧消肿后患侧持续肿胀，容易确定病因。双侧腮腺漏的情况不无可能，此时的症状表现多被炎症肿胀所掩盖，若经久不消则要引起重视。

预防： 掌握正确的注射方法、注射层次，单次少量注射，轻柔操作，特别是在腮腺分布区域操作时要有一定的注射经验和解剖基础。

处理：

（1）抑制唾液分泌，口服阿托品等药物。

（2）局部热敷理疗。

（3）若有感染迹象，及时服用抗生素。

5．异常凹陷　异常凹陷多见于在注射溶脂药物中添加了曲安奈德的情况。曲安奈德是治疗神经性皮炎、湿疹、银屑病等的肾上腺皮质激素类药物。但注射溶脂药物成分复杂，对组织会造成非特异性的破坏，加入曲安奈德后会增加不可控因素，如造成局部组织的萎缩。

异常凹陷主要表现为不同程度的萎缩、凹陷、脱色等，严重时可出现坏死、难以愈合的溃疡，常于注射后1~2周时出现。症状较轻者可在3~6个月后自行恢复，症状较重者难以自愈，或可产生难愈性瘢痕。注射溶脂产品中应避免加入曲安奈德或有同样药理作用的药物，不可盲目配比。

处理： 轻中度的异常凹陷多在半年后自愈，其间可局部热敷理疗促进恢复，表面微针治疗也可加速皮损修复。重度的异常凹陷常伴有严重的破溃坏死症状，可按照后述"感染脓肿"情况处理。

6．坏死破溃　若感染脓肿未得到及时处理，会造成大面积的皮肤坏死，后期形成坏死破溃，表现为皮肤坏死范围创面的敞开暴露，脓液渗出。

预防：注射时应严格遵守无菌原则，清楚把握注射层次，以少量多次注射为原则。术后注意术区的清洁护理，最大程度避免针孔反应、感染脓肿、坏死破溃。一旦术后发现此类不良反应，应及时处理，以免病情进一步发展甚至累及全身。

处理：

（1）彻底清创，暴露创面，按Ⅲ度烧伤处理。

（2）使用湿润烧伤膏、表皮生长因子、抗菌多肽等药物，每日清创换药，待周围上皮组织缓慢生长，覆盖创口。

（3）创面较大应行全身抗感染治疗。

（4）若创面皮肤缺损严重，条件允许的情况下，在控制感染后可使用皮瓣移植来进行治疗。

7. **针孔反应**　注射溶脂时应将药物注射到皮下脂肪层的中央，避免药物渗透刺激其他组织。在注射针头退出的过程中，如未停止给药则会导致药物残留在注射部位的针孔中，即表皮、真皮等层次，并在原有针孔损伤的基础上，进一步对周围组织造成刺激与损伤。另外，过量注射时会导致脂肪层内细胞发生过多损伤与液化，当液化速度超过身体正常吸收的速度时，液化的脂肪会通过针孔通道排出体外；同时，外界的病原微生物也可通过损伤的针孔通道进入皮下，因脂肪液化存在积液，细菌繁殖后可能造成感染脓肿，进一步加重针孔反应。

处理：

（1）轻度的针孔反应病变较为局限，仅出现以针孔为中心的红肿，可局部注射低浓度曲安奈德进行消炎，若有感染症状可再酌情加入庆大霉素注射液。若消炎、抗感染治疗效果不佳，但无恶化趋势，不应盲目反复注射，可进行局部热敷理疗，促进组织新陈代谢，进一步观察病情变化。若病情进一步加重，则按中度或重度针孔反应处理。

（2）中度的针孔反应病变稍扩散，出现大面积的红肿，进一步发展为脓肿，触之有波动感，应尽快排脓引流，抗感染处理。愈后可能形成严重瘢痕，甚至反复增生，难以愈合。

（3）重度的针孔反应可发展到感染脓肿，甚至皮肤坏死破溃，还伴有全身感染的症状，处理方法可参照后述内容。

8. **感染脓肿**　过量注射时，会导致脂肪层内细胞过多损伤与液化，甚至可能造成其他组织的液化坏死，当液化的速度超过身体正常吸收的速度，且不能及时排出时便在皮下形成积液。以金黄色葡萄球菌、铜绿假单胞菌等为主的病原微生物可通过注射的针孔通道或其他途径入侵至坏死组织，病原微生物在积液内繁殖，若此时机体抵抗力弱，不能清除病原微生物，则会引起皮下感染脓肿。

感染脓肿表现为大面积的红肿，严重时可能发黑，触之有疼痛感、波动感，后期可能出现破溃，有时也可通过皮脂腺排出脓液，形成痤疮样脓点。

处理：若有感染脓肿症状，在判断感染范围后应彻底清创，冲洗引流，并用碘伏纱条填塞，外部加压包扎。症状严重者还应行全身抗感染治疗。

9. **分枝杆菌感染**　近年来，有文献报道了部分中胚层疗法的一个严重并发症，即皮肤和软组织的分枝杆菌感染，尤其是非结核分枝杆菌复合群和麻风分枝杆菌等30~70种类型的分枝杆菌所引起的皮肤、软组织感染，周围淋巴结炎，累及耳周、腋下、腹股沟等部位。其表现为单侧无痛性淋巴结肿大、窦道形成、皮肤软组织感染等。经常规抗生素治疗无好转者，应警惕非结核性分枝杆菌感染的可能，此时应及时就诊并行细菌学检查，确定病原菌种类后再进一步治疗。

处理：当确诊为分枝杆菌感染后，应尽快请感染科专家会诊并制定治疗原则、治疗计划并早日实施。治疗方案常采用多种抗生素，如环丙沙星、复方增效磺胺、克拉霉素、阿莫西林-克拉维酸长期（数月）联合应用，并按时复诊观察病情。

10. 肾功能损伤　液化的脂肪经身体吸收后通过肾排出体外。若长期或短期大量使用注射溶脂产品，会给肾带来一定的负荷，当超过肾代谢的正常极限或本身存在肾功能障碍者，则有可能造成肾功能损伤。另外，注射溶脂产品成分复杂，某些成分本身就对肾功能有直接的损伤。注射后肾功能损伤的患者会出现尿频、尿急、多尿、少尿甚至无尿、全身水肿、血压升高等症状。

预防及处理：应在术前就排除有肾功能障碍的患者，避免对该类患者进行注射溶脂治疗。单次注射不可过多，注射次数不可过于频繁。若出现肾功能损伤症状，应及时于肾内科检查治疗。

第 6 节　临床案例及讨论

一、案例1

本组患者37例，均为女性，年龄24~37岁，平均28.5岁，均因面部及颈部肥胖，要求用注射溶脂方法行瘦脸和瘦双下颌。术前咨询并根据患者的要求设计，采用注射溶脂与射频溶脂联合的技术方法。

材料与方法：卵磷脂（德国，GERMANY 生产，每支注射液 5 ml，含量 232.5 mg）。药物配方：卵磷脂 5~10 ml，氨茶碱 0.25 g，异丙肾上腺素 1 mg，2% 普鲁卡因 40 mg，盐酸丁咯地尔 0.2 g。注射

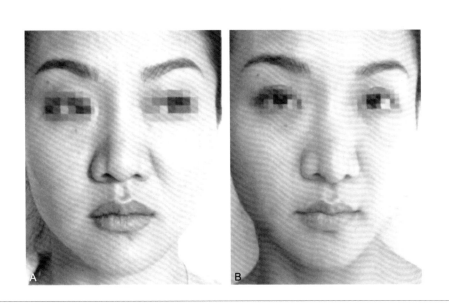

图14-2　一例注射溶脂与射频溶脂联合行面部轮廓改形前后对比

A. 改形前；B. 2个疗程改形后（引自参考文献[19]）。

药物经配伍后混合为注射溶脂液。选用 5 号半球后注射针刺入皮下脂肪中层，在同一平面内使针尖达注射范围最远处，边退针边施加轻微的压力注射，切勿局部按压塑形。注射后局部冰敷 10 min，48 h后采用射频溶脂仪行局部照射，1 次 30 min。注射溶脂药物每 10 天 1 次，射频溶脂仪每 10 天行局部照射 2 次，6~8 周为一个疗程，每疗程间隔 1 个月，共计 1~2 个疗程，未行麻醉。

结果：本组 37 例患者注射 1 周内局部有轻度水肿、发热、瘙痒等不适感，但不影响生活和工作；无毒性，无不良反应和并发症发生。注射 10 天内，面部皮肤均有明显的紧致改善效果。注射期间监测肝功能，未发现明显改变。随访 3 个月至 1 年，所有患者面部皮肤弹性及手感良好，均达到了面部溶脂减肥瘦脸的效果。

二、案例 2

患者，女，22 岁，双侧面颊、下颌多发结节、囊肿 2 个月。患者于 2 个月前为"面部塑形"在个人美容工作室于双面颊及双下颌皮下注射"溶脂针"（具体成分不详），注射点达 10 余处，5 天后局部出现豌豆至蚕豆大紫红色皮下结节，皮温高、触之质韧、轻压痛，未予重视。后结节逐渐增大，部分形成囊肿，表面张力大，红肿、疼痛加重，遂就诊于当地医院，疑为"皮肤感染"，先后予口服抗生素及静脉输注盐酸莫西沙星注射液 8 天（具体剂量不详），效果不佳，较大囊肿注射针孔处溢出黄色浓稠分泌物，分泌物细菌培养和药敏试验结果为：鲍曼不动杆菌，米诺环素敏感；G⁻ 杆菌及真菌培养阴性。为进一步治疗，以"①皮肤感染，②异物性肉芽肿？"收入院治疗，症状表现如图 14-3。患者自发病以来，无畏寒、发热，无头晕、头痛，无恶心、呕吐，情绪低落，睡眠及大小便正常。既往史、个人史及家族史无特殊。

处理：选波动感较大的 6 处囊肿于局麻下行面部囊肿清创术 + 负压引流管植入术 + 皮肤活检术，彻底清除囊肿内容物及坏死组织，以碘伏、庆大霉素注射液、过氧化氢及生理盐水反复冲洗囊腔，PVF 医用海绵包扎，术后切口负压吸引固定，创面缩小、无渗出后缝合手术切口。

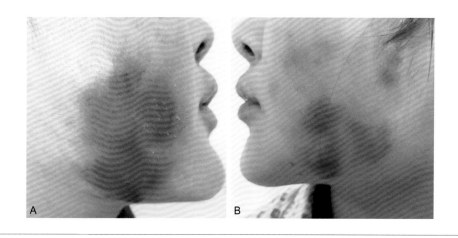

图14-3　A.右侧面颊注射针孔处见黄色渗出液；B.左侧面颊部分硬结融合，表面张力大，触之有波动感（引自参考文献[16]）

三、案例 3

患者，女，51 岁，因"面部注射溶脂针术后面部皮肤红肿、破溃 5 个月余"入院。患者因入院前 5 个月在当地美容院注射"溶脂针"（具体成分不详），术后 2 周出现注射部位局部硬结，逐渐红肿。经当地医院行"抗感染"治疗无效，于注射术后 3 个月内间断出现皮肤破溃，伴少量脓性分泌物，继续在当地治疗约 1 月余，创面反复破溃（图 14-4A，B）。

处理：入院后面部破溃创面给予清创换药，常规应用二代头孢菌素抗感染治疗。完善相关术前检查，在麻醉下行手术清创，创面分泌物送涂片查抗酸杆菌及非结核分枝杆菌培养检查（图 14-4C）。术中利用刮匙经皮肤破溃伤口刮除分泌物及坏死组织，1∶1 稀释碘伏溶液反复冲洗皮下腔隙，最后用硫酸庆大霉素注射液 10 ml+0.9% 氯化钠注射液 100 ml 再次冲洗，经皮肤破溃口向腔隙深处放置冲洗管一根，在腔隙浅处放置引流管一根，密封膜密封完好。术后每日给予硫酸庆大霉素注射液 10 ml+0.9% 氯化钠注射液 100 ml 经冲洗管冲洗 3 次。待涂片结果汇报呈阳性，给予硫酸阿米卡星注射液每日 2 次，

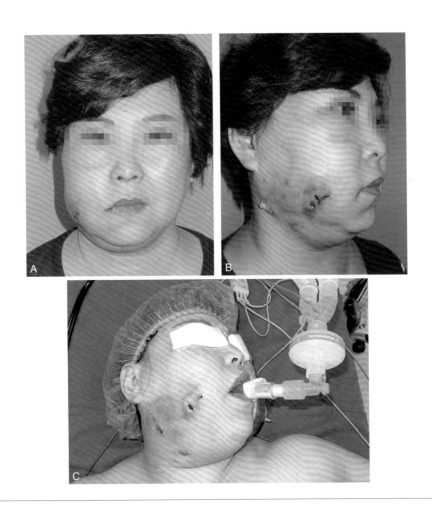

图14-4　A. 患者入院时右侧面部肿胀明显，两侧面部不对称；B. 右侧面部局部皮肤破溃，伴少量分泌物，皮温高，皮下可触及硬结节，活动度差；C. 清创治疗术中利用刮匙经皮肤破溃口小心刮出分泌物及坏死组织，并反复冲洗，减少对正常皮肤及皮下组织的损伤

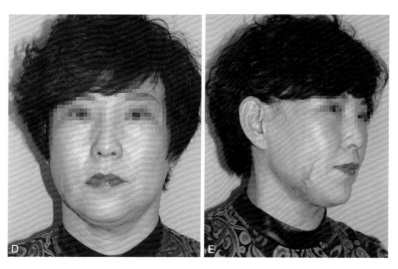

图14-4（续） D. 患者术后1年随访，非结核分枝杆菌感染无复发，两侧面部基本对称；E. 创面愈合良好，无红肿，无破溃，无复发（引自参考文献[17]）

每次0.4 g；乳酸坏丙沙星氯化钠注射液每日2次，每次0.2 g；同时口服异烟肼片每日1次，每次0.3 g；利福喷丁胶囊每日1次，每次0.45 g；联苯双酯滴丸每日1次，每次1.5 mg。伤口愈合出院后继续口服异烟肼片每日1次，每次0.3 g；利福喷丁胶囊每日1次，每次0.45 g；吡嗪酰胺胶囊每日1次，每次0.5 g；克拉霉素胶囊每日1次，每次0.5 g抗结核治疗。患者术后1年随访无复发，创面愈合处遗留轻微瘢痕，外观满意（图14-4D, E）。

四、讨论

中胚层疗法起源于欧洲，属于一种微创技术，其在美容整形手术中的应用日益被接受并普及，而且其应用的范围也在不断扩展。目前看来，注射药物减脂塑身技术主要是以脂肪层内注射相关药物手段为主，是一种新的中胚层疗法。有研究者指出，它是一种创伤小、术式较简单的减脂塑身的微创整形方法，可以与其他减脂塑身治疗（如射频溶脂、超声减脂、吸脂手术等）结合使用，作为减脂治疗的补充和延续，在正常的剂量（较小剂量）范围内使用时不会出现不良反应。

笔者认为，虽然注射溶脂技术很有吸引力，但是这类新的美容治疗方法的机制尚未明确，疗效难以保证，使得其在医学界广受批评。就像任何新技术一样，对注射溶脂技术的优点、安全性和标准化进行评估是很重要的，要把它发展成一项安全有效的体型塑造方法需要进行更多的研究与探索。

目前欧美国家采用的局部注射溶脂药物多为磷脂酰胆碱，其局部溶脂的效果明显。尽管磷脂酰胆碱在注射溶脂方面有一定的应用前景，但对其具体的溶脂机制和药物代谢仍不十分明确，缺乏大规模的随机对照研究验证，限制了其进一步的临床应用。并且，磷脂酰胆碱并不具有严格的组织特异性，除对脂肪细胞的溶解作用外，对真皮、表皮组织、肌肉组织也有明显的破坏作用，在局部组织运用仍有很高的风险。目前，中胚层疗法是一种世界范围内流行的皮下注射美容技术，其早在2005年就通过了我国相关部门的审批认证，但是并没有批准中胚层疗法用于减脂或脂肪溶解，许多技术上的细节还在摸索阶段，也没有任何注射溶脂药物获得我国的批文。

虽然注射药物减脂塑身是代表未来医学美容方向的减肥塑身疗法，具有治疗时间短、操作方便、无瘢痕、不影响日常生活等诸多优点，但由于术者的操作技术和溶脂药物配方尚不规范，以及患者个体差异等，治疗效果差异较大。并且，在巨大利益的驱动下，一些非正规医疗美容机构无视国家法律法规，使用尚未经国家批准的"溶脂针"进行违法注射，这些非法机构不具备美容整形资质，卫生消毒措施有限，是导致注射美容术后感染等严重并发症的主要原因之一。为了防止注射溶脂后的不良反应及并发症的发生，求美者在进行减脂治疗时建议使用其他更安全有效的溶脂技术，并选择正规医疗美容机构就诊。

未来注射药物减脂塑身技术的发展应在我国相关部门的严格指导下，对注射溶脂药物的安全性和有效性、临床操作技术、远期疗效观察等方面，开展进一步的研究探索，更安全有效的药品仍亟待开发和进行临床试验，而不是继续扩大经验治疗。相信在不久的将来，具有微创优势的溶脂技术和更安全有效的溶脂产品将会获得广大患者的青睐。

（曹力登　王　杭　王　娜　唐蓉蓉）

参考文献

[1] 曹思佳. 微整形注射并发症. 沈阳：辽宁科学技术出版社, 2015.

[2] 于江. 微整形注射美容. 北京：人民卫生出版社, 2013.

[3] Jayasinghe S, Guillot T, Bissoon L, et al. Mesotherapy for local fat reduction. Obes Rev, 2013, 14(10): 780-791.

[4] Caruso MK, Pekarovic S, Raum WJ, et al. Topical fat reduction from the waist. Diabetes Obes Metab, 2007, 9(3): 300-303.

[5] Greenway FL, Bray GA, Heber D, et al. Topical fat reduction.ObesRes, 1995, Suppl4: 561S-568S.

[6] ZanaboniL, Bonfiglioli D, SommarivaD, et al. Increase in lipolysis and decrease in plasma-heparin lipoprotein lipase activity and alpha 1 lipoprotein level after aminophylline in man. Eur J Clin Pharmacol, 1981, 19(5): 349-351.

[7] Matarasso A, Pfeifer TM, Plastic Surgery Educational Foundation DATA Committee. Mesotherapy for body contouring. Plast Reconstr Surg, 2005, 115(5): 1420-1424.

[8] Motulsky HJ, Insel PA. Adrenergic receptors in man: direct identification, physiologic regulation, and clinical alterations. N Engl J Med, 1982, 307(1): 18-29.

[9] 岳丽爽, 高景恒. 中胚层疗法的发展史. 中国美容整形外科杂志, 2008, 19(3): 237-238.

[10] 袁继龙, 秦宏智, 王莉波, 等. 微创溶脂术在美容外科的应用及进展. 中国美容整形外科杂志, 2008, 19(4): 285-290.

[11] 李健. FDA批准的未标记用法药物在中胚层疗法中的应用. 中国美容整形外科杂志, 2008, 19(5): 398.

[12] 李健. 中胚层疗法和橘皮症. 中国美容整形外科杂志, 2008, 19(5): 399-400.

[13] 高景恒, 白伶珉, 王忠媛, 等. Mesotherapy——中胚层疗法的药物应用进展（Ⅱ）. 中国美容整形外科杂志, 2007, 18(3): 213-216.

[14] 高景恒, 王志军, 张晨. Mesotherapy——中胚层疗法的药物配方（Ⅲ）. 中国美容整形外科杂志, 2007, 18(4): 294-297.

[15] 高景恒, 岳丽爽. Mesotherapy——美容医学的新技术. 中国实用美容整形外科杂志, 2006, 17(2): 119-121.

[16] 丁香玉, 孟宪芙, 张昕, 等. 注射"溶脂针"致面部多发皮下结节、囊肿一例. 中国麻风皮肤病杂志, 2018, 34(3): 169-170.

[17] 陈帅, 王珏, 陈保国, 等. 面部溶脂针注射致非结核分枝杆菌感染的救治策略. 中国美容医学, 2017, 26(5): 3-6.

[18] 杨铮, 黄萍, 杨阳, 等. Lipostabil注射溶脂主要成分对脂肪溶解效果的实验研究. 中华临床医师杂志（电子版）, 2013, 7(19): 8785-8785.

[19] 刘乃军. 注射溶脂与射频联合应用修改面部轮廓. 中国美容整形外科杂志, 2008, 19(4): 315-317.

袅娜少女羞，岁月无忧愁。

——王奕《陈月观二首》

第 1 节　微创吸脂概述

随着人们物质生活的提高和生活方式的变化，肥胖已逐渐从个人健康问题升级成为社会问题（图 15-1）。人们渴望维持健康的同时也能保持比较理想的外形，因为苗条健美的形体是自信和活力的象征。减脂塑身顾名思义就是通过不同手段减少身体某些表浅部位的脂肪，重塑形体，从而更符合求美者的审美要求。减脂目前在医学美容领域有很多手段，例如手术去除脂肪垫、微创吸脂、运动节食、药物溶脂、按摩理疗及中药调理等，但有些手段由于疗效不确切或者缺乏临床大数据评估效果及其风险，在主流学术界存在争议。本章将讨论疗效明确且为主流学术界认可推崇的手术减脂。

手术减脂主要是指脂肪抽吸术，简称吸脂术或抽脂术，是 Illouz 在 20 世纪 80 年代最先提出的，直到今天仍然是最为流行和认可的体型雕塑的主要手段。近年来，

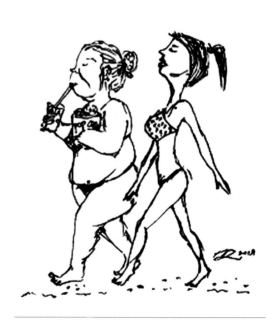

图15-1　肥胖随处可见

随着基础医学、人体精细解剖研究和生物医疗科技的长足发展，吸脂术已从过去单一的小部位手术扩展到全身多个部位的联合塑形手术。随着脂肪干细胞概念的提出及吸脂手术技巧的改进，该项技术结合其他手术方式在体型雕塑及组织填充矫形领域发挥了重要作用，例如男性乳房发育的治疗、乳腺癌术后上肢淋巴水肿的抽吸治疗、乳房重建术中的辅助治疗、面部凹陷畸形的填充、腹壁整形、自体脂肪细胞填充隆乳及自体脂肪细胞的微整形填充等。许多技术细节的更新与吸脂器械的升级，使得吸脂术从单纯负压吸脂（SAL）发展到超声辅助吸脂（UAL）、动力辅助吸脂（PAL）、Vaser 辅助吸脂和激光辅助吸脂（LAL）。这些进步使得吸脂手术更加安全可靠，但吸脂术与其他有创性整形手段一样都存在风险。施术者不仅要对手术流程及受术者情况了如指掌，还要对人体解剖学、浅表脂肪的解剖特点以及吸脂涉及的病理生理学变化熟记于心，这样才能保证吸脂术的顺利实施。

一、脂肪概述

脂肪广泛分布于身体的多个器官，是人体不可或缺的组织。皮下脂肪作为能量储存库，兼有屏蔽冷热及缓冲机械损伤的重要作用，被称为人体"软黄金"。皮下脂肪主要成分为脂肪细胞、纤维小梁及微血管。虽然目前脂肪细胞肥大的机制尚不甚清楚，但学术界大多认为肥胖不是因为脂肪细胞数量的增多，而是因为脂肪细胞的增大。医学界一度认为脂肪是惰性的，经过吸脂后，脂肪细胞的减少会有永久效果。后来也有研究认为其实不然：成人脂肪内含有脂肪干细胞，吸脂导致的脂肪细胞减少会诱使脂肪干细胞分化成脂肪细胞用于补充；而且脂肪也兼具内分泌和外分泌功能，对免疫炎症介质及外伤反应灵敏，脂肪实际上是很活跃的组织。

皮下脂肪分为三层，即顶层（apical layer）、幔层（mantle layer）及深层（deep layer）。

顶层贴近真皮乳头层及皮肤附件（毛囊、汗腺），该层内富含血管、淋巴管及神经末梢，抽吸过程应避免累及该层。对该层的破坏会引起血肿、瘀斑、色素沉着甚至皮肤的全层坏死。过去吸脂常用直径 10 mm 或 8 mm 的抽吸管，效率虽高，但抽吸粗暴或不精确时容易破坏该层，并发症比较普遍。现在改用直径 2~3 mm 的抽吸管，情况大有好转。

幔层位于真皮乳头层下，属于浅层脂肪层。其与深层脂肪被筋膜样纤维组织分开，在眼睑、甲床、鼻梁及阴茎部位缺如。该层协助机体抵御外伤，可以像弹簧床垫样分散外来压力从而保护机体。

顶层及幔层因为位置表浅，即通俗意义的浅层脂肪，是脂肪抽吸的"无人区"，对这两层的破坏会导致术后血肿、皮肤坏死等并发症。

深层从幔层下延伸至肌膜。其形状、厚度与性别、基因及个人饮食结构有关，是最适合吸脂塑形的一层。该层脂肪细胞像珍珠一样镶嵌成团叶状，这些团叶又像蛋篓样为纤维隔包绕，被分割成切面层和斜面层。组织学上，切面层较厚，并与其下的肌膜平行，对减脂塑形作用较小；斜面层略薄，与切面层互相连接，使脂肪团叶维持外形和位置。该层与肌膜垂直排列，是外形"赘肉"的主要原因，在减脂塑身中起主要作用。

二、微创吸脂的适应证和禁忌证

凡是手术都存在或大或小的风险，并不是所有人都适合手术。所有择期手术术前，医师都应该评估受术者是否能在最小风险下取得最佳效果，美容手术更是如此。减脂塑身手术的对象是健康人，对结果的期望有很大的主观成分。对于不同的诉求，更应当充分分析是否合理、现实。

由于人体解剖差异和脂肪分布的差异，有些部位比较容易抽吸塑形，比如颈颊部、下巴、男性乳房发育、上腹部和下腹部、腰部等；而有些部位就难以达到理想效果，比如背部、上臂、髋部、侧腰部、大腿内外侧及臀部。

术前评估中的抓捏试验（pinch test）简单有效，可以快速协助判断。具体方法：肥胖部位的脂肪可以被医师的拇指和示指对捏抓持，则该部位皮下脂肪较为疏松，吸脂效果往往较好（图 15-2）。

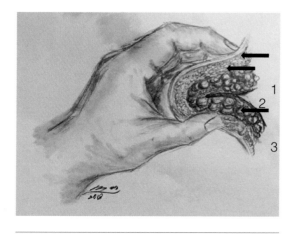

图15-2 抓捏试验。1.真皮；2.皮下浅层脂肪；3.皮下深层脂肪

（一）适应证

除了受术者的身体无外科手术禁忌证和心理疾患外，尚有两点非常重要，即脂肪堆积以及皮肤隆起的位置和分布。理想的吸脂受术者是局限部位的脂肪堆积，并且皮肤质地较为紧致。此外，受术者合理的预期也非常重要。

受术者通常分为以下类型：

（1）理想受术者：相对苗条，有局部脂肪堆积，皮肤紧致，如果没有其他禁忌证，这种类型的受术者预期效果最好。

（2）肥胖受术者：皮肤松弛，回缩不佳，吸脂不能达到完美的结果，但能机械去除冗余脂肪，最好能结合其他减肥措施。需要向受术者表明不能完全达到预期的效果。

（3）减肥后脂肪冗余受术者：通过节食等措施减肥，局部位置仍有脂肪沉积者，皮肤松弛、弹性差，往往需要吸脂结合手术塑形。

事实上，很多出于治疗疾病目的的吸脂同时也能达到减脂塑身的效果。吸脂塑形能治疗的疾病包括：痛性肥胖症、良性对称性脂肪过多症、脂肪代谢障碍综合征、男性乳房肥大、腋臭、脂肪瘤、脂肪水肿等。

（二）禁忌证

严重的器质性疾病不适合外科手术或麻醉，此外，如妊娠、病态性肥胖、身体外形感知异常、出凝血障碍、瘢痕增生体质，感染性疾病发作期、心理或人格障碍、手术期望过高等，这些受术者存在主观或客观的隐患，最好不要施行吸脂手术。

第2节　微创吸脂塑身技术的临床应用

脂肪抽吸术在围术期既要遵循外科手术的一般规律，又有其特殊的术前准备和注意事项，具体包括以下几方面：

（一）术前评估与沟通

脂肪抽吸是一个科学严谨的医学过程，它会对受术者的体型重塑产生良好的效果，但它同时又不是万能的，会对身体的生理代谢产生一定影响，并且可能出现一些或轻或重的并发症，所以术前的沟通和评估就显得尤其重要。当医患双方就该手术过程达成共识后，会避免术后某些不必要的纠纷，手术的安全性就有所保障。

在与受术者沟通的过程中，要正确引导使其心理预期符合实际，并告知其注意事项和潜在风险。目前每个省级的整形美容行业协会都有推荐使用的整形美容手术前告知书，详细说明了手术存在的风险及并发症，在此不再赘述。另外，一定让受术者明白保持身体正常比例的重要性，不能局部抽吸过度，造成身体比例不协调甚至危及健康。吸脂的目标是使形体回归合理协调，而不是简单的机械移除脂肪。

（二）体格检查

体格检查是术前评估很重要的环节，手术前的常规病史回顾及查体详见相关章节。吸脂手术术前查体尚有其特殊点：抓捏试验阴性的求美者不适合手术。例如，有些腹部肥胖的男性求美者实际上皮下脂肪层相对较薄，脂肪主要聚集在大网膜，无法通过吸脂达到塑身目的。另外，还要检查皮肤组织的弹性和质地，评估吸脂后皮肤组织塑形回缩能力（妊娠纹或者皮肤松弛、皮下真皮纤维断裂者效果欠佳）；身体两侧是否对称，有无明显凹陷或瘢痕畸形；腹部检查排除腹壁的隐匿疝；腿部是否伴有明显的静脉曲张。

（三）治疗方案

目前常用的吸脂方式有多种，包括负压辅助吸脂（SAL）、超声辅助吸脂（UAL）、动力辅助吸脂（PAL）、Vaser辅助吸脂和激光辅助吸脂（LAL）。其中，最为广泛应用的依然是传统的负压吸脂。

负压吸脂的操作过程分为两个阶段，首先是肿胀麻醉阶段（详见肿胀麻醉章节），即在手术区注射预先配置的肿胀液，肿胀液充分弥散后再进行吸脂。这种方法的优点是易于掌握，缺点是比较费时、费力，在纤维组织较多或者二次吸脂的部位比较难以操作。

动力辅助吸脂是使用一个外加动力套管，后者以4000~6000转/分的频率在2~3 mm内做往复震荡运动。由于其能快速打碎纤维脂肪，提高了效率，特别适用于大面积吸脂、多纤维脂肪和二次手术的求美者。

超声辅助吸脂是利用超声能量分解乳化脂肪后借助吸引设备将其吸除。其作用机制本质上主要依靠机械作用，但也有空化作用与热效应。限制使用能量强度以及盐水冲洗切口有利于预防皮肤与真皮损伤。超声乳化时，切口边缘覆盖敷料以防探头直接接触皮肤。该方式易于塑形，很少需要二次修整，但费用高，时间长，有热损伤可能。

激光辅助吸脂的治疗过程中需要经皮小切口插入激光纤维，通过不同波长的能量施加到皮下组织，对脂肪细胞进行破坏乳化，然后采用传统吸脂机进行抽吸。目前尚未有可靠数据证实该术式优于传统术式，也没有临床文献支持其能产生组织回缩与皮肤紧致的效果。

（四）术前准备

1. **画线**　术前沟通完毕，签署手术同意书，标记手术区域。受术者取站立位，术者用防水记号笔环形标记脂肪沉积最明显的位置和区域。如果手术区域涉及多个，相邻手术区之间称为"过渡区"（transitional zone）。过渡区最好用不同颜色的记号笔标出，术中抽吸管虽然经过该区，但及时控制负压阀勿抽吸该区，否则易导致术后凹陷外观。术区任何不规则及凹陷瘢痕等都要明确标出，因为肿胀麻醉后这些特征将不易察觉。整个过程面对镜子，施术者与受术者对手术范围、预期等可再次沟通确认。

2. **拍照**　术前拍照可用于学术交流及档案保存。最好在专门的拍照室（标准灯光投射及背景）进行。

3. **麻醉**　详见麻醉章节。

4. **吸脂**　考虑到手术部位涉及多处，消毒范围要足够，术中可能要根据需要变换体位。术中变换体位可以协助施术者从多个角度、路径进行脂肪抽吸，从而使抽吸更加均匀合理。切口应该在手术区边缘隐蔽处且顺皮纹，长度以灵活通过抽吸管为宜，太短则会因为抽吸管的来回摩擦而易导致切口边缘的色素沉着。抽吸管的选择一般说来以细口径、钝头、多孔的抽吸管较为理想。

抽吸应该从深层脂肪开始，例如腹部抽吸从 Camper 筋膜下开始，抽吸管由切口处扇形向前。身体的大部分皮下脂肪大致分为深、浅两层（细分为三层），抽吸应该在深层由深及浅呈扇面状展开。抽吸的基本方向是与身体的长轴平行，这样能尽量保护淋巴管，减轻术后凹痕。皮下脂肪保留厚度以 1~1.5 cm 为宜，抽吸太浅容易导致皮肤坏死或凹凸不平的山脊样外观。在术区的边缘应减少抽吸频率以使其过渡自然。优势手（一般来说是右手）引导抽吸管进入组织，执行机械抽吸动作；另一只手触摸感知抽吸区及抽吸管的方向和深度，并不时抓捏检查剩余皮下脂肪的厚度，有时需要用该手去固定抽吸区或者提起抽吸区皮肤以确保抽吸管能达到各个层次。

抽吸区"70% 定律"是指一个区域的一次抽吸中 70% 的皮下脂肪可以被抽吸出，如果半年后受术者在同一个部位再次要求抽吸，残留脂肪的 70% 可以被抽出（总体的 21%），这两次实际上抽吸了90% 的皮下脂肪。目前对一次抽吸脂肪量的上限存在争议，但单次脂肪抽吸越多，并发症的发生率就越高。美国行业协会的指南建议每次抽吸上限为 5000 ml。

术毕，如果患者清醒，可以使其取站立位在重力作用下排尽抽吸液及血水；如果患者全麻状态未苏醒，可以使用抽吸管"擀面杖"样将抽吸液及血水挤出。小的切口不用缝合，大的切口缝一针，确保引流通畅。口服抗生素 5 天。

（五）不同部位脂肪抽吸注意事项

脂肪抽吸往往涉及多个相邻部位的操作，例如单纯进行下腹部吸脂而不进行上腹部吸脂，会造成比例失当，达不到理想的腹部塑形效果。为了达到良好的效果，需要制定良好的多部位抽吸方案，可以同时进行抽吸治疗的区域可以看作一个美容单位（aesthetic unit）。

另外，吸脂手术中涉及"附着区"的概念。附着区是皮下相对致密的纤维组织与深面筋膜附着的区域，这些纤维走向与该处体表相互垂直，牢牢牵拉着皮肤，以维持自然形态和正常身体曲线，使其不至于在重力作用下"脱套"样下坠。这些区域存在个性差异，虽然不是手术禁区，但这些部位吸脂不宜过度，否则会影响术后效果。这些附着区部位包括臀外侧凹陷、臀下沟、大腿后方下部、大腿内侧中部和大腿外侧下部。

1. 头面颈部　头面颈部吸脂的部位主要是颧、下颌、颈部及颊脂垫。颈部及下颌脂肪堆积在高加索人种（Caucasian）明显多于蒙古人种（Mongoloid），严重者皮肤松垂下坠、弹性差，如"火鸡颈"（turkey neck）外观，单纯吸脂效果不佳，往往需要结合皮肤切除整形。

画线范围包括喉头至颏下，双侧颊部的下 1/3。手术切口的选择取决于想要塑形的部位，切口长 5~10 mm，并与皮肤张力松弛线（relaxed skin tension line, RSTL）平行。切口可以位于颏下褶皱、耳后褶皱或鼻翼外侧。这些位置较为隐蔽，又能覆盖到面颈部塑形的全部区域。

皮肤切开后，在皮钩和解剖剪的协助下分离正确的吸脂平面。一般说来，首先抽吸颏下区，然后是下巴和耳后，最后是鼻唇沟区。切口处剥离皮瓣，根据部位选取合适口径的抽吸管，然后用抽吸管挑起。下颌区、下巴及颏下一般选用 5 mm 直径的抽吸管，鼻唇沟选用 3 mm。先用无负压抽吸管在正确抽吸平面轮辐样打隧道，负压抽吸也要确保在该安全平面进行，保持在皮下脂肪层面，不能太贴近皮肤。在抽吸过程中，非优势手抓捏抽吸区感知抽吸管的顶端，用于确定抽吸的深度和脂肪堆积的残留。另外，非负压打隧道区域要略大于负压抽吸区，有利于抽吸区皮肤的再塑形。抽吸过程中注意负压阀的开关控制，避免近端区反复抽吸呈凹陷外观而远侧区抽吸不够。当大部分脂肪沉积被抽吸后，更换更细口径（2~3 mm）的抽吸管微调塑形。面部脂肪抽吸的方向如图 15-3 所示。

面颈部抽吸结束后，需要再次检视外形轮廓和触摸质地以确定效果，并用手按摩挤出抽吸腔的血液和脂肪团。术毕，抽吸孔视情况予细尼龙线缝合 1~2 针，不易过密以利引流，外涂抗生素软膏，抽吸区消毒敷料平整外衬弹力绷带或定做特殊弹力面套塑形。

面部的脂肪结构特殊、层次复杂，它不像其他部位那样层次单一、位置明显。深层次的腔隙也有成团的脂肪组织，称为脂肪垫（fat pad）。这些脂肪垫对于面部形态的维持有至关重要的作用。随着年龄的老化，脂肪垫下垂疝出，会导致特殊的外观。

颊脂垫（buccal fat pad）是面部 SMAS 筋膜下固有软组织间隙内的脂肪构成。这些间隙有明显的界线，由韧带分隔加强。因为没有重要组织结构通过间隙，面神经的分支也位于间隙之外，这个区域为剥离的安全间隙。颊脂垫位于颊间隙内，后者是一个深筋膜间隙，类似于下颌下间隙（内含下颌下腺），位于前面部的深筋膜深层。颊脂垫是脂肪组织，外观与眶隔脂肪相似，很容易与颊部的皮下脂肪鉴别，分布在颞肌、咬肌、颊肌和颧肌之间的间隙内，分为"一体三突"（颞突、翼突、颊突）。颊突是颊脂垫最表浅的部分，对面颊的饱满度有很大影响。它在腮腺导管下方突入颊部浅层并延伸到咬肌前缘，

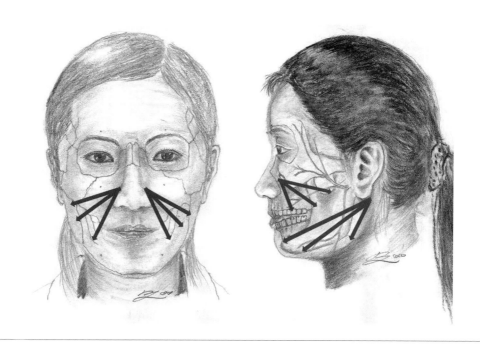

图15-3　面部脂肪抽吸的方向

其在走行过程中覆盖了颊肌的大部分。它的前缘为面动、静脉，两者位于同一水平。颊突借颊肌韧带与颊肌膜附着。腮腺导管位于颊突浅面，向前穿颊脂垫和颊肌进入口腔，开口在平对上颌第二磨牙对应的颊黏膜上（图 15-4、15-5）。随着面部的老化，有些人的颊突假性疝出到皮下层，导致颧下部凹陷，口角外侧出现囊袋，呈花栗鼠颊部样外观。

　　颊脂垫的部分去除可以通过面部提升术切口或上面部颊沟切口切除。进入此间隙，需要打开前内侧壁的骨膜/颊肌，颊脂垫正好处于咬肌肌腱的内侧。最好采用钝头长剪刀操作。先用剪刀刀尖分离，将脂肪垫从包裹的颊间隙内释放。接着用两个钝性剪刀叶轻柔将脂肪垫牵开。同时助手用手指从外侧向下颊部/下颌区推挤，使最下部的脂肪垫向口腔内移动。颊脂垫有很薄的筋膜层，富有滋养血管，部分去除时注意彻底止血，抗生素盐水冲洗后，可吸收线关闭切口（图 15-6）。

　　2. 上肢　　上肢减脂塑形的部位主要是指上臂部分，即通俗所指"蝴蝶袖"部分。该处脂肪堆积在各人种间差别较大，高加索人种老年人上臂松弛较蒙古人种明显，常常结合上臂整形切除冗余皮肤。

　　消毒腕部至腋窝、肩部，上肢外展 85°，在尺骨鹰嘴近端偏桡侧取小切口（远离穿过尺神经沟的尺神经）注入肿胀液。专门的机械振动按摩机可以协助按摩 5 min，协助乳化吸脂区域脂肪。一般选用直径 2.5 mm 抽吸管，皮下隧道从抽吸孔按扇形打通，非优势手抓捏皮肤感知注射套管顶端以免勿入腋窝伤及臂丛神经。皮下脂肪以留 1 cm 厚度为宜。抽吸结束，抓捏术区感知抽吸效果并适当修整，尽量使抽吸区平整，边缘过渡自然。术后，棉垫弹力绷带或弹力套加压包扎。

　　3. 腹部及侧腰部　　腹部是吸脂的常见区域。对腹部皮下脂肪的深部 2/3 抽吸安全有效。上腹部与下腹部皮下脂肪解剖有所不同，分界线位于脐部水平，上部紧凑、富含纤维，下部疏松、易于抽吸。脐周区纤维密布，从真皮下连接到深层的肌肉筋膜，该区域也可以称做"腰区"。侧腰部是指从髂嵴到下肋缘的区域。从前面看，侧腰部始于腹部延至背部；从后面看，增多的脂肪团突出在两侧形成"腰

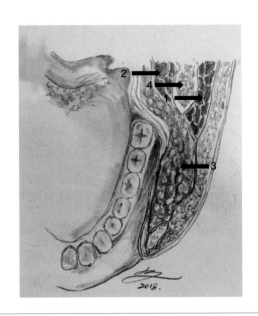

图15-4　颊脂垫毗邻：1.咬肌；2.颊肌；3.颊脂垫；4.下颌骨升支

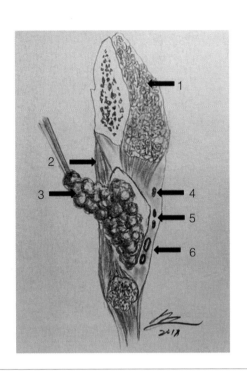

图15-5　颊脂垫毗邻：1.咬肌；2.颊肌；3.颊脂垫；4.面神经颧支；5.面神经颊支；6.面动、静脉

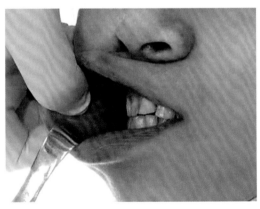
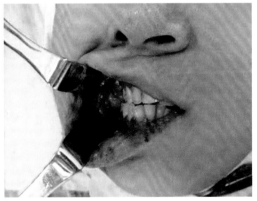

图15-6　颊脂垫位置及取出

部赘肉"。下腹部较上腹部纤维连接组织少，所以抽吸操作更容易一些。如果皮肤弹性好，下腹部是脂肪抽吸效果最好的部位之一。侧腰部也会有较好的美容效果。在脐周区，震动吸脂会更省力。选用长30 cm、口径3~4 mm抽吸管。如果抽吸全腹部和侧腰部，最少需要8个小切口：下腹部3个切口位于耻骨弓上线；上腹部2个切口位于第10肋乳房下皱襞水平；侧腹部3个切口分别是第10肋的腋后线水平、中间腰部、髂嵴至大转子中点。另外，脐部切口也是常用辅助切口。术后提前根据身体参数预制的弹力塑形短裤对于术后护理塑形有很好的效果。

4. **臀部/髋部**　臀部吸脂术应谨慎进行。不同的受术者对于美臀的标准和预期不同，标准也随着年龄、种族等因素变化。要避免过深、过多地吸除脂肪，否则会导致臀部下垂。要保证臀肌下皱襞的长度、位置与形态的完整性。棘突旁切口或臀部切口可以较好地被泳衣或服装遮盖。实际上，咨询臀部塑形的求美者多数希望增加臀部的形状与突度，希望有翘臀，这实际上要进行臀部增大手术或脂肪移植，适当结合局部的吸脂。所以在咨询及沟通手术的环节中一定充分交流，明确求美者的预期和想法（图15-7）。

俯卧位进行髋部或腹部外侧抽吸可以通过双侧棘突旁切口同时进行，方便双侧形态比较。髋部脂肪抽吸时，要注意男性和女性在髋部及侧腹壁形态学上的美学差异。一般说来，男性一般在上外侧饱满，而女性往往更向后下方突出。在吸脂前标出外侧臀部正常的凹陷形态很重要，否则术中侵犯该区域会导致该区域术后形态不协调或畸形。该处的皮肤附着区是划分髋部与股外侧的标志（图15-8、15-9）。

抽吸套管可以经过两个较低的棘突旁切口进入髋部与侧方，如果脂肪堆积靠外，切口也随之外移。如果脂肪堆积位置靠后，那么通过一个位置较低的中线切口就能完成全部手术。如果脂肪覆盖在肋缘的后下方，那么切口就要轻度上移。该处脂肪冗余较多的求美者皮肤弹性、回缩力差，术后皮肤松弛现象明显，需要特别说明。

5. **大腿** 男性和女性大腿的脂肪分布存在不同。男性容易在大腿近段堆积比较致密的脂肪，纤维含量多；女性则倾向于以弥散、环形方式聚集在大腿内、外侧，常见橘皮样外观。大腿皮肤橘皮样外观不能通过吸脂解决，甚至可能会加重，需要在沟通过程中跟求美者明确说明。

大腿的吸脂塑形可以采用俯卧或仰卧位通过外周切口进行。大腿的附着区包括臀沟、臀外侧凹陷、大腿的后下与远端外侧及大腿的中内侧区域，上述区域吸脂过程中尽量不要过多破坏。大腿外侧与后部吸脂时，切口可设计在臀皱襞的外侧，通常采用口径 3~4.5 mm 的抽吸套管对中层和深层的脂肪进

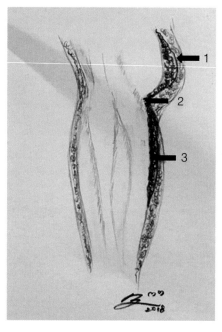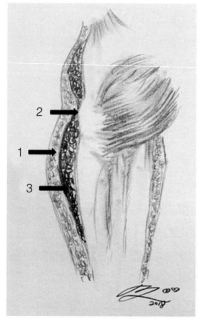

图15-7　臀部/髋部。1.皮下浅层脂肪；2.附着区；3.皮下深层脂肪

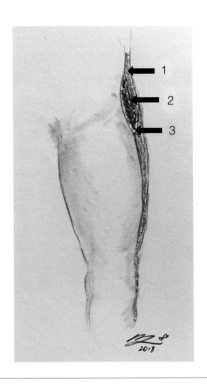

图15-8 男性髋部。1.皮下浅层脂肪；2.皮下深层脂肪；3.附着区

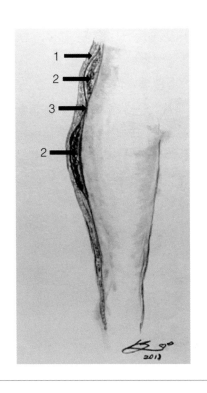

图15-9 女性髋部。1.皮下浅层脂肪；2.皮下深层脂肪；3.附着区

行抽吸。大腿后部抽吸时要小心，因为许多求美者的皮肤直接附着到深部组织，只有少量脂肪。该处抽吸过量会引起附着区消失，皮肤出现皱褶及冗余。经臀沟外侧和（或）增加一个臀沟内侧切口较易对大腿外侧与后部进行吸脂操作。大腿内侧的脂肪柔软，被盖皮肤薄，比较松弛，略容易抽吸。该处通常应用口径 2~3 mm 的小抽吸管对中层脂肪进行抽吸。大腿前部的脂肪厚度有限且致密，只适合用细抽吸管精细操作，达到对股内、外侧抽吸后的调整修饰及过渡。

6. **膝部、小腿、踝部** 膝部的脂肪堆积多数在其内侧与前面。膝部吸脂的目的是改善大腿远端的形态，通过小切口就能实施。膝后侧因为腘窝解剖复杂，脂肪堆积少，应避免手术。小腿与踝部的脂肪沉积也较少，而且术后恢复时间长。虽然一些求美者会抱怨粗笨的小腿腓肠肌部位及踝部的圆锥形轮廓难看、线条欠佳，但靠吸脂塑形效果不理想。只能用精细抽吸管沿小腿长轴多径路有限抽吸，以降低术后抽吸区凹凸不平的风险（图 15-10 ）。

（六）术后包扎及护理

良好的术后包扎及护理是吸脂手术取得良好效果的重要保

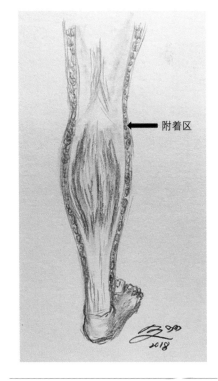

图15-10 小腿附着区

证。脂肪抽吸结束后，术区皮肤软组织呈现类似"脱套"样变化，容易积液，出现凹凸不平的压痕。手术医师虽然尽量将注射肿胀液挤出，但由于弹力加压和重力作用，血性渗液较多，容易皮下聚集。手术区的包扎要遵循"均匀加压、垂直用力"的原则，使术区皮肤均匀妥帖地固定在原位。吸脂后皮肤松弛，包扎不当很容易出现皱褶甚至折叠。包扎需要的消毒敷料要吸水性好，展平贴合包扎区皮肤，外用弹力绷带或弹力服（可以术前量身定做）。后者加压均匀，有利于塑形和保护皮肤，减轻擦伤和水肿。敷料每 24 h 更换，直至渗液减少、停止。无渗液后，弹力服或绷带弹力要降低，因为此时若还是很紧则不利于抽吸区的塑形甚至影响术区淋巴回流。Klein 将这种术后两阶段压力护理称为"双模加压"（bimodal compression）。

第 3 节　微创吸脂塑身技术的并发症及处理方法

脂肪抽吸是相对安全的整形美容手术，但这并不意味着没有并发症。既然是手术，就可能出现手术的常见并发症及特殊并发症。特别是大容量的脂肪抽吸，如果处理不当，可能出现严重的后果。吸脂并发症的种类较多，根据发生的时间窗大体可以分为三类，即围术期并发症、术后早期并发症和术后晚期并发症。

1. **围术期并发症**（0~48 h）　这个阶段常见的并发症中轻微的包括术后恶心、呕吐，严重的包括麻醉与心脏并发症、抽吸套管误伤内脏或大血管、血容量下降或抽吸量过大引起的电解质体液紊乱、肺水肿、脂肪性肺栓塞（pulmonary embolism，PE），甚至死亡。如果吸脂合并其他手术（例如腹壁整形）会增加术后并发症的发生率。另一个比较少见的并发症是体温过低，偶见于多部位大容量吸脂时。体温过低主要是指身体核心温度低于 36.4 ℃。大容量吸脂的受术者因为同时暴露过大的体表面积、麻醉时间长而导致低体温风险增加。

该阶段并发症的预防主要是围术期的管理和监护到位，术前认真评估受术者的身体状况，合理制定抽吸方案。术中抽吸量不宜过大（每次手术一般少于 5000 ml）。抽吸术中麻醉肿胀液可以略微预热。对于有肺栓塞或肺水肿征象的，应及请麻醉师或重症监护医师协助诊治。

2. **术后早期并发症**（2~7 天）　术后早期的并发症主要包括感染（蜂窝织炎）、血肿、血清肿、深静脉血栓形成（DVT）、皮肤坏死、术区麻木。感染是任何手术都可能遇到的问题，术中消毒彻底，严格无菌操作，术后切口定期换药、涂抹消炎药膏，术后口服抗生素。如果明确有炎症存在，甚至发现蜂窝织炎迹象，就需要果断查找原因如是否存在局部血肿或血清肿，因为后两者是良好的细菌培养基，与感染有因果关系。术后要保证引流通畅，无液体积聚。术毕采用"擀面杖"挤压按摩挤出肿胀液、血性液及脂肪团。局麻受术者术毕可以采用站立位让积液随重力沿切口渗出，切口不要缝合过密以免影响引流。如果渗出较多，包扎的敷料湿透，要及时更换。下肢深静脉血栓在高加索人种较常见，国人发病率较低，术毕循序渐进的活动可以有效预防。如果出现某侧下肢的明显肿痛，可以通过 B 超等影像学检查明确诊治。皮肤坏死主要是因为术中抽吸位置过浅，破坏了真皮下血管网，如果合并血肿或血清肿，就更易出现。术区麻木主要是因为周围神经的损伤，这种损伤一般不是神经离断而是神经休克（neuropraxia），术后会慢慢恢复。对于位置表浅的神经（上臂尺神经），术中注意避让。

3．术后晚期并发症（1周~3个月） 这个时期的并发症主要是瘢痕、色素沉着、抽吸区凹凸不平、双侧不对称等。要预防切口的瘢痕和色素沉着，手术切口要足够大，因为反复的抽吸动作会对切缘产生摩擦，从而加重瘢痕形成和术后色素沉着，关闭切口时可以梭形切除摩擦的皮缘。很多受术者会抱怨外形的不规则或双侧不对称。短期内的轻微不规则比较常见，保守的淋巴按摩就可以帮助消除肿胀。如果有明显的外形畸形，应该明确其原因，是局部抽吸过多还是不足，可以分别通过注射脂肪或者再次抽吸塑形。在术前的沟通中，明确告知受术者吸脂效果的不确定性及多次手术的可能性是很重要的。

第 4 节　讨　论

近年来出现了一些新的减脂观念和技术，例如非侵入性脂肪溶解对于求美者是一个非常有吸引力的概念。其中，"溶脂"治疗是通过注射磷脂酰胆碱、脱氧胆酸盐和（或）其他溶脂制剂来溶解脂肪，由于其"无创"的特点，迎合了市场与求美者的心理。但需要说明的是，目前该技术还缺少大样本的评价研究，还存在较大争议。此外，采用超声技术进行非侵入性减脂也引起了广泛关注，该技术可破坏脂肪细胞，治疗无需恢复期，破碎的脂肪细胞依靠机体自身吞噬细胞清除，但该项技术也需要大样本临床数据的评估和检验。

经过几十年的探索改进，吸脂塑形因为切口隐蔽、创伤轻微、恢复快捷已成为一种深受欢迎、安全有效的整形美容手术。笔者认为手术去脂是无法取代的，无创的技术手段可以作为良好补充。合理选择受术者和治疗方案，充分沟通治疗的预期和风险，是取得满意结果的关键。此外，吸脂技术结合其他整形手段会取得更加完美和全面的塑身美容效果。

（邢书亮　周　峰　徐海淞　顾建英　翁晓娟）

参考文献

[1] Thorne CH. Grabb and Smith's Plastic Surgery. 6th Edition. Amsterdam: Wolters Kluwer/Lippincott Williams & Wilkins, 2007.

[2] Neligan PC. Plastic Surgery. 3rd Edition. Amsterdam: Elsevier, 2012.

[3] Carruthers J, Carruthers A. Soft Tissue Augmentation. 4th Edition. Amsterdam: Elsevier Saunders, 2017.

[4] Klein JA. The tumescent technique for liposuction surgery. Am J Cosmet Surg, 1987, 4: 236-267.

[5] American Academy of Cosmetic Surgery. 2000 guidelines for liposuction surgery. Am J Cosmet Surg, 2000, 2: 79-84.

[6] Klein JA. Clinical pharmacology. In Tumescent Technique: Tumescent Anesthesia and Microcannular Liposuction. St Louis: Mosby, 2000: 121-196.

[7] Parish T. A review: the pros and cons of tumescent anesthesia in cosmetic and reconstructive surgery. Am J Cosmet Surg, 2001, 18: 83-93.

[8] Hanke CW, Sattler G, Sommer B. Textbook of Liposuction. Leipzig: Informa Healthcare, 2007.

[9] Shiffman MA, Giuseppe AD. Liposuction Principles and Practice. Berlin: Springer, 2006.

第 **16** 章

运动饮食减脂塑身

梨花院落溶溶月，柳絮池塘淡淡风。

——晏殊《无题·油壁香车不再逢》

随着社会经济的快速发展，物质生活水平的日益提高，人群体力劳动强度的降低，饮食结构和生活方式的变化，超重和肥胖已成为全球化的普遍现象。无论是发达国家还是发展中国家，成年人和儿童群体肥胖的发生率都在以惊人的速度增长，特别是经济发达国家和经济迅速增长的国家，其肥胖人群增长率更为突出。肥胖除了影响形体美观，还会对健康造成严重威胁。本章着重阐述了人体的能量摄入、运动饮食塑身相关理论及知识，以达到科学减脂塑身的目的。

第 1 节　肥胖与评价指标

肥胖（obesity）是指人体脂肪过量储存，脂肪细胞增多和（或）脂肪细胞体积增大，即全身脂肪组织增大，与其他组织失去正常比例的状态，常表现为体重增加（超过相应身高标准体重20%）的一种多因素慢性代谢性疾病。尽管肥胖常表现为体重增加，但是超重不全是肥胖。当机体的肌肉组织和骨骼特别发达，体重也会增加很多，肥胖症的出现必须是机体脂肪组织增加，并且脂肪组织占机体重量超过正常比例。

一、肥胖的评价指标

目前存在许多判定肥胖的方法，可以分为人体测量法、物理测量法和化学测量法三大类。其中人体测量法包括身高、体重、胸围、腰围、臀围、肢体的围度和皮褶厚度等参数测量。根据人体测量数据不同可以有不同的肥胖判断标准和方法，常用的有以下三种。

1. **身高标准体重法**　这是 WHO 推荐的传统上常用的衡量肥胖的方法，公式为：肥胖度（%）=［实际体重（kg）—身高标准体重（kg）］/身高标准体重（kg）×100%。判断标准是：肥胖度≥10% 为超重，20%~29% 为轻度肥胖，30%~49% 为中度肥胖，≥50% 为重度肥胖。

2. **体重指数法**　体重指数（BMI）是目前世界范围内广泛采用的成人肥胖判定方法。BMI= 体重（kg）/身高 ^{2}（m^2）。WHO 推荐的判断标准为：BMI 为 18.5~24.9 为体重正常，BMI<18.5 为慢性营养不良，属于偏瘦；BMI≥25 为超重；BMI≥30 为肥胖。

由于上述标准是根据北美和欧洲人群资料制定的，对于身材相对矮小的亚太地区人群不适宜。因此，亚太地区提出的标准为：BMI 18.5~22.9 为体重正常，BMI≥23 为超重，BMI≥25 为肥胖。我国也提出了自己的标准，BMI 18.5~23.9 为体重正常，BMI≥24 为超重，BMI≥28 为肥胖。体重指数法的优点是充分考虑了全身的状况；缺点是受到肌肉和骨骼的影响，如运动员的肌肉比较发达，体重较大，体重指数较高，但此时不能将其视为肥胖症。

3. **体脂率测量法**　体脂率是指人体内脂肪重量在人体总体重中所占的比例，又称体脂百分数，它反映了人体内脂肪含量的多少，是目前最科学的判定肥胖的一种方法。

目前常用的生物电阻抗分析法（bioelectrical impedance analysis, BIA）是一种根据不同身体组织具有不同导电性质而设计的估算体脂组成的技术。电子脂肪秤就是根据以上原理，利用秤体表面的电极片与人体的双脚接触，通过一定的安全电流，测量人体电阻（bio-impedance），然后基于输入的人体数据和测量得到的人体电阻，能够比较精确地测量人体脂肪百分比、人体水分百分比、人体肌肉百分比、骨骼重量等人体成分。此方法使用方便，测量结果比较准确。成年人的体脂率正常范围在女性为18%~22%，男性为 10%~20%。若体脂率过高，超过正常值的 20% 以上就可视为肥胖。

二、肥胖的分类

根据脂肪组织积聚部位不同，肥胖症可以分为中心性肥胖和外周性肥胖。

1. **中心性肥胖**　是指脂肪组织主要积聚在腹部的皮下、腹腔内。WHO 指出，腰围在男性≥102 cm，女性≥88 cm；腰臀比在男性>1.0，女性>0.9 为内脏型肥胖，即中心性肥胖（或腹型肥胖）。

《中国成人超重和肥胖症预防控制指南》推荐的分类标准（中国标准）中，腰围在男性≥85 cm，女性≥80 cm；腰臀比在男性>0.9，女性>0.8 即为中心性肥胖。我国成人男性肥胖几乎都属中心性肥胖，也就是俗称的"将军肚"；而中年女性肥胖的特征也是以腰腹部脂肪堆积为主，被冠以"苹果腰"。过多的脂肪不仅堆积在皮下，更重要的是堆积在内脏，从而诱发心血管疾病和糖尿病等代谢性疾病。

2. **外周性肥胖**　是指脂肪组织主要聚集在臀部、股部，即肚子不大，臀部大和大腿粗，脂肪在外周较多，多见于女性。这种类型的肥胖人群患心血管疾病和糖尿病的风险小于中心性肥胖人群。

第 2 节　能量摄入与平衡

能量本身不是一种营养素，却是机体生命过程中不可缺少的营养因素。营养学中，能量的单位常使用卡（calorie，cal）、千卡（kilocalorie，kcal）或焦耳（Joule，J）。1 kcal 指 1000 g 纯水的温度由 15 ℃上升到 16 ℃所需要的能量。1 J 指用 1 牛顿力把 1 kg 物体移动 1 m 所需要的能量。两种能量单位可以相互换算，1 kcal=4.184 kJ。能量的来源主要为碳水化合物、脂肪、蛋白质。1 g 碳水化合物可以产生 4 kcal 能量，1 g 蛋白质可以产生 4 kcal 能量，1 g 脂肪可以产生 9 kcal 能量。

一、人体能量平衡

对减肥（减脂）来说，卡路里的控制是最为首要的。在日常生活中，很多人觉得自己吃得很少，但是却胖了，答案非常简单——饮食摄入比消耗的要多。经济与社会的发展导致人的日常活动量大大减少，太多的人平时以车代步，甚至开车到地下车库，寻求离电梯最近的停车位；又例如手机 APP 外卖的便捷性使得人们足不出户即能享受美食。日常活动占我们每日能量消耗的很大一部分，极少的日常活动导致了人们即使天天去健身房，都难以减肥。

饮食摄入控制的核心是需要建立一个能量差，也就是饮食摄入需要比消耗的少一点。减肥只是卡路里进、卡路里出，只是一个卡路里的数字游戏，这是一个简单的数学公式，只要保持公式负平衡就可以减肥。如图 16-1 所示，如果避开中间的部分，只看头尾，得出结论——根据能量守恒原则，能量的入不敷出即可减重。当今大部分中国成年人是没有定期锻炼习惯的，而科学的运动饮食减脂塑身要么是增加运动及日常活动，要么是进行科学的饮食摄入控制，需要对两者进行综合的考量和科学的规划，达到科学运动饮食减脂塑身的目的。

二、计算摄入能量

在学习如何通过吃来减脂时，了解每日卡路里需求是非常有用的。健康成年人每日能量需求（total daily energy expenditure，TDEE）及减脂能量摄入的计算方法如下：

第一步，计算静息代谢率（resting metabolic rate，RMR）。严格来说，静息代谢率是在严格条件下的全身代谢。可以使用 Katch-McArdle 公式对静息代谢率进行估算。公式为：静息代谢率（RMR）=370+［21.6× 瘦体重（kg）］（kcal）。

请注意，身高和年龄不用考虑在内。既往有其他公式需要这两个值，因为要考虑到随着年龄增加，瘦体重减少。但在 Katch-McArdle 公式中已知瘦体重，所以无须考虑身高和年龄。瘦体重指的是人体的非脂肪成分，通过从总体重中减去脂肪重量来计算瘦体重。瘦体重比脂肪更具代谢活性，使其成为计算静息代谢率时要考虑的最重要因素。瘦体重（kg）= 体重（kg）×（1- 体脂率）。

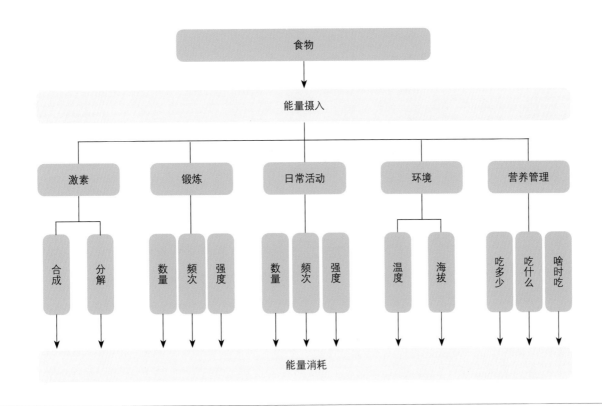

图16-1 人体能量平衡模型

即便是对于非常瘦和非常胖的人，Katch-McArdle公式也被证明是最准确的。一旦确定静息代谢率，就可以使用活动系数来确定个人每日的总能量消耗。

第二步，计算每日能量需求（TDEE）。每日能量需求（TDEE）=静息代谢率（RMR）×活动系数（kcal）（活动系数：每周锻炼1~3 h，活动系数1.2；每周锻炼4~6 h，活动系数1.35；每周剧烈运动6 h或更长时间，活动系数1.5）。最后得到的数字就是身体每天能量需求的准确估值。需要注意的是，几乎所有的人都会高估自己的活动系数，实际上大部分人的活动系数为1.2。

第三步，计算减脂能量摄入。通常可以设置减脂能量消耗缺口为–25%。将每日能量需求（TDEE）乘以75%，就是减脂塑身期间每日该摄入的总能量。一个月预期减轻的体重总值（1个月=4周）则为：预期减轻的体重（kg）=能量消耗总值（千卡/周）×4周/7700。

第3节　科学运动减脂塑身方案的制订

要想取得满意的运动减脂效果，同时保障运动的安全性，"科学化的测试和评估""个性化的减脂运动方案制订""精准化的执行运动方案"和"定期化的评估与调整"这四要素缺一不可，即：①先通过科学的测试评估自己的身体健康状况；②根据健康状况定制自己的减脂运动方案；③细化步骤，确认运动时间和项目；④定期评估效果，如果效果不明显就需要调整方案。

制订减脂运动方案时通常要考虑以下要素：运动强度的确定，运动持续时间，运动项目的选择，运动频率，其他注意事项。

1. 运动强度的确定 常见运动强度的确定方法有三种，这三种方法各有利弊，可以综合使用。专业运动员在训练中常用心率来监控运动强度，因此也可以用目标心率来为运动减脂者确定运动强度。例如运动时，要求靶心率在120~140次/分，表示在运动时，可以通过让心率达到这一范围而达到目标运动强度。

（1）用最大心率法确定减脂运动强度。最大心率法确定运动强度分两个步骤：

首先，确定最大心率，可用公式：最大心率=220−年龄（岁）；其次，确定减脂运动强度范围。一般来说，以减脂为目标的中低强度有氧运动的强度范围是最大心率的50%~60%。

例如，一个20岁的肥胖患者其最大心率为220−20=200次/分，靶心率下限=200×50%=100次/分，上限=200×60%=120次/分。则其通过最大心率法计算的减脂运动靶心率为100~120次/分。

（2）用心率储备法确定运动强度。心率储备是人的最大心率减去安静心率，是心功能评价指标之一。运动减脂强度的心率储备法计算公式是：

心率储备=最大心率−安静心率=220−年龄（岁）−安静心率；靶心率下限=（最大心率−安静心率）×20%+安静心率；靶心率上限=（最大心率−安静心率）×40%+安静心率。

（3）通过递增负荷运动+气体代谢试验，确定脂肪最大氧化运动强度。该试验是在运动强度逐渐加大的过程中（例如跑步速度递增），同时测定心率、氧摄入量、二氧化碳排出量等指标，计算并找到脂肪氧化供能速度最快的运动强度点，作为减脂运动的运动强度。这种方法测定的结果是最个性化也是最有效的减脂运动强度之一。

2. 运动时间的确定 运动时间包括一次运动的总时长和运动过程中休息的时长。在设计运动减脂方案时，需要明确三方面内容：每次（每组）运动的时间、中间的间歇时间以及总运动时间。对有氧运动来说，一般会安排总时间为1~2 h的持续运动，中间不安排休息，或2~3次短暂的休息，休息时通常不超过5 min。力量训练则一般会规定一次力量训练的总时长，比如一共训练60 min左右，包括4~5个肌肉群的屈伸练习各3~5组，每组重复12次，组间休息2 min。而高强度间歇训练则需要参考不同的研究去规定运动强度、训练时间和间歇时间。不管是以上哪种运动方式，运动时间以及运动过程中的各项时长安排都需要相对精确的控制和阶段性效果评估以评价运动方案的合理性，进而进行调整。

3. 运动频率的确定 运动频率规定了每两次运动的间隔时间，如每周3次或每周5次运动、每天运动或隔天运动等。对于刚开始运动的人，建议每天运动；当锻炼了一定时间，运动能力有所提高后，可以采用每周3次或隔天运动的频率，其效果也很好，不易产生疲劳。

4. 运动方式的确定 运动方式是指选用的运动项目，比如慢跑、快走、游泳、有氧操、骑行、瑜伽、力量训练等。选择运动方式的主要原则为：一是依据肥胖程度来选择，一般情况下，对于体重较大者，建议以有氧运动为主，随着体重的下降、运动能力的提高，可以增加抗阻力训练和高强度间歇训练的比例；二是依据减肥者的喜好来选择。选择适合的、感兴趣的、能长期坚持的运动项目，根据经验来说，选择一个可以和多人一起参与的减脂运动会坚持得更好。

运动训练学理论对正确的运动方式、方法进行了规范化界定，是科学健身理论与实践的重要组成部分。常用的运动减脂塑身方法包括：有氧运动、抗阻力量运动以及高强度间歇运动。

（1）有氧运动：以中低运动强度为主，动作形式和结构简单，持续时间较长，单次运动时间不小于1 h、不超过2 h，运动过程中间歇时间较少，主要以连续运动为主。其特点是对心、肺、血管等方面有明显的积极效益；动作结构相对简单，强度较低，有利于所有人群开展；减脂效果明显，有较好的心理激励作用。

（2）抗阻力量运动：以提高肌肉能量与物质代谢率为目标所实施的力量训练，单次强度较大，间歇训练为主，单次训练时间不超过1 h，其间有多次休息。特点是有修正身体形态和局部功能强化作用；停训后，反弹率相对较低，有利于形成可长期维持的减脂效果。

（3）高强度间歇运动：以多次短时间、高强度运动为特征实施的训练，在每次高强度训练之间以较低的强度运动或完全休息形成间歇期，单次运动时间从10 s到4 min不等，运动与间歇时间比例为1：（1~2），累计时间为10~30 min，通常不超过40 min。特点是运动时间短，容易做到坚持实施，适合有一定运动基础的人群。单次运动后减脂效果具有较好的可持续性。

第4节　饮食减脂塑身

一、饮食与肥胖

研究表明，饮食结构由传统的高碳水化合物、高纤维饮食向高热量、高脂肪饮食转化是肥胖发病率增加的重要因素之一。一般认为，高脂肪、高热量饮食以及过少食用蔬菜、大麦及粗粮会导致肥胖的发生，嗜零食、甜食是单纯性肥胖发生的独立危险因素。随着经济的发展、生活节奏的加快，居民饮食结构以西方饮食结构居多，快餐饮食大多属于高能量密度食物，虽然给我们的生活带来便利，但是也容易摄入过多的能量。比如1个300 g鸡肉汉堡等于750 g米饭的能量，1份100 g薯条等于250 g米饭的能量，1杯300 ml可乐等于110 g米饭的能量，一份套餐的总能量约为1300 kcal。而一位身高160 cm的从事轻体力活动的成年女性全天所需的能量大约为1600 kcal。如果人体摄入的能量超过消耗的能量，就会变成脂肪储存在体内。

除了从饮食中摄入过多的能量外，饮食行为也是影响肥胖发生的重要因素。有研究显示，95%的肥胖者认为"自己属于比别人容易发胖的体质"，81%的人认为"喝水也会胖"，60%的人认为"即使吃得很少也不会瘦""从小时候起就吃得多"。由于这些对体质认识上的偏差，造成了"节食或不节食都是胖"的潜意识，直接影响到摄食行为，可能成为肥胖的一个因素。

饮食行为调查表明，肥胖及超重儿童普遍存在进食速度快、咀嚼少，非饥饿状态下进食，偏爱零食、甜食、肉类、睡前进食等不良的饮食行为。这些不良饮食行为不仅影响儿童的营养状况，而且会对其成年后的饮食行为和健康产生深远影响。随着全球化的发展，西式快餐影响着现代儿童的饮食习惯，多以甜点、软饮料、薯条等油炸食品为主，具有能量密度高和低膳食纤维的特点，是肥胖发生的重要因素之一。各种就餐环境所提供的食物份量呈持续增加趋势，如汉堡、薯条等的单份食物份量在近 20 年里增长了 2~5 倍。

另一个值得注意的是进餐形式及频率也与肥胖密切相关。近年来流行的夜宵文化导致很多人在结束一天的工作后选择吃夜宵释放压力。吃夜宵之后，通常不会有较大的活动量，夜宵这部分额外的能量摄取很难得到消耗，长期积累，摄取大于消耗的热量就会在身体上以脂肪的形式表现出来。还有进食时看书、看报，狼吞虎咽、暴饮暴食而不细嚼慢咽，进食时间无规律和晚餐进食太多等，均是肥胖发生的诱因。因此，科学饮食、戒除不良饮食习惯是控制体重和减肥的重要手段。

二、科学饮食减脂塑身理念

随着世界卫生组织对肥胖症的愈加重视，以及国内健康工作者对健康体重理念的积极传播，人们开始认识到肥胖的严重性并进行积极的减脂塑身。但是，我国肥胖发生率仍然以惊人的速度增长，我们身边的"胖子"越来越多，说明虽然很多人在减肥，但是成功少、失败多。究其原因，就是减脂塑身方法不科学、不系统。

"不科学"表现在：难坚持，比如节食减肥法；易反弹，比如脱水减肥法；损害健康，比如纯蛋白粉减肥法、药物减肥法等；"不系统"表现在缺乏监督、检测、指导和教育等，最终导致减肥失败。科学的饮食减脂塑身方法必须实现可坚持、不反弹、无伤害，需要符合"低热量、低升糖、全营养"三个要素，这也是目前全球公认的科学减脂原则。

"低热量"是科学减脂的必要条件。单纯性肥胖产生的直接原因就是人体长期摄入热量超过消耗热量，多余的热量转化成了脂肪。当人体摄入的热量少于消耗的热量时，人体就会分解脂肪进行供能。

"低升糖"是科学减脂的充分条件之一。高升糖食物进入肠道后消化吸收快，引起血糖迅速升高，促进胰岛素分泌，增加脂肪合成。而低升糖食物进入肠道后消化吸收速度慢，在肠道中停留的时间长，葡萄糖进入血液后形成的血糖峰值较低，引起餐后血糖反应较小，需要的胰岛素也相应较少，不会促进更多脂肪合成。

"全营养"是科学减脂的充分条件之二。人体必需营养素包括蛋白质、脂肪、糖类（也称碳水化合物）、无机盐（也称矿物质）、维生素和水。每种营养素都具有特定的生理功能，比如，蛋白质构成机体细胞，糖类保护肝，酶和辅酶参与脂肪分解。我们日常饮食须按平衡膳食的要求摄入充足的营养素，维持人体正常的生理活动。某种或多种营养素的长期缺乏会损害健康，比如，铁缺乏容易引起贫血，钙缺乏容易引起骨质疏松等。许多肥胖者不科学减肥后引起健康损害的根本原因就是没有做到全营养，造成其体内某些营养素缺乏。

"低热量、低升糖、全营养"涉及基本的营养学知识、医学常识和体脂管理方法等，肥胖者只有掌握基础知识，才能科学地认识肥胖，进行健康有效的减肥。因此推广和普及健康知识非常重要，需要健康工作者和医务工作者们的指导，知识讲座、科普书籍、宣传片、专家论坛都是有效可行的方法。除了学习和教育，系统的减脂过程与减脂方法也必不可少，比如体脂测量工具、监督方案、减脂计划、鼓励机制、心理辅导等，解决了无数据参考、无监督、无激励等难题，可以促进减肥者积极地减肥，避免半途而废，提高减脂塑身的成功率。

第5节　预防反弹及坚持运动饮食自我管理

坚持运动锻炼是一个很好的习惯，但是大部分人体重在运动前期、后期几乎没有变化，身材匀称者在运动前后还是身材匀称，而那些胖子在运动前后还是胖子，光靠不科学运动是减不了肥的。那些专业运动员在大运动量基础上，还要在营养师的指导、监督下，确保不多吃，才能保持体重。许多运动员退役后，不再保持高强度的运动量，体重都会增加，身材走样。如果无法长期坚持下去，任何一种运动减肥方法或计划都是没有意义的。

反弹指的是减脂成功后出现的复胖。一些肥胖的人通过饮食控制、锻炼和充分的休息恢复，达到了减脂的目标，但停止锻炼后又回到从前的生活方式（吃垃圾食品、久坐、缺乏锻炼），体脂增加了，但体重可以维持一段时间不变（也叫平台期），最后体重开始增加。平台期虽然体重不变，但脂肪增加、肌肉减少，由于两者密度不同，所以综合作用下体重并没有变（但是开始变得臃肿了，因为同样重量的脂肪体积比肌肉大）。随着时间的增加，体重逐渐开始反弹。美国"超级减肥王"节目统计发现，多数参赛者减肥成功、节目结束后又迅速反弹回原来的体重。除了上文中提到的脱水减肥、速效腹泻减肥等方法极易反弹以外，据统计，长期来看1/3的减肥者会反弹。有作者综合了898篇论文的研究表明，85%仅仅靠饮食减肥者会反弹。

1. **单纯饮食控制容易反弹**　前面我们提到只要产生的能量入不敷出，就可以减肥。这句话本身没错，但是长期来看很容易反弹。因为如果只是通过减少热量摄入来减肥，不运动，会同时失去肌肉和脂肪。据估计，当人们减肥时，他们失去的体重有1/4是肌肉。当你减少热量时，你的身体被迫寻找其他能量来源。你的身体开始分解自己的组织以获取能量。当然，你希望它只会燃烧储存的脂肪，但实际上，它也会分解储存的糖（糖原），不幸的是，如果欠的太多，还会分解肌肉，这意味着肌肉和蛋白质与你的脂肪一起作为能源燃烧消耗。锻炼很重要，可以帮助你维持肌肉，甚至对于"菜鸟"，也可以帮助你同时增肌减脂（即所谓"新手效应"，大概可以持续半年时间）。预防肌肉损失可以帮助抵消减肥时代谢率的下降，过多损失肌肉让你减到一定时间会经历平台期，这也是跑步者跑到后来还有一些脂肪很难减下去的原因之一。所以减脂塑身是比减肥更高的目标，值得我们去追求。

2. **生活方式的改变才能长期不反弹**　研究显示，只有生活方式的改变才能维持不反弹，达到真正科学减脂塑身的效果。那什么样的生活方式才可以长期不反弹呢？一项针对那些长期不反弹减肥者的研究发现，这些人形成了运动习惯，每天平均运动1 h。

3. **"少吃多动"并不够**　经常看到有些姑娘为了减肥，去健身或者跑步，练完什么都不吃，认为这样可以减肥，结果短期之内你会感觉自己"发飘"（血糖低导致头昏昏沉沉），接下来饿得要命，然后无论找到什么吃的，比如薯片、蛋糕、比萨、汉堡、可乐，统统向嘴里塞，因为这时你已经失控了。最终当然是减肥（减重）失败，更别说是减脂了。这种心态很有意思：如果在锻炼中燃烧300 kcal很好，那么燃烧800 kcal更好。有趣的是，几乎每个人都曾尝试过这种方法并且未能减肥成功——但是下次当他们觉得需要减肥时，他们会尝试完全相同的方法。他们一遍又一遍徒劳地这样做。猛练并不总是等同于减肥更多，实际上适得其反，有时猛练实际上导致减肥更困难。少吃猛练并不能让减肥更快、更有效，这样做只是引起了身体的负债。

4. 身体需要充足的恢复 "少吃多动"对脂肪、肌肉都是一种损耗，而锻炼的收益并非来自运动本身，而是来自锻炼后的超量恢复。超量恢复是指机体承受超过原有运动负荷后，肌肉功能等产生一定程度的下降，通过适当的休息，可以恢复并超过原有水平，所以恢复至关重要。在经过一次高质量的锻炼后，我们身体内的氧化应激会升高，神经系统会疲劳，免疫力会降低，肌肉、肌腱和关节都会发生损伤，需要通过膳食中的营养和休息来恢复。充分的恢复对于减脂来说至关重要。

（王国宝　巩伦礼　孙　琰　张海涛　刘　刚　安丰鹏）

参考文献

[1] 中国营养学会.中国居民膳食指南.北京：人民卫生出版社,2016.

[2] 王陇德.肥胖是一种病.北京：团结出版社,2019.

[3] Dulloo AG, Montani JP. Pathways from dieting to weight regain, to obesity and to the metabolic syndrome: an overview. Obes Rev, 2015, 16(S1): 1-6.

[4] Ayyad C, Andersen T. Long-term efficacy of dietary treatment of obesity: a systematic review of studies published between 1931 and 1999. Obes Rev, 2000, 1(2): 113-119.

[5] Ross R, Janssen I. Physical activity, total and regional obesity: dose-response considerations. Med Sci Sports Exerc, 2001, 33(6 Suppl): S521-527; discussion S528-529.

[6] Janssen GM, Graef J, Saris WH. Food intake and body composition in novice athletes during a training period to run marathon.Int J Sports Med, 1989, 10 Suppl 1: S17-21.

[7] Chaston TB, Dixon JB, O'brien PE. Changes in fat-free mass during significant weight loss: a systematic review. Int J Obes (Lond), 2007, 31(5): 743-750.

[8] Heymsfield SB, Gonzalez MC, Shen W, et al. Weight loss composition is one- fourth fat-free mass: a critical review and critique of this widely cited rule. Obes Rev, 2014, 15(4): 310-321.

[9] Montesi L, EL Ghoch M, Brodosi L, et al. Long-term weight loss maintenance for obesity: a multidisciplinary approach. Diabetes Metab Syndr Obes, 2016, 26(9): 37-46.

[10] Wing RR, Phelan S. Long-term weight loss maintenance. Am J Clin Nutr, 2005, 82(1 Suppl): 222S-225S.

[11] Church TS, Martin CK, Thompson AM, et al. Changes in weight,waist circumference and compensatory responses with different doses of exercise among sedentary, overweight postmenopausal women. PLOS ONE, 2009, 4(2): e4515.

[12] Mattson MP, Longo VD, Harvie M. Impact of intermittent fasting on health and disease processes. Ageing Res Rev, 2017, 39: 46-58.

[13] Arnason TG, Matthew WB, Mansell KD, et al. Effects of intermittent fasting on health markers in those with type 2 diabetes: pilot study. World J Diabetes, 2017, 8(4): 154-164.

[14] Catenacci VA, Pan Z, Ostendorf D, et al. A randomized pilot study comparing zero-calorie alternate-day fasting to daily caloric restriction in adults with obesity. Obesity(Silver Spring), 2016, 24(9): 1874-1883.

[15] Alirezaei M, Kembll CC, Flynn CT, et al. Short-term fasting induces profound neuronal autophagy. Autophagy, 2010, 6(6): 702-710.

[16] Huovinen HT, Hulmi JJ, Isolehto J, et al. Body composition and power performance improved after weight reduction in male athletes without hampering hormonal balance. J Strength Cond Res, 2015, 29(1): 29-36.

[17] Urban LE, McCrory MA, Gerard GE, et al. Accuracy of stated energy contents of restaurant foods. JAMA, 2011, 306(3): 287-293.

[18] Guarner F, Malagelada J-R. Gut flora in health and disease. Lancet, 2003, 361(9356): 512-519.